河南中医药大学传承特色教材

仲景辨治学

（供中医学、针灸推拿学、中西医临床医学等专业用）

主编　王振亮

中国中医药出版社
·北　京·

图书在版编目（CIP）数据

仲景辨治学/王振亮主编 . —北京：中国中医药出版社，2020.8（2023.2 重印）
河南中医药大学传承特色教材
ISBN 978 - 7 - 5132 - 6080 - 0

Ⅰ . ①仲…　Ⅱ . ①王…　Ⅲ . ①辨证论治 - 中医学院 - 教材　Ⅳ . ①R241

中国版本图书馆 CIP 数据核字（2020）第 006349 号

中国中医药出版社出版

北京经济技术开发区科创十三街 31 号院二区 8 号楼
邮政编码　100176
传真　010 - 64405721
河北省武强县画业有限责任公司印刷
各地新华书店经销

开本 787 × 1092　1/16　印张 11.75　字数 259 千字
2020 年 8 月第 1 版　2023 年 2 月第 2 次印刷
书号　ISBN 978 - 7 - 5132 - 6080 - 0

定价　45.00 元
网址　www.cptcm.com

服 务 热 线　010 - 64405510
购 书 热 线　010 - 89535836
维 权 打 假　010 - 64405753

微信服务号　zgzyycbs
微商城网址　https://kdt.im/LIdUGr
官 方 微 博　http://e.weibo.com/cptcm
天猫旗舰店网址　https://zgzyycbs.tmall.com

如有印装质量问题请与本社出版部联系（010 - 64405510）

河南中医药大学传承特色教材

编审委员会

河南中医药大学传承特色教材

《仲景辨治学》编委会

主　编　王振亮

副主编　（以姓氏笔画为序）

王常海　李　宁　张晓芬　郑丰杰

柳成刚

编　委　（以姓氏笔画为序）

田瑞曼　张　楠　段　晓　高卫平

臧云彩

前　言

　　教育部和国家中医药管理局《关于医教协同深化中医药教育改革与发展的指导意见》（教高〔2017〕5号）中指出："改革中医药课程体系：推进中医药课程内容整合与优化，构建以中医药传统文化与经典课程为根基，以提升中医药健康服务能力为导向的课程体系。"2019年10月发布的《中共中央 国务院关于促进中医药传承创新发展的意见》中指出，要改革中医药人才培养模式，强化中医思维培养，改革中医药院校教育。在此背景下，河南中医药大学总结近十年来仲景学术传承班和中药传承班的办学经验，进一步优化培养方案和课程体系，同时进行相关学术传承特色教材建设，组织编写传承特色系列创新教材。

　　本套教材共有16本，包含《中医训诂学》《中医文化学》《国学经典导读》《仲景方药学》《仲景辨治学》《仲景经方案例导读》《仲景学术历代医家研究与传承》《本草名著选读》《中药药性专论》《经典中成药》《中药传统制剂技术》《中药传统炮制技术》《中药资源与栽培》《中药鉴定学》等。该系列教材主要配套仲景学术传承班和中药学术传承班教学使用，同时适合中医、中药类相关专业研究生及医学爱好者学习，也可作为中医药教学、医疗研究人员的参考用书。

　　在编写的过程中，我们参考了其他高等中医药院校相关教材及资料，限于编者的能力与水平，本套教材难免有很多不足之处，还要在教学实践中不断总结与改进，敬请同行专家提出宝贵意见，以便再版时修订提高。

河南中医药大学教材编审委员会

2020年4月

编写说明

仲景辨治学是研究张仲景诊断和治疗疾病思维方式及方法的一门学问，包括两个方面：一是收集临床资料并分析辨别，确定为某种病证；二是制定治疗疾病的手段和方法。

临床疗效是中医生命力的重要体现，保证临床疗效的前提是必须有正确的辨治疾病的手段和方法。这个手段和方法就蕴含在中医学的经典著作，尤其是张仲景的著作之中。作为中医学理论与实践有机结合的拓荒者，张仲景的《伤寒杂病论》建立了系统的临床诊疗体系，他在总结我国2世纪之前医药学成就的基础上，确立了诊疗疾病的纲领性法则，为中医临床各科找出了辨治疾病的规律。数千年来，虽然中医典籍汗牛充栋，中医临床各科也不断细分，诊疗技术飞速发展，但张仲景的辨治思想仍然是我们必须遵循的圭臬和准绳。是什么赋予了《伤寒杂病论》如此强大的生命力？这与张仲景辨治疾病的思维特点密不可分。众所周知，六经辨证、八纲辨证、脏腑辨证是《伤寒杂病论》辨治疾病的主要手段和方法，其中尚蕴含有经络、三焦、方剂、病因等辨证体系的内容和萌芽。虽然认识和解决疾病的手段和方法如此众多，但仲景诊疗疾病的思想则是一定的，也就是说，张仲景辨治疾病的思维方式和方法具有明显的规律性和统一性。以理论分析症状，从症状探求病机，由病机确立治法，依治法配方选药，这一理法方药一线贯穿的思维方式和思想体系，就是仲景辨治思想的灵魂所在，也是《伤寒杂病论》的重要价值所在。

为了响应教学改革要求，围绕课程建设，坚持以学生为中心的教学理念，突出仲景学术思想，注重传承，进一步夯实中医经典基础，做好中医学本体教育，我们编写了本教材。目前的《伤寒论》和《金匮要略》教材，只限于按原文顺序或按章节，分词解、提要、解析等方式进行阐释。本教材则是将《伤寒论》和《金匮要略》中辨治疾病的思维方式、方法等诊疗疾病的思想提炼撰写而成，使学生在前期学习《伤寒论》和《金匮要略》原文的基础上，能更好地了解仲景学术的要旨，掌握仲景诊疗疾病的思想，深入仲景临床奥秘的殿堂，提高临床疗效。全书分为绪论、仲景辨证方法之间的关系、仲景治病思路、仲景治病方法、八纲辨证、六经病辨治、脏腑病辨治七章，较为详细地介绍了仲景辨治学的内涵，以及仲景辨治疾病的思维方式和方法。

在教材编写过程中，河南中医药大学教务处彭新处长给予了大力的支持和无私的帮助；河南中医药大学基础医学院院长李根林教授、副院长曹珊教授给予了具体的指导。谨此致以衷心的感谢！

本书供中医学专业仲景学术传承班使用，供中医学、针灸推拿学、中西医临床医学等专业选修使用。学术问题仁者见仁，智者见智，对古典医著理解水平和角度也存在着差异，加之该教材的编写方式为我们首创，迄今无同类教材。挂一漏万之处，恳求广大读者提出宝贵意见！

《仲景辨治学》编委会
2020 年 4 月

目 录

第一章　绪　论

张仲景在继承汉代以前我国医药学成就的基础上，首先将单纯的医学理论（医经）和没有理论指导的医方有机结合，形成了理法方药一线贯穿的中医学辨治体系，这标志着仲景学术的正式诞生。其中所蕴含的辨证方法和治疗学思想，成为后世医家临证的圭臬和准绳，迄今仍在临床实践中发挥着不可或缺的重要作用。

第一节　辨治的相关概念

辨治包括辨证和治疗，是中医诊疗疾病的重要过程。其中，辨证是在望、闻、问、切四诊所得信息的基础上，对疾病做出诊断的思维过程。这个思维过程是在中医统一整体观、天人合一观、知常达变观等理论指导下，由外揣内，对四诊所搜集的资料进行综合分析归纳，判断出其证候名称及疾病的名称，为论治提供可靠的依据。从四诊到辨证，是诊断疾病的一个逐步深化的过程。治疗则是根据辨证所得出的结果，拟定治疗方法，遣方用药的过程。

一、症、证、证候的含义

（一）"症"的含义

症系古證（证）字之本义，特指与病变有关的证据、证明。《简化字总表》颁布后，症字变为双声字。一为症（zhèng），是繁体字證的简化字，指证候、症状；一为徵（zhēng），为征的繁体字。徵，《广韵》證也；《礼记·中庸》"虽善无徵，无徵不信"；《康熙字典》"徵或为證"。徵有证验、象征之义，故徵字与證字有相通之处。

"症"字包括症状和体征。现代所说的"症状"是患者自己向医生陈述（或是别人代述）的痛苦感觉，如头痛、腹痛、鼻塞、恶心、呕吐等。"体征"是医生给患者检查时发现的具有诊断意义的征象，例如，两目上视、角弓反张、颈项强直，是诊断痉证的阳性体征。

凡单个症状、体征，如发热、月经量少、颈项强直、角弓反张、脉滑、舌淡白等称症状或体征。主症、次症，是指主要、次要的症状，如主症为腹痛、泄泻，次症为口渴、尿短黄。

（二）"证"的含义

疾病的临床表现，古时将其称为病状、病能（能与"态"通）、病形、證候等，现代称为症状、体征、征象、病理信息等，属于诊断的依据，在古代均称之为"證"，因此，一般"證"是中医学用以表述疾病状态的规范字，指病变的"现象"，即现代的"证"。

证（證）既指疾病的现象，又包含疾病的本质，是对病变当前阶段机体整体反应状态、病因、病位、病性、病变趋势等的概括。

主证、次证，是指主要、次要的证（名），如主证为热闭心神证，次证为阴虚津伤证。

"舍证从脉""舍脉从证"中的证字是指症状，因为证是不能舍的。

淋证、痹证、厥证等属于病或病类的概念而不是证。

汗证、血证，是症而不是证。

太阳病、阳明病、气分病等，实际是证或证类，而不是独立的病。

"癥瘕"而不能写作"症瘕"。

《伤寒论》中所说的"观其脉證，知犯何逆，随證治之"，前一"證"字，是指疾病的现象，即现代所说的"症状"，后一"證"字，则是指疾病的本质，即现代所说的"证"。

"神经官能症""尿毒症""肥胖症"并不是指单个症状。

"梅尼埃病""帕金森综合征"等，不是单个体征，而是症状与体征的综合体，属于疾病的范畴。

"适应证""禁忌证""并发症"，不全是指症状，含有证或病的意思。

"急症"不能写作"急证"。

证的规范，是指证（名）诊断的规范。

证的诊断标准，如血瘀证、肾阳虚证诊断标准等，是指诊断为某证（名）的条件。

（三）证候的含义

"證"字，既指疾病的现象，又包含疾病的本质，而"候"字则含有时间、过程的含义，既有时间的概念，也有空间的概念，但《诸病源候论》等一些医学著作中的"候"字，则多指疾病的临床表现。

古代由于词少，一字可有多义。"證、候→證候""疾、病→疾病""症、状→症状"，都是由单个字发展成复合词，而其义则相同。證候的词义较单用證或候更加明确、具体，专指病变的临床表现、病机及其发展转归，从而成为中医学中的一个专用名词术语。《辞海》解释说："證者，谓之体内病状发现于外，如事物之有对證也。候者，病之转变，随乎时期，如伤寒證，旧说七日为一候是也。合言之，则曰證候。"

因此，证候的概念既含有疾病现阶段的全部临床表现及其本质，又包含有疾病发展、变化的动态概念，是一个时间与空间，现实性与可能性的结合体。

"证候规范"，实际是指对证名称的规范，不是对症状、体征等的规范。"证候研究"，实际是指对某证，如血瘀、气虚、肾阳虚等证（名）的内涵研究，而不是对症状等的研究。

二、症、证、病的关系

要准确地进行辨证，首先要弄清楚"症""证""病"的区别和关系。

现在所谓的"症"即"症状"，是病变机体的外在反映，中医学的"症"包括了症状、体征。它可以是局部性的，也可以是全身性的；可以是患者自觉的，也可以是他觉的；可以是内在的，也可以是外在的。"症"是中医辨析疾病的具体内容，辨证论治必须通过症状的综合分析，才能得出证与病的概念。

抓主症是辨证的关键，辨认主症首先要综合症状之间的联系，找出共性及能够反映患者当前疾病本质的关键症状，分析该主症的本质（引起该症状的原因），然后以此本质推而广之，从而归纳出"证"的概念。

"证"即"证候"，是疾病现象与本质的综合反映，在疾病发生发展过程中，它以一组相关的症状和体征表现出来，能够不同程度地揭示病因、病位、病性、以及病变发展趋势，为临床治疗提供依据并指明方向，能在概括疾病共性的基础上，进而程度不等地揭示每个患者的病机特点和不同的个性差异。"证"是辨析的核心，其意义在于辨证是审查病因病机，确定病位病性的基础，判断疾病发展的依据。辨证是确定论治的前提。

"证"是机体在疾病过程中具有时相性的本质性的反映，是病因作用于人体之后产生的以功能变化为主的一种反应形式。没有病因即没有证，同时，没有人体也就没有证。由于病因是多种多样的，加上体质又是多种多样的，所以通过多因多果的机制后形成的证必然是多种多样的。

"病"即"疾病"，"证"与"病"的概念是不同的，清代医家徐灵胎说："病之总者为之病，而一病总有数证。"这就是说病可以概括证，如《伤寒论》对伤寒病以六经分证，叶天士对温热病以卫、气、营、血分证，吴鞠通对湿热病以上、中、下三焦分证。

辨病与辨证，既可能是先辨病后辨证，也可能是先辨证后辨病，更可能是只辨证而不辨病。所以，辨证论治并不是说中医不辨病，只是强调辨证对于中医临床而言更加重要。例如，一个初起发热、恶寒、头痛、脉浮的患者，对上述症状体征进行辨证，初步印象为太阳病，至于是中风证，还是伤寒证，及有无其他兼夹病，还有待进一步辨证，只有辨证后才能继续考虑治则治法与处方用药。故中医的核心是"辨证论治"，而不是"辨病论治"。

病、证、症三者既有隶属关系，又有包容关系，一种病可能有一个到数个证候，而同一个证候又可能存在于数种疾病之中；一个证候由一组症状组成，而同一个症状又会出现在多个证候中。

三、仲景辨治体系

所谓辨证体系，是指中医在长期的临床实践中形成的，由"症状－病因－病位－病性－证名关联体"组成的，并以某种证素为主体的疾病认知体系，包括以病性为主体的八纲辨证，以病位为主体的脏腑辨证、六经辨证、卫气营血辨证、三焦辨证、经络辨证，以病因为主体的病因辨证，以质、量为主体的气血津液辨证和方剂辨证等多种辨证体系。

仲景辨治体系包括两方面的内容，一是辨证体系，一是治疗体系，两者紧密结合，完成诊疗疾病的全过程。

仲景辨证体系包括八纲辨证、六经辨证和脏腑辨证。

八纲辨证是辨证的基本纲领，表里、寒热、虚实可以从总体上分别反映证候的部位和性质，而阴阳是八纲的总纲。

六经辨证的实质是三阴三阳辨证的具体化，是以六经所系的脏腑、经络、气血、津液的生理功能和病理变化为基础，将病邪作用于人体后所表现的症状和体征，从阴阳、表里、虚实、寒热角度进行综合、分析、归纳，辨明疾病的正邪斗争、表里进退、虚实转化、阴阳盛衰，以判断疾病的病因、病位、病性、病势和预后，确立相应的治疗原则、具体方药和煎服方法。

脏腑辨证是根据脏腑的生理功能和病理特点，辨别脏腑病位及脏腑阴阳、气血、虚实、寒热等变化，为治疗提供依据的辨证方法。

仲景著作中无八纲辨证之名，但有八纲辨证之实，历代医家对此也早有论述，如清代程郊倩《伤寒论后条辨》谓："《伤寒论》乃医门之轨范，其中教人如何辨阴阳表里，如何察寒热虚实。"八纲辨证在《伤寒论》中体现得淋漓尽致，而且八纲之间诸如寒热真假、表里虚实错综复杂的关系等都颇为详尽，后世通过进一步总结，使之成为更高一级的辨证纲领。六经辨证和脏腑辨证的具体运用，无不贯穿着阴阳表里寒热虚实等内容，脏腑辨证和六经辨证，是八纲中辨表里病位的具体深化，即以辨别疾病现阶段的病位为纲，以辨别证候性质为具体内容。其中，脏腑辨证是从"空间"位置上辨别病变所在的脏腑，六经辨证主要是从"时间"上区分病情的不同阶段、层次。进一步讲，八纲所辨之证为纲领证，主要指病性和病位，尤其以病性为辨证的关键与重点；脏腑、六经辨证中的证为具体证，是辨证方法在具体疾病中的具体运用。三种不同的辨证方法，既有各自的适用范围，又互相渗透，互相补充，纵横交错，交叉应用，形成了仲景辨证的特色，为后世诊断疾病提供了准绳和圭臬。

仲景治疗体系，内容较多。他提出了"随证治之"的治病总原则，以"阴阳自和"为治病之目的，以扶正祛邪、四因制宜、因势利导、先后缓急为治病手段和措施；治病方法包括了所有的八法，具体来讲有解表、和解、清热、通下、利水祛湿、温里、逐水、补益、祛痰、理血、固涩、涌吐等；还有针刺、灸烙、温熨、药摩、洗、浴、熏、吹耳、滴耳、灌鼻、吹鼻、灌肠、阴道和肛门纳药等治疗手段，以及心肺复苏、溺死救治等具体治法。这些既是中医学中的宝贵资料，也为世界医学史所首创。

第二节　仲景辨治学的实质

脏腑、经络、气血、津液在病邪作用下，引起正邪斗争、升降失常和阴阳失调，就会发生疾病。辨证则是对脏腑、经络、气血、津液的生理和病理反应做出的客观分析。

在这个分析过程中，必须全面地对疾病各个方面进行细致把握，才能达到辨证的目的。由于疾病部位有经络脏腑不同，阴阳气血有众寡多少之异，禀赋有虚实强弱之别，正气有盛衰胜负之差，邪气有深浅表里之分，因而邪气侵袭人体之后，依邪气所在部位的不同，抗邪能力的强弱，而形成不同的证候。虽然随着时间的推移，病势的进退，疾病呈现出千差万别的表面现象，但病因、病性、病位、病势、病程、正邪盛衰和症状轻重等因素，都会从不同角度，反映出疾病的本质，从而构成一个反映证候的完整系统。

仲景辨证体系的三种辨证方法，实际上是对疾病成因、病变部位、疾病属性、病势进退、正邪强弱、病程久暂等各种因素的分析和综合，这就是仲景辨证方法的实质。尽管不同辨证方法的适用面和侧重点不同，如八纲辨证重在定性，六经辨证重在定势，脏腑辨证重在定位，但它们并不是单一的辨别某一种因素，而是以一种因素为主，兼顾其他因素。同时，三种辨证方法之间也通过互相渗透而完成对疾病的诊断。

只有对疾病因、位、性、量、时、势等因素进行确定和深入分析，再通过整体的归纳综合，才能确定为某种证候。仲景辨证体系中有着因果观、时空观、质量观、恒动观等自然界事物发展的普遍规律，因而使其有严密的科学性和广泛的适用性。

一、定性分析

定性分析，就是根据症状和体征进行分析、归纳，透过现象找出疾病本质，确定其阴阳、寒热、虚实属性。人体是一个有机的统一整体，体内阴阳气血等情况，必然从体表通过各种现象表现出来，此即所谓"下有渐洳，上生苇蒲""有诸内，必形诸外"。仲景就是根据脉、症，判断疾病证候的性质，这是确定治法的前提。

仲景辨治学中涉及的病性概念，有抽象与具体之分，而阴阳、虚实、寒热等，就属于抽象的病性概念，这是仲景将疾病纷繁复杂的表现化繁成简、高度综合归纳的结果。尤其是阴阳的定性，更是一个高度概括划分疾病类型的方法。疾病可大致分为阴病和阳病两大类，大抵三阳病多为阳证，三阴病多为阴证；腑病多为阳证，脏病多为阴证。阳病中时有阴证，阴病中也时有阳证，且脉象及症状的阴阳属性，也是一个相对的概念。所以，仲景在八纲辨证的阴阳分类前提下，又进行了寒、热、虚、实性质的进一步划分。

对于虚、实的定性分析，虽外感多实，内伤多虚，腑病多实，脏病多虚，三阳多实，三阴多虚，但实中亦有虚，虚中可夹实。因此，在虚实定性分析中，又有上实下虚、上虚下实、脏虚腑实、腑虚脏实、表虚里实、里虚表实，以及虚实夹杂、真虚假实、真实假虚等复杂病情。

对于寒、热的定性分析，除了单纯的寒证或热证之外，因为经络气化功能相互影响，脏腑阴阳气血互为损益，所以具体疾病中又各有寒热之证。其中既有寒热的增减，又有寒热的转化；既有表里寒热的不一，又有上下寒热的错杂；既有脏寒腑热，又有腑寒脏热；既有真热假寒，又有真寒假热等。

由于病性是对疾病某个阶段整体反应状态的概括，是对邪正相互关系的综合认识，因此具有整体、动态的特点。对病性的认识，要对全身症状、体征以及体质、环境等进行综合分析才能确定，所以定性分析，是一个分析矛盾及矛盾运动的过程。准确地辨别病性，是辨证中最重要、最困难之处，其直接关系到治疗方法的确定，如寒者热之，热者寒之，虚则补之，实则泻之等。因此，辨病性是辨证的关键，对任何疾病的辨证都不可或缺。疾病的定性分析为治病指出了方向。

仲景辨证的定性分析，还与定位分析和气血津液的生理病理相结合，进而详细而准确地得出疾病的具体性质。

二、定位分析

定位分析，即确定疾病现阶段证候重心所在的位置，其中又可分为空间性病位和层次（时间）性病位。病位概念有表、里（以及半表半里）、肝、心、脾、肺、肾、胆、胃、大肠、小肠、膀胱、三焦、心包，以及胞宫、精室、咽喉、目、舌、口齿、鼻、耳、皮肤、肌肉、筋骨、经络、胸膈等，皆为空间病位概念。层次（时间）性病位如太阳、阳明、少阳、太阴、少阴、厥阴，皆有深浅层次的含义。

定位分析具有举足轻重的作用，只有弄清了病变部位，才能了解病在表在里、在脏在腑、在经在络。"其在皮者，汗而发之。""中满者，泄之于内。"邪气在表，藉汗而驱之；病变在里，温清补泄，因证而施。病在表而误下，伤阳损阴，变生寒热虚实诸证；病在里而误汗，徒耗气津，于病毫无裨益。表里分六经，六经有阴阳，阴阳治法不同；胸腹分三焦，三焦有上下，上下治法互别。气血津液、脏腑经络，各有内外上下表里的区分，其辨证治疗则截然不同。

六经辨证中的定位分析，是对疾病层次的分析。人体在自然环境中，是一个大的层次，而这个大层次中有小层次，小层次中还有更小的层次。因此，定位分析，首定病在三阴三阳、在表在里，次定病在上在下，继定病在脏在腑，继定病在气在血。所以，表里、上下、脏腑、经络、气血的定位分析，不是割裂的平行的单体，而是相互结合、相互补充的整体。

六经表里之横，横中有纵，三阳为表、三阴为里是其横，而手足阴阳经络通行上下是其纵；三焦上下之纵，纵中有横，心肺宜降、肝肾宜升是其纵，而心与肺、肝与肾平居是其横；脾胃同居中焦是其横，而脾气升清、胃气降浊是其纵。因此，在定位分析时，只有把表里横的层次，三焦上下纵的层次，以及与脏腑、经络纵横交错的层次相互结合，才能精确地审定疾病发生的部位。

除上述而外，定位分析中还有"热入血室""胸中实""膈上有寒饮""冷结膀胱关元""水结在胸胁"等具体的定位，亦属辨证定位分析的内容。

病位有在表、在里、在脏、在腑、在气、在血，其中以五脏为主体，定位分析主要是脏腑辨证。《金匮要略》的基本论据就是脏腑经络学说，脏腑辨证是认识内脏在病理状态下的矛盾，因为一切临床证候的出现，都是脏腑功能性或器质性病变的反映，都是内脏在病理状态下的矛盾的反映，故脏腑辨证实为中医辨证施治的核心，也是定位分析的主轴。清代唐容川说："业医不明脏腑，则病原莫辨，用药无方。"因为辨别出病性，还没有解决病位问题。比如虚证，究竟是脾虚，还是肾虚？只有通过脏腑辨证才能确定。又如热证，究竟热在何处？是胃热，还是肺热，也必须采用脏腑辨证的方法，若病情复杂，几个脏腑同时发生病变时，更是如此。

三、定因分析

疾病的原因，既有内因和外因，又有发病之因和传变之因，在定因分析的过程中，既要分析外因，又要分析内因，分清内外因的主次关系，安内攘外，扶正祛邪，标本明辨，方得其要。大抵内因多为正气不足或素有宿邪，如卫阳不固、营卫不和、血弱气尽或素有痰饮瘀血，而外因则多为太过不及的非时之气，这些内外因的作用，导致了疾病的产生。对于病因的分析，是通过脉、症推断病因，"以外邪之感，受本难知，发则可辨，因发知受"，这是一种倒果求因的方法。疾病的传变是体质、治疗、正邪双方相争等多种因素影响的复杂过程，在纷繁的现象中，确定其传变的原因，是治疗的前提和关键。其传变的因素，同样有内因、外因的不同。禀赋强弱、体质刚柔、脏腑阴阳是决定疾病传变的关键；邪气盛衰、伏邪有无，失治、误治是疾病传变的条件。内因既决定疾病传至何经何脏，又决定疾病传变后的寒热、虚实属性。故同一疾病，可传至不同经脏。反之，不同疾病，可传至同一经脏。在辨证过程中，确定疾病的传变因素，对救治疾病具有指导性作用。

仲景认为，正气不足是疾病发生的内在因素，"若五脏元真通畅，人即安和"。外因是构成疾病的重要条件，"客气邪风，中人多死"。外因要通过内因才能发生疾病，所以在发病学上，仲景特别强调人体的内在因素，即重视人体的正气，并且立足于人体正气的强弱，提出了三因学说。精神因素也很重要，过度的精神刺激，如忧愁、思虑惊恐、恼怒等可以致病，而积极乐观的精神状态，可以提高人体的抗病能力。

一切临床证候，都是机体病变的反映，但它是在病因作用下产生的，任何疾病都有病因，因此，只是辨病性和辨病位，而不追究病因，是不可能全面了解疾病内在矛盾的。在定因分析时，要注意整体思维和人体脏腑经络之间的关系，注意和病性病位的结合。

四、定量分析

疾病存在于时间、空间中，其程度轻重，范围大小，时间久暂等，对病证有一个量的规定性，故在辨疾病时就必须进行定量分析。

仲景辨证长于宏观定性，弱于微观定量，对于量的描述，模糊而且直观，诸如大小、有无、微甚、二三度等，具有简朴、形象的特征，这种定量分析，体现的正是中医的整体观念。如以脉象频率快慢、幅度强弱及症状程度轻重、范围大小、时间长短作为标准，进行定量分析，使辨证趋于详细而准确。以寒、热症状的轻重、日发度数、寒热多少，判定太阳经证的深浅层次，而确定使用不同的方药。

仲景辨证的定量分析，依据脉、症，一则定正气阴阳盛衰，一则定气血津液盈虚。由于诊断指标量的改变是疾病发展状态的反映，它既能反映疾病目前状况，又能提示疾病的预后转归，为疾病的临床诊断和辨证提供了可靠的信息，对立法处方可起到指导作用。总之，定量分析是更详细、更准确地进行辨证论治的必要步骤。

五、定时分析

由于人体存在于时空之中，因而疾病的发生、传变、转归与时间有着密切关系。首先是根据发病时间，判断疾病属于何经、何脏、何腑，病发何因。依据风、肝应春，寒、肾应冬，燥、肺应秋，湿、脾应夏诊断疾病；依据六经阴阳多少，深浅层次，确定各经的发病时间。如《伤寒论》指出："太阳受病也，当一二日发……阳明受病也，当二三日发……少阳受病也，当三四日发……太阴受病也，当四五日发……少阴受病也，当五六日发……厥阴受病也，当六七日发。"其次是对病传时间的判定，一般是二三日当传阳明少阳，而伤寒三日，三阳为尽，三阴当受邪，但其具体传经与否，要以脉、症为据，又不可拘于时日。

辨析疾病转化的时间，尚可判定疾病的转归预后，如："风家，表解而不了了者，十二日愈。""发热而厥，七日下利者，为难治。"除此之外，由于受病之月不同，其病情轻重各异。伤寒发病，"九月十月寒气尚微，为病则轻。十一月十二月寒冽已严，为病则重。正月二月寒渐将解，为病亦轻"。

服用药物同样要注重时节，如服白虎加人参汤"立夏后立秋前乃可服，立秋后不可服。正月二月三月尚凛冷，亦不可与服之"。

仲景辨证的定时分析，其理论根据是人与自然统一的整体观念。四时变迁，寒暑易节，日月更替，昼夜变化，人体都相应地发生着改变，疾病也同样随之变化。因此，定时分析就成为中医辨证体系的重要内容之一。

六、定势分析

所谓病势，包括两个方面，一是病机趋势，一是病情趋势。

所谓病机趋势，是指疾病病机的升降敛散的趋势，如气机的上逆，脏气的下陷，邪气的内敛，正气的外散等，均属病机趋势，临床辨证时首先要辨清病机的趋势。

病情趋势就是疾病发生、发展、转化的趋势。疾病处在一个不断发展、变化的运动状态中，辨证时除紧抓其相对静止状态，进行病因、病位、病性、病程等因素分析外，还必须对其发展变化权衡揆度，才能把握其常变，才能将疾病的现实性与可能性相结合而制定出有效的治疗法则。中医辨证，就是根据观察，详审疾病的先兆表现，经过细致的分析，周密的推理，合理的判断，预测其病变趋势，审时度势，投以相应的方药，以控制疾病于欲发未发，欲传未传，欲变未变，欲甚未甚之际，或者据其症状而判断疾病将愈未愈之时而决定治疗宜忌。

首先是根据阴阳的盛衰，判断疾病的预后。阴津不足者，津液自复，阴阳调和，小便通利，则病将自愈。而少阴阳虚患者，见手足转温或烦且欲去衣被者，则其病可治。若阴阳离绝，阴盛阳亡，或阴尽阳脱，则病成死证。

其次是根据疾病的传变规律、先兆症状或误治情况，判断病变趋势。如《金匮要略》中的"见肝之病，知肝传脾，当先实脾"。《伤寒论》中"发汗后，其人脐下悸者，欲作奔豚"。又如"少阴病但厥无汗而强发之"，势必伤动其血，而成下厥上竭之证。腹中冷再予黄芩汤，则必成除中之死证。

再次是辨厥热时间的长短，预测疾病发展趋势。若厥热相等则病将愈，厥多热少为未愈，热多厥少则发痈脓或便脓血等，都是据疾病的现实性，判断其发展变化的可能性，如此，治疗时才能理而不乱，圆机活法，有备无患。

仲景辨证方法中，以现有脉、症，推测病势发展，做到未病先防，既病防变，因此定势分析，也是仲景辨证的一个重要特点。

第三节　仲景辨证论治的步骤和方法

一、辨证的顺序

在临床上，疾病的产生，皆因外来邪气或体内正虚（病因），导致脏腑或经络的某一部分失常（病位），从而使阴阳气血津液盛衰不调，发为寒热、虚实诸证（病性），反映于体表，出现症状（包括症状的范围、位置、程度、时间久暂等）以及脉象的改变（包括脉象的频率、节律、强度、部位等），又表现出一种变化转归趋势（病势），这是疾病产生的一般顺序。临床辨证则是逆此顺序而进行的。

辨证，是利用四诊的手段，搜集始动信息，亦即症状、脉象，此属"感性上的具体"阶段，继而根据所收得的始动信息，辨析其病因为何，是内因还是外因；辨其部位在经络、脏腑；辨其病性属寒属热，属虚属实；辨其阴阳气血津液的盛衰多寡，邪气轻重进退；辨其病情发止间甚，预后转归如何；最后通过归纳综合，诊断其为何种证候。在这个过程中，以参考信息（即医生所掌握的医学理论以及既往所获得的临床经验）作为判断标准进行分析判定，这是一个"抽象规定"的思维过程，通过这一复杂的思维过程得出辨证结果，即患者所表现的症状及脉象属某种证候，这是一个将理论运用于实践，又从实践中总结出来的"思维中的具体"。

在疾病发生的过程中，脉、症体现了病因、病位、病性、病势、病程等因素，而在辨证过程中，则是依据脉、症进行各种因素的辨析。

二、辨治的步骤

（一）辨治的一般步骤

仲景辨治疾病可以概括为三个阶段，这是中医治病的规范。

第一阶段为诊察阶段，运用四诊等手段收集疾病的各种信息（包括症状和体征），并对症状进行比较、鉴别和初步的辨识，去伪存真，去粗取精，确定能够反映疾病本质的症状。

第二阶段为辨证阶段，根据第一步所获得的信息，辨别疾病的病因、病位、病性、病时、病量、病势，并确定疾病的标本缓急，总结疾病病机，然后确定疾病的证候。

第三阶段为治疗阶段，依据证候的病机进行立法，按照立法选择方剂，再根据疾病的不同表现进行药物的加减。

在辨证中，通过追询病史、探求疾病因果、分清病邪属性、落实病情位置、了解发病时间、揆度正邪盛衰、详悉病势转归，进而阐明病机、确定证名，是整个辨证过程不可缺少的步骤。论治则以辨证为前提，在辨证结果的基础上，分以证立法、按法制方、验证疗效三步完成。

（二）辨治步骤的关键

辨别疾病的轻重缓急，先因后果，真假异同，这是中医辨证分清主次的三个关键。

1. 辨轻重缓急

仲景辨治疾病，非常重视"轻重缓急"之分，"急者治其标，缓者治其本"，就是按病情的轻重缓急来辨清主次的。如《金匮要略》所谓："夫病痼疾加以卒病，当先治其卒病，后乃治其痼疾也。"又如太阳表证兼有少阴阳虚的治疗，"下利清谷不止，身体疼痛者，急当救里；后身体疼痛，清便自调者，急当救表"。

2. 辨先后因果

辨先后因果，就是对某些证候必须根据症状出现的前后顺序来分清主次症状，如《伤寒论》所述："伤寒厥而心下悸，宜先治水，当服茯苓甘草汤，却治其厥。不尔，水渍入胃，必作利也。"临床辨证，不仅要看到疾病的全部症状，而且要了解发病的全过程，了解当前症状产生的根源。

3. 辨真假同异

辨真假同异，就是从证候同异之中分清真假的一种辨证方法。凡病情复杂者，往往出现的症状表里不一，此时必须由表及里，去假存真，才能抓住疾病的真实本质，分清主次。如所谓"格阴""格阳"之证，外表寒热均属假象。格阴于外的假寒证，应用宣通透热，内热清除则假寒自罢；格阳于外的假热证，应用补火敛阳，内寒祛除则假热自退。"假虚""假实"也是如此，所谓"大实有羸象"，就是假虚证，治当祛邪安正，邪去则正气自复；而"至虚有盛候"，就是假实证，治当扶正祛邪，正气充实，邪气自去。

在临证中，不但某些证候要同中辨异，具体到一个症状也要同中辨异。如同为口渴，热证口渴则烦渴引饮，饮证口渴则先渴却呕。同为腹泻，寒泻清稀如水，热泻臭秽灼热。根据这些症状本身的特点，也可作为辨别证候的依据。某些证候，出现脉症不符，舌症不符，也需同中求异。究竟舍脉从症，舍舌从症，还是舍症从舌，舍症从脉，都要从舌象、脉象、症状三方面仔细分辨，看哪方面在本证中起作用。只有抓住起决定作用的方面，才不会舍本逐末，贻误病情。

第四节　仲景辨治思维的特征

受中国古代哲学思想的影响，抽象思维作为仲景临床辨治疾病的主要思维方式，体现了中医宏观统一的天人相应观，由外知内（藏于内，形于外）的整体观，由此及彼的类比观。仲景辨治疾病的过程，是收集临床症状（包括体征）后，分析综合归纳的过程，是宏观把握人体对病因做出反应的整体状况后，据症状对疾病病因、病位、病性进行逆向推理，它具有如下几方面特征。

一、模糊性

仲景辨治疾病所凭借的症状（体征），具有直观、简朴的特征。每个证候都是由各种因子组成的模糊集合，这种辨证思维的模糊性首先体现在对症状的认识上，描述症状不是通过具体的数字指标，而是通过感官，进行直接判断，以有无、微甚、深浅，多少等作为指标，如对汗出症状的判断，以大汗、微汗、有汗、无汗代表汗的多少和有无，以额汗、头汗、手足汗出等代表汗出部位，以自汗、盗汗、战汗等代表汗出的方式，以汗出如油、如珠代表汗的质量等。仲景辨证思维的模糊性，还体现在对证候的诊断上，证候的组成是由病位因子、病因因子、病性因子等集合型模糊因子组成的，而病位、病因和病性的完全或不完全交叉组合，就是病机。故对其证候的诊断，只要病机一致，无论何种病因，出现何种脉症，都确认为一种证候，如因脾气虚弱，不能运化，而导致饮食停滞，或因饮食停滞不化而致脾虚不运，两者都可出现或呕吐，或腹痛，或泄泻，其病机为脾虚实滞，其治疗统一消食健脾导滞。中医临床辨证，正是通过这种模糊性的思维方式，从宏观的角度，结合季节、气候、环境、人体自身状况等因素，对疾病进行总体评价，诊断为何病何证。

二、灵活性

仲景辨治方法的灵活性体现在辨证的灵活和治疗的灵活两个方面。首先在辨析证候上，仲景灵活而不呆板，尤其是《伤寒论》，在辨证上很少固定证型，强调具体问题，具体分析，"观其脉证，知犯何逆，随证治之"。如在一些症状相似，证候不同，或者证候相同而症状不同的疾病中，更能反映出仲景辨证方法的灵活。同为咳嗽，有风寒外闭、肺郁不宣的麻黄汤证，外寒内饮的小青龙汤证，肺热内闭的麻杏石甘汤证，肠热迫肺的葛根芩连汤证等，虽其咳嗽症状相似，而其兼症不同，则辨证则需灵活。由于症状是疾病的外在现象，因而可有不同的表现形式，例如，病机同为胃热亢盛，既可表现为颜面烘热，亦可出现多饮不止，此即病机一致，而症状相左，此时更应灵活辨证，透过现象寻其本质的病机。中医临床正是利用灵活的辨证方法，寻找疾病现象与本质之间的联系，从而确保临床疗效。

在遣方用药上，十分强调随证加减，如固定处方如小青龙汤、小柴胡汤、通脉四逆汤、四逆散、理中汤、真武汤等方后的加减；如桂枝汤、栀子豉汤、桂枝甘草汤等为基本方加减而形成的类方等，都是灵活治疗的典型体现。

三、简便性

中医临床辨证是一个系统的思维过程，虽然要把众多因素进行综合归纳，去粗取精，去伪存真，诸如对病因的认识，是外感六淫，还是内伤七情；对病位的认识，属六经何位，在脏在腑，在气在血，在表在里；病性的寒热虚实，阴阳真假；病势的发止间甚，预后良否；病时的年季月日，旦昼夕夜；正气的亏寡盈虚，邪气的盛衰多少等。这些都是通过医生感官收集脉、症，对上述因素进行分析之后，结合脏腑经络气血津液的生理、病理理论，才能确诊为某病某证。在扎实的中医基础理论指导下，辨证步骤是非常简便的。以望、闻、问、切为手段，以脉、症表现为依据，即可得出疾病的诊断结果。这种诊断方法，既不需要精确的理化数据以及诊断器材，又不像理性思维那么苛求。仲景辨治过程体现出的"抓主症"（如桂枝证、柴胡证）即是辨证步骤简便化的措施之一，"明病机"则为治疗提供了基础，"方机对应"则完成了治疗的过程。诊断手段的简便性，辨证思维的模糊性，以及辨证方法的灵活性，都体现了仲景辨治疾病简便性的特征。

四、集约性

仲景运用的三种辨证方法，尽管各有侧重，但归纳起来，不外乎辨别疾病的因、性、位、量几种因素，是对因果、时空、质量等哲学观念的体现。疾病虽然多种多样，但它们可被归纳为几十种证候，只要通过辨别症状，确保疾病具备某种证候的病因、病位、病性，就可以确定病机，诊断为该种证候。因此，尽管疾病千变万化，但无不反映出因、性、位、量等因素，而辨证方法虽然多种多样，其实质亦无非是辨别疾病的因、性、位、量等因素。仲景辨证思路和方法，都是对上述因素的衡量，如"太阴虚寒"是对病位、病性的描述，"风寒袭表，卫阳不固"是对病因、病位以及正气之量的描述。这种将复杂的疾病统一在有限的证候中的归纳方法，体现了仲景辨证方法和结果的集约性。

第二章　仲景辨证方法之间的关系

张仲景《伤寒论》首创六经辨证，以太阳、少阳、阳明、太阴、少阴、厥阴为纲，以三阴三阳阴阳之动态变化的思想统摄全文，其辨证思想独立于脏腑辨证、八纲辨证、卫气营血辨证、三焦辨证等辨证体系之外而存在，强调阴阳转化，带有明显的时空观，与自然界的时间、气候等变化密切联系，充分地体现了人与自然的整体性。其入手虽为六经，但临床应用时贯穿八纲、脏腑、经络等辨证论治体系。不强调六经辨证的独立性，不足以明晰与传承。不与其他辨证方法融合，亦实难有效应用于临床。

第一节　六经辨证与八纲辨证

六经辨证不仅是一种辨证方法，它将邪正阴阳、表里虚实、经络脏腑、营卫气血等内容，有机地结合成一个综合性的辨证论治体系。系统的六经辨证方法，就已经包括了八纲辨证在内。《伤寒论》中虽无八纲辨证之名，却有八纲辨证之实，历代医家对此也早有论述。明代徐春甫在《古今医统》中指出："表里虚实阴阳寒热八字，为伤寒之纲领。"六经辨证是外感病辨证论治的纲领，八纲辨证是对一切疾病的病位和证候性质的总概括，两者关系是不可分割的。因为外感疾病是在外邪的作用下，正邪斗争的临床反应，正邪斗争的消长盛衰，决定着疾病的发展变化，关系着疾病的证候性质，所以六经辨证的具体运用，无不贯穿着阴阳表里寒热虚实等内容。

阴阳是疾病辨证的总纲。六经辨证中，太阳、阳明、少阳叫三阳；太阳、少阳、阳明叫三阴。从疾病的属性来讲，三阳病多属于热证、实证，乃为阳证；三阴病多属于寒证、虚证，乃为阴证。从邪正盛衰的关系来讲，三阳病表示患者正气盛，抗病力强，邪气实，病情一般都呈现亢奋的状态；三阴病表示患者正气衰，抗病力弱，病邪未除，病情都呈现虚衰的状态。故曰："病有发热恶寒者，发于阳也；无热恶寒者，发于阴也。"此即六经与八纲中阴阳总纲的关系。

表里是分析病位的纲领。就六经中表里而言，一般太阳属表，其余各经病变属里，但表里的概念又是相对的，如三阳病属表，三阴病属里；阳明病属表，太阴病属里等。六经病证的发表攻里，就是根据病位的在表在里决定治则。如太阳表证，宜解表发汗；阳明里证，宜清泄里热或攻下里实。临床上出现表里证候有疑似的时候，或者表里证同时出现的情况卜，分辨病之在表在里，对治疗的正确与否有着重要关系。如："伤寒不大便六七日，头痛有热者，与承气汤；其小便清者，知不在里，仍在表也，当须发汗。"又如："伤寒，医下之，续得下利清谷不止，身疼痛者，急当救里；后身疼痛，清便自调者，急当救表。"都是六经病表里病位辨证的实例。

寒热是辨别疾病性质的纲领。凡病势亢进，阳邪炽盛者，多属热证；凡病势沉静，阴邪较强者，多属寒证。同样，寒热的证候，也是比较复杂的。如同一下利之证，有属寒属热的不同，若自利不渴者，为内有寒；而下利欲饮水者，则为里有热。又有寒热真假之辨，如"伤寒，脉滑而厥者，里有热"，为阳明热证，是真热假寒之证。又如"少阴病，下利清谷，里寒外热，手足厥逆，脉微欲绝，身反不恶寒，其人面色赤"，为少阴寒化证，是真寒假热之证。由此可见，六经病的寒热，也是辨证论治的重要内容。

虚实是辨别邪正盛衰的纲领。虚指正气虚，实指邪气实。辨别邪正的虚实，是治疗时选择扶正或攻邪的关键。如："发汗后恶寒者，虚故也；不恶寒但热者，实也。"前者为汗后阳虚之证，治疗当选用芍药甘草附子汤以顾其虚；后者为汗后邪盛内传之里实证，故治法选用调胃承气汤以攻其实。

由上所述，八纲辨证无不贯穿于六经病辨治之中，而六经辨证又是八纲辨证的系统化、具体化。如六经病证中的太阳病，有恶寒、发热、头痛、项强、脉浮等症，从八纲辨证来分析，属于表证，但仅据表证，还不能指导治疗，必须结合其有汗无汗来进一步辨别，如有汗为表虚，无汗为表实。只有这样，才能准确地运用解肌或发汗的治疗方法。又如少阴病有但欲寐、脉微细等症，从八纲来分析，属于里证、虚证，但仅据里证、虚证，仍不能指导治疗，必须进一步分析其阴阳的偏盛偏衰，如果表现为无热恶寒、四肢厥逆、脉沉微等阳衰阴盛者，则为少阴寒化证；如表现为心烦不得眠、咽干或痛、脉细数等阴虚内热的脉证，则为少阴热化证。只有这样，才能准确地运用扶阳抑阴或育阴清热的治疗方法。由此可见，六经辨证与八纲辨证的关系是相辅相成的，必须充分理解到达一点，才能有效地进行临床辨证和治疗。

第二节　六经辨证与脏腑辨证

《伤寒论》六经辨证虽不同于脏腑辨证，但与脏腑有着密切的关系，因为六经病的发生、发展与传变，不能脱离脏腑而孤立存在，脏腑是人体核心器官，六经证候的产生，是脏腑病理变化的反映。在疾病的进展过程中，各经病变常会累及所系的脏腑，而出现脏腑的证候。有关脏腑辨证的理论，虽在《黄帝内经》中已大量提及，但尚未系统地与治疗联系起来，六经辨证将其证与治密切结合，使脏腑辨证的系统理论脱颖而出，具备了脏腑辨证的初级形态。

膀胱为太阳之腑，太阳表邪不解，传入于腑，影响膀胱气化功能失常，以致水气内停，可见小便不利、少腹里急、烦渴或渴欲饮水、饮水则吐等症。

胃与大肠为阳明之腑，邪入阳明，胃燥热甚，津液受伤；则见身大热、汗自出、不恶寒、反恶热、口干舌燥、烦渴不解、脉洪大等症。若肠胃燥热结，腑气不通，就会出现潮热、谵语、手足濈然汗出、腹胀满疼痛、拒按、大便秘结等症。

胆与三焦为少阳之腑，胆火上炎，则有口苦、咽干、目眩。三焦水道失于通调，或水停心下，则心下悸、小便不利；或水寒犯肺，则为咳；或少阳枢机不利，寒饮留中不化，则可见往来寒热，心烦，胸胁满微结，小便不利，渴而不呕，但头汗出等症。

脾为太阴之脏，病则脾阳不振，运化失常。脾虚脏寒，寒湿停滞，可出现腹满而吐、食不下、自利、时腹自痛等症。

心肾为少阴之脏，病则心肾虚衰，气血不足，可出现脉微细，但欲寐，恶寒，嗜卧，甚至手足厥冷，下利或呕逆等一系列阳气虚衰、阴寒内盛之证。如果心火过亢，肾阴不足，则见心中烦，不得眠，咽干，舌质绛，脉细数等阴虚热甚之证。

肝为厥阴之脏，病则寒热错杂，肝气上逆，可见消渴，气上撞心，心中疼热，饥不欲食食则吐蛔，或下利等证候。

第三节　八纲辨证与脏腑辨证

八纲辨证之阴阳表里寒热虚实涵盖范围广，涉及病理变化多变。既可描述人体所感之邪的性质，又可形容人体脏腑发生的生理功能改变，但却无法准确描述疾病的位置。如里虚寒证，用八纲辨证描述比较清楚，但只能定性不能定位，是脾的里虚寒，还是肾的里虚寒，或是心的里虚寒，就必须结合脏腑辨证来定位定性，从而明确理法方药。八纲辨证只可描述邪气性质，而无法准确描述人体发生疾病的脏腑部位，故不能有效地指导临床。辨证的核心需要落实在病位，而病位的核心则在于脏腑。各个脏腑有其独特的生理功能，脏腑辨证，即是凭借脏腑的生理功能和病理特点为理论依据，来判断病变属何脏何腑及其病理变化，从而为治疗提供依据的辨证方法。故八纲辨证常常需要结合脏腑辨证，才能准确的描述出人体病理改变。八纲辨证与脏腑辨证同用，即脏腑辨证以定位，八纲辨证以定性。病性病位相合，才能较完整地解释病机，从而指导临床。

五脏为阴，六腑为阳，肺主皮毛其病在表，如肺阴虚之里证亦可常见。五脏藏精气而不泻，满而不能实。六腑传化物而不藏，实而不能满。又六腑皆有寒热之分。八纲辨证是对病性的概括总结，脏腑辨证则是八纲辨证的落脚点，临证时能准确定位，并明辨阴阳表里寒热虚实之属性，即可对复杂的病变做出准确判断和有效治疗。

第三章　仲景治病思路

张仲景对疾病的治疗，有一个总体的指导思想。一是随证治之，具体问题，具体分析，具体解决。因病无定式，证有多变，故法无常法，要知常达变。二是阴阳平衡是身体健康的前提，治疗疾病就是通过各种手段和方法恢复阴阳的平衡。

第一节　治病原则——随证治之

《伤寒论》第16条："太阳病三日，已发汗，若吐、若下、若温针，仍不解者，此为坏病，桂枝不中与之也。观其脉证，知犯何逆，随证治之。"原意为太阳病误治失治，疾病发生了质的改变，治疗已非桂枝汤所宜，当斟酌病情，根据具体表现，辨清病机，针对病机进行施治。尽管仲景此处的"随证治之"是在为"坏病"立治则，但该准则适用于所有疾病的治疗。因为中医临证辨疾，无不是以四诊合参，收集患者症状为治疗的前提，在全面分析患者临床表现之后，判断病因病机，确立治法方药的。从这个意义上说，"随证治之"乃中医临床治病之大法。

"随证治之"是仲景学术的重要闪光点。如同为饮证，仲景将其分为四类——痰饮、悬饮、溢饮、支饮。若其人素体盛壮，最近却见消瘦，腹中肠鸣，为痰饮停于脾胃；咳嗽时牵引胸胁疼痛，为悬饮留于胸胁；汗不出，四肢疼痛沉重，为溢饮归于四肢；咳喘不能平卧，短气，身体肿胀，为支饮著于心肺。症状不同，病名也就各异。由于饮证易于流动，变化多端，同一种饮证也会有多种临床表现。比如支饮，有用泽泻汤治"心下有支饮，其人苦冒眩"者，用葶苈大枣泻肺汤治"支饮不得息"者，用厚朴大黄汤治"支饮胸满者"。之所以如此，乃"证"不同之故。从"随证治之"的原则来看，当然治法也就具有差异性。这充分体现了中医学具体问题、具体分析、具体解决的活的灵魂，赋予了中医学强大的生命力。

第二节　治病目的——阴阳自和

《伤寒论》第58条曰："凡病，若发汗，若吐，若下，若亡血，亡津液，阴阳自和者，必自愈。"指出一切疾病，凡见阴阳自和，是疾病向愈的特征。而阴阳的自和，是通过调节机体的阴阳，来调整脏腑、气血和经络的功能，使机体达到协调平和的状态。

阴阳自和的标志应是脉静、身凉、神清、思维纳食及二便正常。这是正复邪退，气血和调，脾胃功能正常的表现。《伤寒论·辨脉法》云："问曰：病有不战、不汗出而解者，何也？答曰：其脉自微，此以曾经发汗、若吐、若下、若亡血，以内无津液，此阴阳自和，必自愈，故不战、不汗出而解也。"由于人体体质不同，故机体祛邪病解的方式也不一样。《伤寒论》第4条中有"伤寒一日，太阳受之，脉若静者为不传"，是太阳病初期，机体通过调节机体阴阳而截断疾病的发展。第59条云："大下之后，复发汗，小便不利者，亡津液故也。勿治之，得小便利，必自愈。"则是阴阳自和而愈的具体例证。太阳病本应先用发汗，现大下后，复发其汗，显然是汗下失序，损伤津液，以致小便不利。此时切勿妄投通利之剂，以重伤津液，更虚其虚，故告人"勿治之"，必待机体自我调节的能力，促使机体阴阳之气在新的条件下，趋于新的平衡统一，如是"阴平阳秘"而病可愈。

所谓"自和"，是指机体有自卫与调节功能而言。其在生理情况下，表现为对外界环境的适应和保持体内环境的和谐与稳定；在病理状态下，表现为抗病能力或自愈的趋向。机体通过调节自身的自和功能，采用多种途径祛除人体的致病因素，从而修复损伤，使病痊愈。仲景所言的"阴阳自和者，必自愈"，充分体现了机体在疾病的动态变化中恢复动态平的功能对疾病痊愈的重要性。因此，平调阴阳就必然成为中医治病的总原则，而平调阴阳又是以调动机体自我调节能力为基础的。所以，张仲景治疗思想中始终贯彻以人为本、扶阳气、存阴液、保胃气等基本精神。

张仲景在《伤寒论》中从两方面论述了如何才能做到"阴阳自和"。其一是通过机体的自我调节功能，达到阴阳之间的相对平衡。如第49条云："脉浮数者，法当汗出而愈，若下之，身重，心悸者，不可发汗，当自汗出乃解。所以然者，尺中脉微，此里虚，须表里实，津液自和，便自汗出愈。"该用汗法而反用下法，虽然机体有一定的损害，但尚能调节，故自汗而愈；第59条汗下失序损伤津液而致小便不利，仲景指出"勿治之，得小便利，必自愈"，以及第71条汗出太过损伤津液而致口渴、烦躁不得眠，亦只需少量频服汤水，以补充水液，"令胃气和则愈"等，都是例证。其二是借助药物的治疗作用，使机体阴阳达到平衡状态。例如，太阳病的解肌祛风、阳明病的清热养阴、少阳病的和解表里、太阴病的温脾止泻、少阴病的育阴清热、厥阴病的清上温下等。如何知道阴阳是否得到了自和？仲景也给出了具体的判断方法，即通过观察机体的整体情况，如阳明病篇云："发汗多，若重发汗者，亡其阳，谵语。脉短者死，脉自和者不死。"把握全身阴阳状态，从而做出预后判断。再如厥阴病篇云："伤寒病，厥五日，热亦五日，设六日当复厥，不厥者自愈。厥终不过五日，以热五日，故知自愈。"通过对厥热时间长短的分析，以判断阳气的来复。这里虽然说的是自愈，但前提仍然是阴阳的平衡。

综上所述，"阴阳自和"是仲景遵《黄帝内经》之旨，以病之本在于阴阳不和，推及病之愈由于"阴阳自和"。其中强调一个"自"字，突出说明无论治病用何法、何方、何药，必须以调动机体自我调节的能力为目的，这是仲景对《黄帝内经》生理病理观的一大发展，也是中医治疗学的基本思想和辨证论治的准则。

第三节　治病手段

一、扶正祛邪（包括扶阳气存阴液）

扶正祛邪是中医的一个基本治疗原则。仲景治疗疾病的精髓在于扶正祛邪，通过扶正加强祛邪的能力，祛邪又有助于扶正的进行。根据疾病所处阶段不同，坚持扶正祛邪的治疗原则，重建人体的平衡，达到"阴平阳秘""阴阳自和"的状态。而扶阳气、存津液的基本精神，始终贯穿于各种治疗措施之中。

三阳病正盛邪实，治疗以祛邪为主，但不同的病情又当施以不同的祛邪方法。例如，太阳病在表，一般使用汗法，但根据中风、伤寒的不同，汗法又分为发汗解表、解肌祛风两种治疗方法。再结合具体病情，在发汗解表法中又可分为麻黄汤辛温发汗法、葛根汤辛温发汗兼生津舒脉法、大青龙汤辛温峻汗兼清热法、小青龙汤辛温发汗兼温化水饮法，以及辛温小发汗等具体治法。在解肌祛风法中也可分为桂枝加葛根汤解肌祛风兼生津舒脉法、桂枝加厚朴杏子汤的解肌祛风兼宣降肺气法、桂枝加附子汤解肌祛风兼扶阳摄阴法、桂枝新加汤的解肌祛风兼益气养营法等。阳明病是里、热、实证，有气热证和燥结证之分。前者用清法，清法又可分清宣郁热法、辛寒清热法、辛寒清热兼益气养阴法、清热滋阴利水法等；后者用下法，下法又可分和下、缓下、峻下、润下、导下等具体治法。仲景也非常重视中病即止，不可药过伤正，如承气汤"若更衣者勿服之"。邪入少阳，枢机不利，为半表半里证，其治疗以和法为主，根据具体情况，可以和法兼解表、和法兼下里实、和法兼温化水饮等。三阴病多属里、虚、寒证，治法以扶正为主。例如，太阴病属脾虚寒湿证，治法以温中散寒燥湿为主。少阴病多属心肾虚衰、气血不足，但有寒化、热化之分。寒化证宜扶阳抑阴；热化证宜育阴清热。厥阴病病情复杂，治法亦相应随之变化，如热者宜清下，寒者宜温补，寒热错杂者宜寒温并用。总之，伤寒是感邪为患，变化较多，治伤寒当以祛邪为主，邪去则正安。

《金匮要略》所治内伤杂病多是本脏自病，传变较少，治疗时常以扶正为主，扶正亦即祛邪，所以仲景说"补不足，损有余"。因脾为后天，乃气血生化之源；肾是先天，藏元阴元阳，故扶正中尤其重视滋补脾肾，但同时也不忽视祛邪的一面，如《金匮要略·血痹虚劳病脉证并治》中用于治疗"虚劳诸不足，风气百疾"的薯蓣丸，祛邪寓于扶正之中。同篇又云："五劳虚极羸瘦，腹满不能饮食……肌肤甲错，两目黯黑，缓中补虚，大黄䗪虫丸主之。"仲景以大黄、干漆、䗪虫、水蛭、桃仁等活血化瘀，少佐干地黄、芍药、甘草等补虚，使瘀血去，新血生，诸症皆愈。再如仲景运用峻剂时，多从小量开始，逐渐增加。如用乌头赤石脂丸治疗胸痹重证，大乌头煎祛寒止痛等皆然，都是为了避免祛邪伤正。

扶正的手段是"扶阳气，存阴液"。扶阳气、存阴液的理论和法则是《伤寒论》的重要组成部分，它不仅包括治疗方面的深刻内容，且与生理、病理、诊断等方面都有密切的联系。阳气的功能在于促进机体的温煦，卫外御邪，兴奋精神，并促进机体新陈代谢，推动脏腑组织器官的功能活动等。阴液的功能主要是促进人体的滋润、濡养、内守和宁静。阳气和阴液既是机体的成分，亦是维持人体生命活动的物质基础。《伤寒论》扶阳气、存阴液，充分体现了以患者为本的治疗思想。

扶阳气是根据"寒者热之""虚则补之"的原则，以甘温辛热的药物为主，治疗阳气虚损证的一种方法。《伤寒论》扶阳气的治法很多，有扶阳解表、温中解表、温经解表、温里攻下、温经散寒除湿宣痹、温中祛寒、温通心阳、温经散寒、回阳救逆、扶阳益阴、灸法等。扶阳气是为了鼓荡全身阳气、提高生理代偿功能、旺盛抗病能力，抑制阴邪的偏盛，使机体阳虚阴盛的状态逐渐趋于阴阳平和。

《伤寒论》虽重点论述寒邪为病，但毕竟是讨论广义伤寒之书，也就是包括了风、温、热、燥等阳邪为患的内容，阳邪易伤阴津，再加之寒邪入里，可以化热化燥和误治、失治等耗伤阴津的因素，故热化伤津证也是《伤寒论》中重要的内容，存阴液诸法亦为大论的主法。如太阳病的桂枝汤证（12条），方中辛温的桂枝、生姜配甘草以辛甘发散治卫强；酸苦微寒的芍药，伍以甘草、大枣，则酸甘合化，更有生津化阴之功，三物合用，敛阴和营以治阴弱。其药后啜热稀粥者，意在取水谷之精助胃气、补水液。阳明病热证用清法，如白虎汤之类，或阳明实证用下法，如三承气汤之类，其治疗原则不出"清下实热，保存津热"八字。少阳病主方小柴胡汤，仲景解释其方药的作用是"上焦得通，津液得下，胃气因和，身濈然汗出而解"（230条），即是方为和解少阳、宣展枢机之剂，有使上焦气津流布，津液得下，三焦通畅，气津运行无阻之功。太阴病主方理中汤，其加减法云"腹中痛者，加人参前成四两半"（386条），则是针对吐利耗伤气津、内脏失于濡养的虚痛而言，重用人参取其偏重生津，且可益气健脾。少阴病阴虚阳亢证，用黄连阿胶汤主治，在泻火药中配伍滋阴之品，方以黄连、黄芩之苦，清心泻火；阿胶、芍药、鸡子黄滋肾阴、养心血、安心神，且能防黄连、黄芩苦寒化燥。厥阴病血虚寒凝致厥证，用当归四逆汤主治，方中以当归、芍药养血和营为主药，配伍桂枝、细辛温经散寒，甘草、大枣补中益气，通草通行血脉而成养血通脉，温经散寒之剂。以上六经证治主方都注意到了"存津液"这一重要环节。在重危的"六急下证"中，若出现"目中不了了，睛不和"（252条）、"发热汗多"（253条）、"腹满痛"（254条）、"口燥咽干"（321条）、"自利清水，色纯青，心下必痛，口干燥"（321条）、"腹胀不大便"（322条）等，是由于燥实阻结于肠道，燥热严重耗伤津液所致，必须给予紧急处理，急救的根本方法是急以祛除燥实，因为燥实是津伤的根源，而祛除燥实最有力的措施，莫过于用大承气汤急下以釜底抽薪，这就是所谓的"急下存阴"法。在疾病后期，阴津重度耗竭者，可出现下利因无物可下而利止、无尿、直视、谵语、脉短、脉不至等阴津耗竭之候，也可出现手足躁扰、捻衣摸床、时瘈疭等阴虚风动之象，此时尚可通过观察大小便、脉象、神志等情况，测知阴津之存亡，判断病情之轻重，决定患者之死生。例如，"小便利者，其人可治"（111条）、"不大便，脉反微涩者，里虚也，为难治"（214条）、"脉弦者生，涩者死"（212条）、"直视谵语，喘满者死，下利者亦死"（210条）、"谵语，脉短者死，脉自和者不死"（211条）、"利不止，厥逆无脉……服汤，脉暴出者，死；微续者，生"（315条）等，无不说明阴津耗伤对热病预后的重要影响，由此亦可进一步推知保存津液的重要意义。

《伤寒论》中除了应用生津养阴药物以滋养阴津外，更重要的是把保存津液的思想贯彻在整个辨证施治之中，故保阴液的治法很多，有桂枝汤的辛散之中寓以敛阴，白虎汤类方的辛寒苦甘并用意在清热育阴，三承气汤类的苦寒攻下意即存阴，麻子仁丸的甘润生津，黄连阿胶汤的降火滋阴，猪苓汤之类利水育阴，芍药甘草汤之类的柔肝复阴，炙甘草的通阳补阴，桂枝加附子汤之类补阳摄阴，四逆加人参汤的复阳之内寓以救阴，茯苓四逆汤的回阳益阴等。保津液是为了保存人体最重要的维持生命活动的物质基础，提高抗病能力，抑制阳邪的偏盛，使机体阴虚阳亢的状态逐渐趋于阴阳平和。

扶阳气与存阴液的思想是并行不悖的。因为疾病的发生发展在一定的条件下是可以互相转化的，阳可以损及阴，阴亦可能损及阳。如阴竭而阴不敛阳，阳无所依附而散越，则由亡阴导致亡阳；阳亡而阴无以化生而告竭，则由亡阳导致亡阴。从这种意义上讲，救阴即可以回阳，扶阳即可以救阴，阴阳互根，如影随形。扶阳气与存阴液在《伤寒论》中具有重要的指导意义，应注意它们之间的相互转化和联系。

二、因势利导

因势利导，是根据疾病发展变化的趋势与病邪所在的不同部位，因其势而就近利导，使之排出体外，以达到正气不伤或正气少伤为目的治疗原则。《素问·阴阳应象大论》谓："病之起始也，可刺而已；其盛，可待衰而已。故因其轻而扬之，因其重而减之，因其衰而彰之……其高者，因而越之；其下者，引而竭之；中满者，泻之于内；其有邪者，渍形以为汗；其在皮者，汗而发之；其剽悍者，按而收之；其实者，散而泻之。"其中所论许多治法包含有避轻就实、就近祛邪的因势导法则。因势利导法则的成功运用，在《伤寒论》《金匮要略》中也得到了充分体现。

（一）病之起始，可刺而已

疾病初起之时，若通过针刺以散邪，则病可愈也。《伤寒论》第24条云："太阳病，初服桂枝汤，反烦不解者，先刺风池、风府，却与桂枝汤则愈。"本是太阳中风，服用桂枝汤，为对证之举，按常规情况应遍身漐漐微似汗出而解。今服桂枝汤后，反烦不解，此非误治，乃因服桂枝汤后，正气得药力所助，欲祛邪外出，但力尚不足，正邪相争，邪郁不解，属太阳中风之较重证者。故治疗之法，当先刺风池、风府，疏通经络以泄邪，然后再服桂枝汤以解肌表。此等治法，即"病之始起也，可刺而已"之意，亦含顺势之治。《伤寒论》中还有"太阳与少阳并病，头项强痛，或眩冒，时如结胸，心下痞硬者，当刺大椎第一间、肺俞、肝俞，慎不可发汗。发汗则谵语，脉弦，五日谵语不止，当刺期门"（142条）和"太阳少阳并病，心下硬，颈项强而眩者，当刺大椎、肺俞、肝俞，慎勿下之（171条）"的论述，提到太阳少阳并病时，对汗法和下法都非常谨慎，通过针刺大椎、肺俞、肝俞，调理内外枢机，则可达到治疗的目的。

（二）其盛，可待衰而已

疾病盛时，必待其衰，顺势而治，以免损伤正气。《伤寒论》第54条云："病人脏无他病，时发热自汗出而不愈者，此卫气不和也。先其时发汗则愈，宜桂枝汤。"先其时发汗则愈者，即于不热无汗之时，而先用药取汗，则邪去卫和而愈。否则汗液方泄而复用发汗，恐致如水流漓，徒损正气，遗患无穷矣。这里的"先其时发汗"，即为"其盛可待衰而已"的具体运用。《金匮要略》中治疗牝疟的蜀漆散方，方后有云："未发前，以浆水服半钱，温疟加蜀漆半分，临发时，服一钱匕。"亦犹《素问·疟论》所谓："方其盛时必毁，因其衰也，事必大昌。"

（三）其高者，因而越之

病邪在上者，要因势利导，使其从上发越，包括涌吐及针刺法等。《伤寒论》第166条云："病如桂枝证，头不痛，项不强，寸脉微浮，胸中痞硬，气上冲咽喉不得息者，此为胸有寒也。当吐之，宜瓜蒂散。"《金匮要略·腹满寒疝宿食病脉证》曰："宿食在上脘，当吐之，宜瓜蒂散。"前者反映痰饮停滞胸膈，气机不畅，有上越之势；后者说明宿食停滞在胃的上脘，胸闷泛恶欲吐，是正气祛邪外出的表现。故当用同一吐法，使在上之邪"越之"而去。三物白散治太阳病寒实结胸证，方后注云"病在膈上必吐"，也是告诫若邪气偏上，通过服用三物白散出现涌吐之状，为祛邪的一种反应。对于病邪在上的治疗，仲景除用吐法外，还有外用纳药鼻中的方法，如《金匮要略·痉湿暍病脉证治》云："湿家病身疼发热，面黄而喘，头痛鼻塞而烦，其脉大，自能饮食，腹中和无病，病在头中寒湿，故鼻塞，内药鼻中则愈。"此条病因寒湿在上，湿邪犯表，阳为湿郁，肺气不畅，而"腹中和无病"，是湿邪尚未传里，故当纳药鼻中，以宣泄上焦寒湿，使肺气通利，病即可除。纳药鼻中，仲景未云何药，历来注家多主张用瓜蒂散搐鼻，或以绵裹塞鼻中，令出黄水宣泄寒湿。有人用鹅不食草纳鼻或采用辛香开发之味作为嗅剂，如《证治准绳》辛夷散等，亦有疗效。

（四）其下者，引而竭之

其下者，引而竭之。《内经知要·卷下》谓："下者，病在下焦。竭者，下也，引其气液就下也，通利二便是也。"即谓邪在下者，要用通泄的方法顺势引其邪气排出于（下窍）体外。《金匮要略·消渴小便利淋病脉证并治》云："脉浮，小便不利，微热消渴者，宜利小便、发汗，五苓散主之。"《金匮要略·痰饮咳嗽病脉证并治》说："假令瘦人，脐下有悸，吐涎沫而癫眩，此水也，五苓散主之。"前者是蓄水证外邪入里，水蓄于内，而有脉浮、小便不利、微热消渴等；后者因痰饮水饮结于下焦，而有脐下悸、吐涎沫、头眩等，但同属水在下焦，故皆用五苓散化气行水。水气下行，则诸症可随之消失。《伤寒论》中许多攻下之剂，既包括泻胃肠中燥屎来治疗阳明腑实的三承气汤，也包含通过泻下逐瘀法来治疗瘀热结于膀胱的桃核承气汤、抵当汤。其他如猪苓汤、牡蛎泽泻散等，均有"其下者，引而竭之"之义。

（五）邪在皮毛，汗出发之

就其大的原则而言，如《伤寒论》第90条云："本发汗，而复下之，此为逆也。

若先发汗，治不为逆。本先下之，而反汗之，为逆。若先下之，治不为逆。"第 44 条云："太阳病，外证未解，不可下也，下之为逆。欲解外者，宜桂枝汤。"第 15 条云："太阳病，下之后，其气上冲者，可与桂枝汤，方用前法；若不上冲者，不得与之。"表证为外邪侵袭，正气抗邪于表，病势向上向外，则治宜顺其病势，汗而发之。若盲目攻下，即属逆治。六经病有表证，病势均向上向外时，皆可使用汗法，因势利导之，但在具体治疗时，又要具体问题具体分析，依各经之病理特点而采取适宜的措施。如阳明的津亏，三阴的里虚等，治疗时则须顾护津亏里虚的一面，不可一概而论。

（六）中满者，泻之于内

中满者，泻之于内，"中满"是指心下胀满痞塞之证，由于中焦气机枢转不利而出现此证，故用调理中焦气机之法来消除痞塞胀满。如《伤寒论》第 131 条云："结胸者，项亦强，如柔痉状，下之则和，宜大陷胸丸。"第 135 条云："伤寒六七日，结胸热实，脉沉而紧，心下痛，按之石硬者，大陷胸汤主之。"此二条皆为热实结胸证，但前者因水热互结，势偏于上，津液凝聚，失于滋润，故见颈项强急，俯仰不能自如，以及热迫津泄而见汗出或头汗出，其如"柔痉状"，治用大陷胸丸缓泻上焦水热之结，俾水去热散，则项强转柔，故曰"下之则和"。后者因热与水互结于胸膈，形成"结胸热实"，气血阻滞，故有心下痛、按之石硬等症，则用大陷胸汤，以甘遂泻逐胸腹积水，大黄泄热荡实，芒硝软坚破结，共奏泄热逐水破结之功。另如厚朴生姜半夏甘草人参汤的降气消胀，三承气汤的泻下燥实等，皆有"中满者泻之于内"义。

另外，仲景根据痞满寒热虚实的不同，创制半夏泻心汤、生姜泻心汤、甘草泻心汤、大黄黄连泻心汤、附子泻心汤等方，辛开苦降调畅上下，也为疗中满泻之于内的体现。

（七）其实者，散而泻之

实者，实证也。实证有表里之分，表实宜散，里实宜泻，表里俱实者，表里同治。如《伤寒论》第 38 条云："太阳中风，脉浮紧，发热，恶寒，身疼痛，不汗出而烦躁者，大青龙汤主之。"此系太阳伤寒兼有里热之证。盖风寒外束，邪郁肌表，则发热恶寒，身疼痛，无汗，脉浮紧；里有邪热，外无宣泄出路，则突出的烦躁，是表寒里热，表里俱实，治用大青龙汤，以麻黄汤重用麻黄加生姜，辛温发汗，以散表寒；石膏辛寒，以清里热；大枣和中，以资汗源。为表里双解剂，服药后以汗出邪解取效，犹如龙升雨降，郁热顿除，故仲景喻以大青龙而命方名，亦因势利导之治也。

总之，因势利导的法则，在《伤寒论》《金匮要略》中应用颇广，除上所述，书中还有不少例子。如《金匮要略·痉湿暍病脉证治》所载的栝楼桂枝汤、葛根汤和大承气汤，三方均治痉病，但由于病邪所在的部位不同，据因势利导的原则，对于病邪在表的，用葛根汤、栝楼桂枝汤以透表达邪，使病从外而解；对于病邪在里的，则用大承气汤攻下通腑，使病从里而除。又如《金匮要略·水气病脉证并治》所述水肿的治则："诸有水者，腰以下肿，当利其小便；腰以上肿，当发汗乃愈。"说明腰以下肿者，其病在下在里属阴，当用利小便的方法，使潴留于下部的在里之水从小便排出；腰以上肿者，其病在表在上属阳，当用发汗的方法，使潴留于上部的在表之水从汗液排泄。又如对呕吐的治疗，《金匮要略·呕吐哕下利病脉证治》认为："病人欲吐者，不可下之。"所谓欲吐，表明病邪在上，且意味着正气有祛邪外出之势。据此可用吐法，正合因势利导义。若用攻下之法，则有悖于疾病的发展趋势，或致正虚邪陷，反而加重病情。

另有学者认为，《伤寒论》之少阳病，病位在半表半里，正邪相搏于其间，病势无明显的趋向或具有双向性时，如从太阳转属的少阳柴胡证，即应采用和解的方法治疗。小柴胡汤扶正与祛邪并举，在扶正的基础上促使邪气外解，从这点来说，和解法也属因势利导的范畴。如在阳明病和厥阴病转出少阳时，使用小柴胡汤，即为典型的顺势而治。

第四节　四因制宜

一、因人制宜

人体有年龄、性别和体质的不同，虽患同一种病证，在治疗时药味的选择，药量的轻重都必须区别对待，这就叫"因人制宜"。例如，同样外感风寒，腠理致密，无汗脉紧者，《伤寒论》用麻黄汤辛温发汗；而腠理开泄，有汗脉缓者，则宜用桂枝汤解肌祛风。《伤寒论》还指出："酒客病（湿热内蕴者患太阳中风）病，不可与桂枝汤，得之则呕，以酒客不喜甘故也。"虽有太阳中风之证，但由于湿热内蕴，若继用温热，会加重湿热之证。"咽喉干燥者""淋家""疮家""衄家""亡血家""汗家"以及素有胃寒等特殊体质者患太阳伤寒，也不可妄用麻黄汤发汗。诚如尤在泾《伤寒贯珠集》中所言："顾人之气有虚实之殊，脏腑有阴阳之差，或素有痰饮痞气，以及咽燥淋疮汗衄之疾，或适当房室金刃亡血产后之余，虽同为伤寒之候，不得竟从麻桂之法矣。"在太阴病篇中有："太阴为病，脉弱，其人续自便利，设当行大黄、芍药者，宜减之。以其人胃气弱，易动故也。"由于体质与病理变化密切相关，患病后机体的反应，病证的性质，都会随之呈现出差异，故平素胃弱患者要注意顾护其脾胃之气，寒凉、攻下的大黄、芍药要禁用或少用。又如在药物的剂量上，虽患同一种病证，体质强弱不同，也须要区别对待。四逆汤证的用法中，"强人可大附子一枚"（323 条），以及十枣汤证的用法中，"强人服一钱匕，羸人服半钱"（152 条）等都是例证。

二、因时制宜

四时气候的变化，对人体的生理功能及病理变化都有一定的影响。根据不同时令变化的特点，考虑治疗用药的原则，称为"因时制宜"。《伤寒论·伤寒例》说："春气温和，夏气暑热，秋气清凉，冬气冷洌，此则四时正气之序也。"指出了自然界四时气候的周期性变化。人生活在大自然中，必须与春生、夏长、秋收、冬藏的节律相适应。所以《伤寒论·伤寒例》强调："冬时严寒，万物深藏，君子固密，则不伤于寒。"不仅人的生理活动随着自然界的变化而产生相应的节律，病理活动也受自然界的影响而产生相应的节律性。如果天气异常，必然会影响人体。《金匮要略》在论述这个问题时说："有未至而至，有至而不至，有至而不去，有至而太过……少阳之时，阳始生，天得温和。"季节气候和外感病的关系较为密切，气候正常则发病者少，气候异常则发病者多。仲景还常常结合时间来考察病理情况的发展转化及预后。例如，《伤寒论》第 7 条说："病有发热恶寒者，发于阳也。无热恶寒者，发于阴也。发于阳，七日愈。发于阴，六日愈。"而阳明病"日晡所潮热"的原因，就是下午 3～5 时阳明经气旺盛之时，抗邪有力，故表现出热势定时升高。又如干姜附子汤证出现"昼日烦躁不得眠，夜而安静"（61 条），也因为汗下使阳气大伤，虚阳被盛阴所逼，欲争不能，欲罢不甘，昼日得天阳之助，能与阴争，故昼日烦躁不得眠；入夜不能得天阳之助，无力与阴争，故夜而安静。再如《伤寒论》"六经病欲解时"都与天阳的活动有关，说明天阳的进退关系着六经病的进退。基于上述，仲景对疾病的治疗，也十分重视时间因素。如悬饮证服用十枣汤时，强调"平旦服"（152 条）；服用麻黄连轺赤小豆汤，要求"分温三服，半日服尽"（262 条）；服用理中丸则要求"日三四，夜二服"（386 条）；对"时发热，自汗出而不愈者"，用桂枝汤要求"先其时（指发热自汗发作之前）发汗"（54 条）；用蜀漆散治疗疟疾，要求"未发前，以浆水服半钱"（《金匮要略·疟病脉证并治》）等，都体现了在治疗上对时间因素的注意。

三、因地制宜

根据不同地区的地理特点，考虑治疗用药的原则，称为"因地制宜"。因为不同的地区，由于地势有高下，气候条件及生活环境各异，人的生理活动和病变特点也不尽相同，故仲景提出"土地温凉，高下不同"的因地制宜观点。治疗用药就应根据当地的不同地理环境及生活习惯有所变化。对同一种疾病，由于患者居住的地区不同，而采取不同的治法，这就是《黄帝内经》所谓的"异法方宜"的原则。经方在千百年的传承和运用中，广大医家都是遵循这一治疗思想的。如西北地高气寒，外感多见风寒表证，治宜辛温解表；东南地低气温，外感多见风热表证，治宜辛凉解表；即使同属风寒外感，在寒冷地带，多使用麻黄、桂枝一类辛温药物，用量也大，而在温热地带，往往只用苏叶、荆芥一类微温药物也能达到治疗目的。又如云南、贵州、四川等地的医家喜用辛热的附子，且用量亦较重，则因为山多而气候温热，且多雨湿，病多风寒湿的缘故。

因地制宜的核心理念是天人合一。仲景强调辨证论治时从整体入手，重视天人合一，把辨证论治与整体观念充分地结合起来，从人与自然的整体关系中认识疾病，进而全方位分析疾病，选择最适宜患者的治疗方法。

四、因脏腑之性而治

仲景在《伤寒杂病论》中早就有了比三因制宜更深层次的论述，这就是"因脏腑之性而治"。后世医家也都在自觉不自觉地运用该思想。"因脏腑之性而治"的提出，最早见于《素问·脏气法时论》，该篇认为人的五脏之气，象法于四时。并载明了五脏特性和治疗疾病的药物性味："肝苦急，急食甘以缓之……心苦缓，急食酸以收之……脾苦湿，急食苦以燥之……肺苦气上逆，急食苦以泻之……肾苦燥，急食辛以润之。"又言："肝欲散，急食辛以散之，用辛补之，酸泻之……心欲软，急食咸以软之，用咸补之，甘泻之……脾欲缓，急食甘以缓之，用苦泻之，甘补之……肺欲收，急食酸以收之，用酸补之，辛泻之……肾欲坚，急食苦以坚之，用苦补之，咸泻之。"这可谓"因脏腑之性而治"的萌芽。仲景在继承上述思想的基础上，进行了淋漓尽致的阐发和运用，如《金匮要略·脏腑经络先后病脉证》谓："五脏病各有所得者愈，五脏病各有所恶，各随其所不喜者为病。"五脏结构各异，特点不同，功能有别，发病后出现的症状自然千差万别。各脏对药物的性味、饮食的味道、居处的环境也就有不同的喜恶，甚至气候和季节变化对具体脏器也有不同的影响。如果根据五脏不同的生理特点和病理变化满足"其所得"，则能助脏气祛邪，促使疾病向愈。这就是"五脏病各有所得者愈"。反之，如果五脏得到的是其所恶，是其所不喜欢的药味、饮食、气候、环境，甚至颜色，就会损其功能，伤其气机，伐其正气，助其病邪。于是无病之脏可能发病，有病之脏势必加重，这就是"五脏病各有所恶，各随其所不喜者为病"。仲景于此已明确指出，临床治病必须顺应脏腑之性，远离脏腑之恶，"随其所得"——"因脏腑之性"而治。同时，仲景还就"因脏腑之性而治"提出了具体"攻邪"的原则，"夫诸病在脏，欲攻之，当随其所得而攻之"（《金匮要略·脏腑经络先后病脉证》）。因脏腑功能失常，其性偏颇，病理产物因此形成，故治疗也要"随其所得"。正如尤在泾在《金匮要略心典》中所谓："无形之邪，入结于脏，必有所据，水、血、痰、食，皆邪数也。"例如，口渴一证，若口渴甚，喜凉饮而不解渴，兼见多食善饥，大便偏干，舌红苔黄，脉滑而数，为阳明里热，宜白虎加参汤清其热；若口渴喜饮，入口则吐，兼见小便不利，苔白脉浮，则为太阳膀胱气化不利，水饮内停，宜五苓散化气行水，通调水道；若出现口渴，小便不利，咳嗽，呕吐，心烦，夜寐不安，舌红少苔，脉浮而细，乃阴伤有热，水气不利，治宜猪苓汤清热滋阴利水。虽然同为口渴，但由于"所得"的不同，故其治疗方法也不同。

仲景因脏腑之性而治，注重以下几个方面：

1. 注重脏腑的上下部位　《伤寒论》第97条谓："血弱气尽，腠理开，邪气因入，与正气相搏，结于胁下……脏腑相连，其痛必下，邪高痛下，故使呕也，小柴胡汤主之。"讲的是少阳枢机不利，肝胆横逆克伐脾胃之证。肝胆部位较高，脾胃部位在下而脾又主大腹，木乘中土，脾络不和而胃气上逆，故而呕逆腹痛。与小柴胡汤以治之，方取人参、大枣、甘草培补中焦，黄芩、半夏降其逆火，柴胡、生姜升其清阳，以能引肝气上达则木不郁，从胃中清达肝胆之气。因肝胆脾胃脏腑之性而治，故病可瘥。清代医家吴鞠通在《温病条辨》中论述："治上焦如羽，非轻不举；治中焦如衡，非平不安；治下焦如权，非重不沉。"就是"因脏腑之性而治"，注重脏腑上下部位的典型代表。

2. 注重脏腑本身的阴阳属性　对一脏而言，如肝体阴而用阳，藏血谓之阴，疏泄而喜条达功能谓之阳，这不仅体现肝脏阴阳和谐的生理特点，也揭示了肝体得阴柔濡养是其功用刚阳疏达升发的基本保证。在这种阴阳关系中，肝体的阴柔为之基，疏泄条达为之用。仲景组方治疗肝脏疾病，也不难看到因肝之性而用药的特征。如《伤寒论》治疗厥阴病血虚寒凝的当归四逆汤，以当归、芍药、甘草、大枣补肝之体，而以桂枝、细辛通阳益肝之用，加通草以利血脉，通阴和阳。后世医家对此在治肝方药上有进一步发挥，如《西溪书屋夜话录》中谓："一法曰补肝阴，地黄、白芍、乌梅；一法曰补肝阳，肉桂、川椒、苁蓉；一法曰补肝血，当归、川断、牛膝、川芎；一法曰补肝气，天麻、白术、菊花、生姜、细辛、杜仲、羊肝。"

3. 注重脏腑的功能特性　肺主气而司呼吸，开张收敛有度，保证了人体内外气体的正常交换，维持了生命的存在。故在治疗肺脏疾病时，也必须注意其这一功能，表现在具体的遣方用药上，就是要敛散同施。如射干麻黄汤、小青龙汤、厚朴麻黄汤、苓甘五味姜辛汤等类方，皆以辛散之细辛、干姜与酸敛的五味子相伍。干姜、细辛温肺化饮，五味子敛肺止咳，合而用之，既可除痰饮之因，又可治喘咳之证；且干姜细辛配五味子，一散一收，散不伤正，收不留邪，是互纠偏弊。恰如张锡纯所说："肺脏具有阖辟之机，治肺之药，过于散则有碍于阖，过于敛则有碍于辟。"故三药合用，散中有收，开中有合，敛散结合，标本兼顾，对寒饮咳喘取效甚捷。其他如历代医家治疗用药上之肝柔、肺润、脾运等的侧重，正是对仲景因脏腑之性而治的活学活用。

4. 注重脏腑之间的相互关系　对相表里的脏腑而言，如中焦脾胃，脾喜燥恶湿属阴，胃喜润恶燥属阳，脾主升而胃主降。胃为阳土则阴易伤而阳易旺，故临床少有胃阳虚之病证而胃阴不足多发；脾为阴土则阳易损而阴寒多，故临床少有脾阳亢盛而脾气脾阳虚损之证常见。中焦之治自当以补脾益气、温运脾阳、和胃降逆为法。如半夏泻心汤，以人参、干姜、甘草、大枣补脾助运，半夏和胃降逆，黄芩、黄连燥湿坚阴。全方配伍又为辛开苦降之剂，复其升降之职。再如《金匮要略》中枳术汤，一以白术健运脾气以升清，一以枳实通降胃腑而泄浊，一升一降，使升降复常，纳运协调，则疾病自消。后世李东垣常使用柴胡、天麻、羌活、防风等配合枳实、厚朴、泽泻、茯苓、黄连、黄柏，升清阳而鼓舞脾气上行，除湿邪而降泄浊气，理气机而消除阴火，终使升降得宜而恢复机体健康。其开甘温除热之先河，实为对仲景学术的继承和发展。

第五节　先后缓急

表里先后缓急，主要适用于辨治错综复杂的病证，是《伤寒杂病论》在疾病表里同病时，因发病有先后、病候有轻重、病势有缓急，在病机复杂、证候多变的情况下而厘定的治疗原则，其中又包含有治表、治里、先治、后治、缓治、急治、并治、独治等不同。《伤寒论》第90条云："本发汗，而复下之，此为逆也。若先发汗，治不为逆。本先下之，而反汗之为逆。若先下之，治不为逆。"本条为六经病证，多由初犯太阳之表，而后及其里，故其治疗大法，则先治其表，后治其里，此与《素问·标本病传论》"先治其本"的含义类似，但在一些特殊的情况下，亦有先里后表的治法，此则与"急则治其标"的治则略同。本条虽是汗下先后的治疗原则，实则说明表里先后缓急的治疗大法。

一、表里同病，里证不重，先表后里

一般情况下，外感病初犯太阳，只需表散则邪可从外而解，若迁延日久或治不得法，邪气就会由表入里，根据《素问·标本病传论》先病为本、后病为标的理论，则当先治其表，后治其里。尤其是在表里同病，里为实热证时，先表后里更为治疗常法。《伤寒论》第44条云："太阳病，外证未解，不可下也，下之为逆，欲解外者，宜桂枝汤。"本条是病证在表，治当汗解；里实之证，治当攻下。今表证未解，宜先用桂枝汤解表，而不可滥用攻下之法。太阳与阳明合病或并病，在表证未解时，不仅禁用下法，而且还禁用清法。如第170条说："伤寒脉浮，发热无汗，其表不解，不可与白虎汤。渴欲饮水，无表证者，白虎加人参汤主之。"伤寒脉浮，发热无汗，证属太阳伤寒，法当发汗解表；若兼内热，亦当宗发表清里两解之法，不可误用白虎汤。否则寒凉冷伏，徒损中阳，促使表邪内陷，造成变证。故"其表不解"既昭示"先病为本"，宜先解表，又郑重提出此为白虎汤及其类证之禁例。再者，太阳与其他里实热证同病，若表邪势盛时，亦当先表后里。又如第106条云："太阳病不解，热结膀胱，其人如狂……其外不解者，尚未可攻，当先解其外；外解已，但少腹急结者，乃可攻之，宜桃核承气汤。"此为太阳表邪化热入里，与瘀血结于下焦，蓄血证轻，表证未解，故应先解其外。外邪已解，蓄血证在，即可用桃核承气汤攻下瘀热。

若不遵其法先治其里，就会伤及正气致使变证丛生，如悬饮兼表，第152条云："太阳中风，下利，呕逆，表解者，乃可攻之。其人漐漐汗出，发作有时，头痛，心下痞硬满，引胁下痛，干呕，短气，汗出不恶寒者，此表解里未和也，十枣汤主之。"此为外有表邪，里停水饮，表里同病。当先解表，表解之后，方可攻逐水饮，切不可先后失序，致生变证。再如第164条云："心下痞，恶寒者……不可攻痞，当先解表，表解乃可攻痞。解表宜桂枝汤，攻痞宜大黄黄连泻心汤。"本证乃热痞兼表，治法当先解表，后治里，表解乃可攻痞。否则，先行攻痞，不仅有郁遏表邪之弊，而且会引表邪内陷。再如："太阳病，外证未除，而数下之，遂协热而利，利下不止，心下痞硬，表里不解者，桂枝人参汤主之。"表证未解，数用下法就会徒伤中阳，直入太阴。故表里同病，汗下先后，秩序井然，先后失序，涉人生死，不可不慎。

二、表里同病，里证重急，先里后表

同样是表病，其发病原因和病机略同，而其续发证候即里证有属虚寒性质者，据脏腑为本，肌表为标，正气为本，邪气为标之理，则治法又有先里后表之原则。如《伤寒论》第91条云："伤寒，医下之，续得下利清谷不止，身疼痛者，急当救里；后身疼痛，清便自调者，急当救表。救里宜四逆汤，救表宜桂枝汤。"第163条云："太阳病，外证未除，而数下之，遂协热而利，利下不止，心下痞硬，表里不解者，桂枝人参汤主之。"以上两者，同为表证误下而表证不解，下利不止，但前者"下利清谷不止"是脾肾阳虚程度较重，阳气有欲脱之势，火不暖土，已属少阴虚寒重证。虽有表证，亦当先救其里，后解其表，是里急治里之治法。后者下利不止，心下痞硬，是下后脾阳受伤，不能转输水谷，运化精微所致，病情略轻而病势稍缓，故主用桂枝人参汤温里解表。此法虽偏治于里，但仍属表里两解之治法。尤其是第 91 条，仲景还将其写进《金匮要略·脏腑经络先后病脉证》："问曰：病急当救里救表者，何谓也？师曰：病，医下之，续得下利清谷不止，身体疼痛者，急当救里；后身体疼痛，清便自调者，急当救表也。"由此可见，表里同病，里为虚寒证时，先里后表为治法之常。

又有表里同病，里实之证较为重急，亦可采用先治其里、后治其表的权宜之法，此即"急则治其标"也。如《伤寒论》第 124 条谓："太阳病六七日，表证仍在，脉微而沉，反不结胸，其人发狂者，以热在下焦，少腹当硬满，小便自利者，下血乃愈。所以然者，以太阳随经，瘀热在里故也。抵当汤主之。"本证表证仍在，但蓄血里证危笃，邪气内陷里热里实证较重，见少腹硬满，其人发狂，故舍表就里而以抵当汤峻下逐瘀。

三、表里同病，相对均衡，表里同治

临床发病，往往有表里证俱在，而权衡其证候轻重大致相等者，此当采用同治之法。如《伤寒论》第 146 条云："伤寒六七日，发热微恶寒，支节烦疼，微呕，心下支结，外证未去者，柴胡桂枝汤主之。"本条是伤寒病过六七日，邪气已入少阳，而太阳外证未罢。太少同病，证亦轻微，表里不解，故用小剂量柴胡桂枝汤之复方，调和营卫，以解太阳之表；和解枢机，以治少阳之里，两阳双解。又如《伤寒论》第 301 条谓："少阴病，始得之，反发热，脉沉者，麻黄细辛附子汤主之。"此为少阴兼表，太阳少阴同病。少阴病，是里虚寒证，一般不发热，今始得之，而有发热，故谓之"反发热"，以别于单纯太阳表证。太阳病，脉必浮，现在脉不浮而沉，沉脉主里，乃少阴里虚寒证确据，脉证合参，知是少阴兼表证。其虽是少阴为主，然里虚尚不太甚，故治当表里同治，用麻黄、细辛解其表邪，附子温补肾阳，从而达到温经解表的作用。

再者，表里同治之法，有根据病情而侧重于表者，亦有倾向于里者，则治法亦相对有所差等。前者如《伤寒论》第 38 条谓："太阳中风，脉浮紧，发热恶寒，身疼痛，不汗出而烦躁者，大青龙汤主之。"此为表寒里热证。其寒邪于表，阳郁于里，产生内热而引起神志不安，以"不汗出而烦躁"为主症。因表证偏重，故治法表里双解而偏重于表，用大青龙汤。方即麻黄汤倍麻黄，减杏仁，合生姜、大枣以解表寒；用石膏以清内热。后者如桂枝人参汤，亦属解表温里、表里同治之法，则是温里为主。

四、病有标本，势有缓急，治分先后

大致而言，《伤寒杂病论》所论病证，病候有标本之分，病势有缓急之殊，治法有先后之异，如前面所述。然考病势最为严重而急者，无过于中满、大小便不利等。故仲景列举此类证候，以明治法当急其所急，而应缓其所缓者。如《伤寒论》第 322 条云："少阴病，六七日，腹胀不大便者，急下之，宜大承气汤。"第 321 条云："少阴病，自利清水，色纯青，心下必痛，口干燥者，急下之，宜大承气汤。"少阴津液干涸，本不应下，但因腑实证急，故又宜急下。又如《伤寒论》第 380 条谓："伤寒哕而腹满，视其前后，知何部不利，利之则愈。"此条腹满是实热积于中，哕逆是胃气逆于上。如大

便不通，当用通下结热法，如小便不利，则用导水通利法，皆是实热重证治法。以上所举为实热重证。若虚寒危急之证，亦有不乏其利。如第372条云："下利，腹胀满……先温其里……温里宜四逆汤。"此与第364条"下利清谷，不可攻表，汗出必胀满"皆属三阴虚寒、脾肾阳危之证，虽有表证，而以救里为急，凡此据后病为标之义，皆可属于急则治其标之例。

《伤寒杂病论》还论及新病与痼疾的先后治疗法则。如《金匮要略·脏腑经络先后病脉证》云："夫病痼疾加以卒病，当先治其卒病，后乃治其痼疾也。"按中医学理论，旧病为本，新病为标，若新病势急，当治其标。本条所言，即说明久病势缓，不能急治；卒病势急，稍缓则生变化。因痼疾难拔，卒病易治，故有痼疾加卒病者，当先治其卒病，后治其痼疾。若卒病痼疾势均较急，则又可采用卒痼同治，标本兼顾。如《伤寒论》第18条说："喘家作，桂枝加厚朴、杏子佳。"在《金匮要略·水气病脉证并治》中也有"当先攻击冲气，令止，乃治咳；咳止，其喘自瘥。先治新病，病当在后"之说。

第六节　脏腑补泻

《金匮要略》所论述的40多种杂病，就其脉证而言，主要有虚、实、虚实夹杂三大类，但以后两类为最多，主要涉及五脏及胃、大肠、膀胱三腑。其治疗本《黄帝内经》"实则泻之，虚则补之"之旨，在总体上是以泻为主，以补为辅。

一、"攻"字体现了以泻为主的杂病治则

《金匮要略·脏腑经络先后病脉证》云："夫诸病在脏，欲攻之，当随其所得而攻之，如渴者，与猪苓汤。余皆仿此。"文中"攻"虽可作"治"字解，但结合猪苓汤祛邪（利水）为主兼扶正（滋阴）的功用看，宜解作"泻"之意。若治杂病是补为主，仲景多会举人参汤、肾气丸之类。"攻"与猪苓汤的功用绝非巧合，而系仲景的良苦用心。

二、以肝虚之治全面展示杂病治则

《金匮要略·脏腑经络先后病脉证》以肝虚为例论述了治未病原则后，说："经曰：'虚虚实实，补不足，损有余'，是其义也。余脏准此。"这"补不足，损有余"即补虚泻实。不仅肝病如此，所有脏腑病亦然。仲景详论肝虚之治即所谓"补用酸，助用焦苦，益用甘味之药调之"，并非意味着治杂病以补为主，这正是仲景详于特殊（泻）略于一般（补）写作笔法的生动体现。

三、发病"三条"昭示杂病多源于外邪

《金匮要略·脏腑经络先后病脉证》云："千般疢难，不越三条：一者，经络受邪，入脏腑，为内所因也；二者，四肢九窍，血脉相传，壅塞不通，为外皮肤所中也；三

者，房室、金刃、虫兽所伤，以此详之，病由都尽。"这说明疾病的表现无论在内还是在外，多责之外邪。例如，痉病主要是外感风寒，栝楼桂枝汤证为病在表，葛根汤证为病开始传内，而大承气汤证为外邪已完全传内，呈现一派病在阳明经之征。这是杂病或曰脏腑病以泻（祛邪）为主的重要原因之一。

四、内生之邪促成杂病以泻为主

《金匮要略》所论杂病除痉、湿、暍、阴阳毒、疟、中风、历节、肺痈、咳嗽上气、腹满、寒疝、五脏风寒、溢饮、支饮、风水、黄汗、产后中风、产后郁冒及热入血室等病证主要责之外邪或关乎外邪外，不少病证尚责之内生之邪。如咳嗽上气、欲作奔豚气、胸痹、心痛、痰饮、呕吐等俱可责之饮邪；小便不利、皮水厥冷、血分、女劳疸变证、胸满、肠痈、妊娠下血、崩漏、月经至期不来或一月再现及白带等责之瘀血；百合病、虚热肺痿、肝气奔豚、实热腹满、上消、中消、皮水、实热呕吐、热入血室等均可责之热邪；虚寒腹满、寒疝、肝着、肾着、虚寒吐血、虚寒呕吐等均责之寒邪等。故化饮、祛瘀、清热、散寒等属"泻"之范畴的治法随之而生。

五、方剂作用体现了以"泻"为主

《金匮要略》前22篇载方205首，其中以泻为主的方剂90多首，如大承气汤、小承气汤、大青龙汤、小青龙汤、大黄䗪虫丸、鳖甲煎丸等；泻补兼顾的方剂亦90多首，如白虎加人参汤、大建中汤、防己茯苓汤及温经汤等；以补为主或纯补的方剂仅剩约10首，如肾气丸、小建中汤、酸枣仁汤及人参汤等。故以下脏腑病辨治原则中所列220余种具体治法，绝大多数都体现了"泻"的原则。

六、脏腑之病均可"泻"

不少人习惯上认为只有六腑之病方可言"泻"，而五脏之病则不可泻。事实上，《金匮要略》五脏之病均有用"泻"者。如肺痿的成因："热在上焦，因咳为肺痿。"又如清肝、平肝的奔豚汤，泻心的泻心汤，泻脾（胃）的半夏泻心汤、生姜泻心汤、甘草泻心汤，泻肺的葶苈大枣泻肺汤，泻肾的狼牙汤等。故不仅"其在下者，引而竭之"，而且其在中甚至在上者亦然。是以《金匮要略·脏腑经络先后病脉证》尚有"其病在中焦，实也，当下之即愈"的重要论述，这与《金匮要略》"若五脏元真通畅，人即安和"密切相关。至于腑病用泻，则比比皆是，不必赘言。

七、特殊泻法昭示后学

所谓特殊泻法，是指在一般情况下不当泻之而反用泻者。

（一）久病用泻

久病多虚，无容否认，然久病《金匮要略》有时亦用泻法。如："夫有支饮家，咳烦胸中痛者，不卒死，至一百日或一岁，宜十枣汤。""湿家身烦疼，可与麻黄加术汤发其汗为宜。"故后世有"至虚有盛候"之论。尽管久病，但只要脉证偏实，正气不太虚，仍可泻之，只是应适可而止。

（二）虚劳可泻

虚者当补，虚劳亦然，但《金匮要略》对虚劳却不乏用泻之例。如对"五劳虚极羸瘦……经络营卫气伤"所致"两目黯黑"设大黄䗪虫丸缓去瘀血，对"虚劳诸不足，风气百疾"投薯蓣丸祛风散邪，对"冷劳"处獭肝散以杀虫等。

（三）正虚可泻

《金匮要略·胸痹心痛短气病脉证并治》明言，胸痹、心痛二病："责其极虚也。今阳虚知在上焦。"但治胸痹的7方除人参汤旨在补外，栝楼薤白白酒汤、枳实薤白桂枝汤等其余诸方皆旨在"泻"即通阳、散寒、化饮、除湿；治心痛的桂枝生姜枳实汤及乌头赤石脂丸更不用言。女劳疸本责之肾虚，而所立硝石矾石散则是针对女劳疸兼瘀血者，以之消瘀活血，化湿退黄，无一远离泻法。

（四）产后可泻

产后气血两虚，一般当以大补气血为先，但《金匮要略·妇人产后病脉证并治》所设12方（含附方两首），除当归生姜羊肉汤及《千金》内补当归建中汤以补为主外，余皆以"泻"为务或以"泻"为主，如大承气汤、枳实芍药散、下瘀血汤及白头翁加甘草阿胶汤等。既要照顾气血两虚的特点，又不能拘泥于此，况产后有时也多瘀。由于社会进步，人们生活水平的不断提高，产后用泻的情况会相对增多。

八、不忽视脏腑病之补

《金匮要略》治脏腑病虽以"泻"为主，但并不忽视补法。

（一）五脏病各有补方（药）

如治肝血虚的有当归生姜羊肉汤，治肝阳虚的有吴茱萸汤，治心之阴阳两虚的有附方《外台》炙甘草汤；治脾胃阴阳两虚的有小建中汤、黄芪建中汤，治肺阳虚的有甘草干姜汤，治肺阴虚的有麦门冬汤；治肾气不足的有肾气丸等。俱为补方或以补为主之方。

六腑病也有补方（药）者。如治胃反的大半夏汤，治妊娠恶阻的干姜人参半夏丸，有补肠作用的乌梅丸，有活血润膀胱之燥的当归贝母苦参丸等。

（二）泻中有补

以泻为务或以泻为主的诸多方剂中有不少均有补品。如泻肝经之瘀血的大黄䗪虫丸中用干地黄、芍药、甘草，泻肝络之饮的十枣汤中用大枣，泻心的九痛丸中用人参，泻脾胃的半夏泻心汤中用人参、大枣、炙甘草，泻肺的皂荚丸中用枣膏，泻肾的麻黄附子汤中用甘草，甘姜苓术汤中用白术、茯苓，治产后下利的白头翁加甘草阿胶汤设甘草、阿胶，治产后水血互结的大黄甘遂汤中用阿胶等，以促使诸方更好地发挥其作用。

（三）泻之适度

属于"泻"之范畴的主要是汗、吐、下、清、消等治法。治津液不足的痉病及肺卫阳虚的湿病等均强调微发其汗；治宿食在上脘的瓜蒂散强调"不吐者，少加之，以快吐为度而止"；治痉病的大承气汤要求"得下止服"；治吐、衄血的泻心汤嘱咐"顿服之"，以速除其心火，火降则血止，不可一日再服，以防清之太过；治"心下坚，大如盘，边如旋盘"的枳术汤要求"分温三服，腹中软即当散也"等。基本上都是中病即止，无令太过，以防过泻伤正而加重疾病。

第七节　治未病

《伤寒杂病论》治未病的原则肇始于《黄帝内经》"是故圣人不治已病治未病，不治已乱治未乱"等理论。作为仲景学术的精髓，不仅体现在对疾病预防性治疗的用药方面，而且体现在防治疾病的发生发展方面。仲景通过对伤寒及其杂病的辨治，对《黄帝内经》的这一理论进行了具体化。未病先预防、既病防传变及瘥后防复发，是《伤寒杂病论》治未病思想的主要表现形式。

一、未病先防

《金匮要略》非常注重未病前的积极预防，以防止疾病的发生。仲景在其《金匮要略·脏腑经络先后病脉证》中，论述人与自然息息相关后指出："若人能养慎，不令邪风干忤经络……病则无由入其腠理。"首先提出了内养正气、外慎邪风的疾病预防观，指出了摄生养慎对预防疾病有积极意义，故养慎是防止疾病发生的关键。

（一）服食得当

为了保持"五脏元真通畅"，就必须"服食节其冷、热、苦、酸、辛、甘"，以"不遗形体有衰"，达到"人即安和"。随着天气冷热及时增减衣被，则可以保护人体卫外藩篱；五味适中则不致伤及五脏，尤其是人体的后天之本。反之，若"汗出当风"或"久伤取冷"则致湿病，若自然界的气候与节令不符，如"未至而至、有至而不至、有至而不去、有至而太过"的气候，则往往会有瘟疫的到来，更易使人致病；过食酸咸则致历节病，饮酒太过则致酒疸、吐血，饮食不节则致宿食、腹满、谷疸等。

（二）房事有节

肾为先天之本，不仅过食咸味可伤及之，房事不节更易伤及之，故阴阳易、血痹、虚劳失精、虚劳干血、下消、女劳疸等皆与房劳伤肾相关，是以仲景告诫"房室勿令竭乏"，以保护先天之本，减少肾系病证的发生。

（三）无犯王法

在我国历史上，违反了王法则要受杖刑。杖刑之下，每每背、臀或腿部皮开肉绽，故叮嘱"无犯王法"。

（四）谨防不测

无论什么朝代，禽兽灾伤虽在所难免，但仍应强身健体，谨慎防范，以免不测。是以强调"无犯……禽兽灾伤"。

（五）掌握五邪中人规律

五邪即雾、湿、风、寒、谷饪。其中人各有法度："五邪中人，各有法度：风中于前，寒中于暮，湿伤于下，雾伤于上。风令脉浮，寒令脉急，雾伤皮腠，湿流关节，食伤脾胃。"仲景向人们展示此规律，以便于防患于未然。

（六）防微杜渐

当人体"四肢才觉重滞"时，即进入了人体的第三状态或曰亚健康状态，应及时采取"导引、吐纳、针灸、膏摩"等措施，"勿令九窍闭塞"，防微杜渐，以免疾病之成。

二、既病防变

既病防变即已病后的积极治疗，以防止疾病的传和变。

（一）既病防传

1. 防表病传里　《伤寒论》第8条云："太阳病，头痛至七日以上自愈者，以行其经尽故也。若欲作再经者，针足阳明，使经不传则愈。"患太阳病七日以上，是太阳本经行尽，而值正气来复之时，故有自愈之可能。若病证不愈，邪气有向阳明传经之趋势，则可预防性针刺阳明经穴位，使其经气流通，抗邪力增强，防止传经之发生。

2. 表病欲传里　对表病有欲传里之势者，应及时如法治疗。如"产后风续之数十日不解，头微痛，恶寒，时时有热，心下闷，干呕，汗出。"其中，"心下闷，干呕"为"太阳之邪欲内入而内不受也"，用阳旦汤治之，以防传里。

3. 表病始传里　对表病始传里者，也应及时如法治疗。如"病腹满，发热十日，脉浮而数，饮食如故"之"腹满"，显系外邪开始传内所致，治以解表通里的厚朴七物汤，以防完全传里。

4. 表病已传里　某些病证本由感受外邪所致，由于失治或误治，致外邪完全传里。如"痉为病，胸满口噤，卧不着席，脚挛急，必𪘬齿"即是，但尚在阳明之经，未传入腑。治以大承气汤，以防传腑。更主要的是，以此说明既病防传之重要性。

5. 防传所克　五脏之间存在生克制化关系，某脏有病，最易传之所克之脏，故在治某脏病的同时必须兼治其所克之脏。如肝病当先实脾，心病当先实肺，肺病当先实肝等。

6. 防传所侮 脏病既能传其所胜，也能侮其所不胜。如肝着系感寒所致，"常欲蹈其胸上"则征肝气侮于肺。故旋覆花汤中除用旋覆花降肝气、通肝络外，还用葱入肺散寒，治肝之反侮，以防肝邪继续传肺；《伤寒论》"伤寒发热，啬啬恶寒，大渴欲饮水，其腹必满"乃"肝乘肺"所致，与此近似，故刺期门。

7. 辨别传与不传 《伤寒论》第 4 条云："伤寒一日，太阳受之，脉若静者，为不传；颇欲吐，若躁烦，脉数急者，为传也。"此凭脉辨证，知邪传与不传。脉浮而紧，为太阳正脉，若脉静则是不传他经；若颇欲吐，或躁烦，而脉数急，是邪机向里已著，势必传经为病也。

又第 5 条云："伤寒二三日，阳明少阳证不见者，为不传也。"第 4 条举太阳以脉言，此复举阳明、少阳以证言，次第反复，互相发明，申述阳明少阳二经之证，至二三日不见，可知其脉浮紧而病情亦未发生变化，治亦从于太阳。

（二）既病防变

1. 欲作防作 某些病证已基本成型，为了防止其完全形成，务必及时如法治疗。如欲作刚痉、欲作奔豚、欲作谷疸及《伤寒论》太阳病欲作再经等，可分别投葛根汤、苓桂草枣汤、理中汤加茵陈及针足阳明经等。

2. 有病早治，失治则变 有病早治是仲景重要的治略思想。《伤寒例》言："凡人有疾，不时即治，隐忍冀差，以成痼疾。小儿女子，益以滋甚。时气不和，便当早言，寻其邪由，及在腠理，以时治之，罕有不愈者。"明确告诫我们得病之时需尽早治疗，以防成为痼疾。对阴阳毒强调"五日可治，七日不可治"，对肺痈告诫"始萌可救，脓成则死"，对浸淫疮叮嘱"从口起流向四肢者可治，从四肢流来入口者不可治"，对卒厥概言"入脏即死，入腑即愈"，并推而广之"非为一病，百病皆然"，由此可见一斑。

若失治则变证丛生。

（1）某证从无到有：如百合病"一月不解"而添口渴、发热，狐惑病化脓，疟病成疟母，皮水及瘀血均化热等，甚或由症演变成病——"在上呕吐涎唾，久成肺痈"。

（2）某病从轻变重：如血痹由只须针引阳气之轻证变成当服黄芪桂枝五物汤之重证；肺痈"久久吐脓如米粥"；女劳疸失治，肾病侮脾致"大便必黑，时溏"；以及"病者苦水，面目身体四肢皆肿……始时当微，年盛不觉……小便不利，水谷不化，面目手足浮肿"等。

（3）病机反相转化：如失精家"少腹弦急，阴头寒"，寒疝由血虚变为气虚，黄汗证汗出日久则身瞤以致胸中痛等，悉为阴虚及阳；而便血的黄土汤证，吐血的柏叶汤证多为阳虚及阴。

（4）病证反向转化：如虚劳失治变为实证或偏实证，大黄䗪虫丸证、薯蓣丸证即是；妇人杂病以实证为多，但"久则羸瘦，脉虚多寒"。

（5）由此病变彼病：如病下利后症见腹满、阴肿者，乃脾病及肾，失治则变成水气病；肺胀病失治则"欲作风水"；伤寒先误吐、误下、误发汗致虚，后失治则成痿。

3. 正确论治，误治必变 治疗杂病在总体上应四诊合参，"随证治之"，即正确地辨证论治。若误治也必变证丛生。

（1）误汗致变：如中风反用伤寒法所出现的"恶风，烦躁，不得眠也"，外湿病大汗"是故不愈也"，百合病误汗则心烦、口渴，少阳病误汗则谵语，少阴病强发汗致下厥上竭。余如虚热肺痿、奔豚气及胃反等，咸可因误汗而成。

（2）误下致变：如百合病误下则呕吐或呃逆，小便短少而涩；湿家下之早则哕、烦躁甚则小便过多或下利不止；喝病数下则淋甚，太阳病误下致结胸与痞；伤寒大下致唾脓血、下利不止。此外，心下痞、风水及黑疸等，俱可缘于误下。

（3）误吐致变：如百合病误吐致虚烦不安、胃中不和；太阳病误吐致脉关上细微（脾胃气虚）；太阳病误吐尚可致内热生烦；某病频吐致虚热肺痿等。

（4）误利致变：如某病反复利尿亦致虚热肺痿。重证支饮服木防己去石膏加茯苓芒硝汤后强调"微利则愈"，小便不利病服栝楼瞿麦丸后明言"以小便利，腹中温为知"等，俱在明示中病即止，不能利之太过，以免生变。

（5）误温致变：如喝病误加温针则发热甚；风热感冒误用火劫致黄疸；某病误用火劫致惊狂；痰饮肾之阴阳两虚误用辛温燥烈之小青龙汤后冲气上逆；少阴病误用火劫致咳嗽、下利及谵语；太阳病误用火劫致血气流溢等。故对寒湿在表之治告诫"慎不可以火攻之"，以防重蹈覆辙。

（6）误清致变：如黄疸胃阳虚误用"除热"即清法致呃逆；伤寒脉迟六七日，在厥热下利往复出现时，若误作太少合病的热利而用黄芩汤彻其热，则致除中。

（7）治逆致变：如妊娠恶阻"治逆"致呕吐加剧，且增加下利证。

（8）误用多法致变：如"风病，下之则痉，复发汗，必拘急"；支饮病误吐、误下致病情加重的木防己汤证；水气病可缘于先"大下"继"吐"再"下"（葶苈丸）；太阳病误汗致发热恶寒，复下致心下痞，更用烧针取汗致胸烦、面色青黄、手足冷；少阳证吐、下、汗、温针致谵语等。

（9）药轻致变：如"产妇腹痛，法当以枳实芍药散，假令不愈者，此为腹中有干血着脐下，宜下瘀血汤主之"。显然，病重药轻，药不胜病，故瘀滞的气血变成干血。太阳病初服桂枝汤，虽"烦不解"暂未改变，但终究会变。

（10）阳复太过致变：如"下利脉数而渴者，今自愈；设不差，必清脓血，以有热故也"。虚寒下利应复阳，但阳复太过则为邪热，是以清脓血；厥阴病阳复太过则或致喉痹或便脓血。若经误治而未致变时，仍治其原证，如《伤寒论》第104条及第106条等。

4. 正确调护 正确调护是《金匮要略》既病防变的重要措施之一，其云："五脏病各有所得者愈，五脏病各有所恶，各随其所不喜者为病。病者素不应食，而反暴思之，必发热也。"根据脏腑病之虚实，在有利于疾病治疗的前提下，从居仕环境到饮食、衣被以致语言开导等，都应投其"所得"，避其"所恶""所不喜"。一旦"病者素不应食，而反暴思之"，意味着脏腑之气为邪气所改变，必生"发热"之变，故当严加防范。《伤寒论》第 398 条云："病人脉已解，而日暮微烦，以病新差，人强与谷，脾胃气尚弱，不能消谷，故令微烦，损谷则愈。""脉已解"是说病刚愈，不能让患者强吃，要稍食，等"脾胃气"恢复之后才能正常饮食。

5. 服药有度　正确服药不仅可保证、提高疗效，而且可预防变生他病。

（1）速祛病邪：桂枝汤被誉为"众方之祖"，其服法也别具特色："若一服汗出病差，停后服，不必尽剂。若不汗，更服依前法。又不汗，后服小促役其间。半日许，令三服尽。若病重者，一日一夜服，周时观之。服一剂尽，病证犹在者，更作服。若汗不出者，乃服至二三剂。"又如治留饮的甘遂半夏汤，治呕吐的半夏干姜散及治产后水血互结的大黄甘遂汤皆"顿服"，治宿食在上脘的瓜蒂散要"快吐"，俱在速祛病邪；当用汤者绝不能用丸，故《伤寒论》有"伤寒十三日，过经谵语者，以有热故也，当以汤下之"之训。若以丸药下之则"非其治也"，因汤者荡也，丸者缓也。

（2）固护正气：治痉病的大承气汤强调"得下止服"，治百合病变发热的百合滑石散强调"微利者，止服"，治"伤寒六七日，结胸热实"的大陷胸汤嘱"得快利，止后服"，阳明汗多口渴者禁用猪苓以护阴等，以防过服伤正。

（3）提高疗效：在桂枝汤方后，仲景云"禁生冷、黏滑、肉面、五辛、酒酪、臭恶等物"；服乌梅丸时"禁生冷滑臭等食"，服百合地黄汤时若"中病，勿更服"（意即勿换服他药），皆有提高疗效之义。

（4）防止加剧：防止疾病加剧，在方后服法中体现较多，如生姜半夏汤要"小冷，分四服"，以防突进大量热药，反拒而不纳加重呕吐。

（5）杜绝演变：在治产后中风的竹叶汤的运用方面，若"颈项强，用大附子一枚"以防成痉；服用治产后腹痛的枳实芍药散，言"并主痈脓，以麦粥下之"，意在防瘀滞之气血腐败为痈脓且应顾护脾胃。

（6）预防中毒：药物治病，就是以药性之偏而纠疾病之偏。凡要皆为"毒"，故治疗疾病当中病即止，不可过量。对大毒之品，则要格外小心，预防中毒。如服用治历节的乌头汤时先"服七合，不知，尽服之"；服用治心痛的乌头赤石脂丸时若"不知，稍加服"，以防乌头中毒而变生他病。

（7）药量递增：如服用治虚劳等病的肾气丸应先"酒下十五丸"，再"加至二十五丸"；服用治悬饮的十枣汤应"平旦温服之；不下者，明日更加半钱"等，使补之可受，下之能耐，各得其所，不至适得其反。这从一个侧面体现了仲景治疗学的量效观。

（8）先期服药：在疾病发生发展过程中，但具体症状未见之时，就先期服药，以截断病势。如服用治牝疟的蜀漆散当"未发前以浆水服半钱"，以截疟，防止频频发作耗伤正气甚或变生他病。《伤寒论》第 54 条云："病人脏无他病，时发热、自汗出而不愈者，此卫气不和也。先其时发汗则愈，宜桂枝汤。"脏无他病，里无病也。时发热自汗，则由时不发热无汗（正如疟病休止期）可知。所谓不愈者，是其病不在里而在表；不在营而在卫矣。治疗之法，当先用药取汗，即于不热无汗之时发汗，则邪去而卫和自愈也。否则，汗液方出而复用发汗，必致大汗淋漓而祸生坏病。此等服药方法，颇有截断疗法特点，值得揣摩。

三、瘥后防复

瘥后防复是《伤寒杂病论》又一重要的治病思想，是治未病的又一重要内容和举措，在《伤寒论》和《金匮要略》中都有体现。

在伤寒病流行将痊愈时，若不注重调摄而犯房劳，则因津亏而致热内生，与未尽之余邪相合而见身肿、少气、少腹里急，或引阳中拘挛，热上冲胸，头重不欲举，眼中生花，膝胫拘急等，治以烧裈散。该方的治疗作用及其病机不容忽视；伤寒病瘥若更发热者，应分别不同情况给予治疗：脉浮者多病在表，当汗解之；脉沉者多病在里，应下解之；在半表半里者宜以小柴胡汤和解之；伤寒解后，症见虚羸少气、气逆欲吐，为元气受伤，津液不足，兼有余热，用竹叶石膏汤益气生津，清热养阴。

大病解后因劳累过度而复发热者，是余邪未尽，气血未复。宜用枳实栀子豉汤清其热邪，调其里气，使病从微汗出；大病瘥后，从腰以下有水气，系湿热未尽，停于下焦，膀胱气化失常。投牡蛎泽泻散逐水生津，使病从尿出；大病瘥后，症见喜唾，且久不愈，是脾胃虚寒，输化失职，不生肺金，饮迫于肺之象，用理中丸温补中土以生肺金。

普通患者若病已解，症见日暮微烦，是正气未复，脾胃虚弱，若勉强进食，则胃不耐纳腐，脾不任输转，以致子（脾胃）病累母（心），可通过控制饮食而防复发。

妇人产后患郁冒病服小柴胡汤后"病解能食，七八日更发热"，系饮食太过，超越了胃之纳腐，脾之转输功能，以致胃肠结实，设大承气汤攻下积滞。

下利病已瘥，至其首次发病的环境条件即"年月日时"复发者，是自觉症状消失，而病根尚未全除，即所谓"炉烟虽熄，灰中有火"。若正气尚强者，宜大承气汤攻下之。此即后世所言"休息痢"；下利后更烦，按之心下濡者，系下利已解而余郁扰心，以栀子豉汤透邪泄热，解郁除烦，使邪从口出。太阳病若发汗不能彻底则"躁烦，不知痛处，乍在腹中，乍在四肢，按之不可得，其人短气，但坐"等，故治疗务必彻底。

不只是伤寒、大病、妇人产后郁冒病及下利瘥后当防复发，所有疾病痊愈后都应防复。复发的原因有正气未复、余邪未尽、外感、病邪内生、房劳、劳作、饮食不节及环境乃至气候等，其症状涉及心肺、肝胆、脾胃、肾及膀胱等，其治法则有汗、吐、下、消、温、清、补、和及节制饮食乃至改变环境等，继承发扬了《黄帝内经》的治未病思想。

第八节　同病异治与异病同治

所谓"同病异治"，就是同一疾病，在其发生、发展、变化的过程中，因病机不同，则治疗方法也不同。如同为咳喘，若风寒外束，卫遏营郁，肺气不宣，而见头身疼痛、发热恶寒、无汗而喘、脉浮紧者，治当辛温发汗，宣肺平喘，用麻黄汤。若风寒外袭，营卫不和兼肺寒气逆，而见头痛、发热、恶风、汗出、脉浮缓、咳喘者，治当解肌祛风，降气平喘，用桂枝加厚朴杏子汤。若风寒外袭，心下水饮犯肺，而见头痛、发热恶寒、无汗、脉浮紧、咳喘、干呕、不渴者，治当辛温解表，温化水饮，用小青龙汤。若阳明燥屎内结，攻冲于上，而见小便不利，大便乍难乍易，时有微热，喘冒不能卧者，治当攻下实热，荡涤燥结，用大承气汤。

所谓"异病同治"，就是不同的疾病，在其发展的某一阶段，出现了相同的病机，因而治法也相同。如金匮肾气丸可以治疗"脚气上入，少腹不仁""虚劳腰痛，少腹拘急，小便不利""妇人转胞不得溺""男子消渴，小便反多，以饮一斗，小便一斗"等四种病。以上疾病虽然症状不同，但病机皆属肾阳虚衰，气化功能减退，故均可用肾气丸助阳之弱以化水，滋阴之虚以生气，使肾气振奋，肾关之开阖正常，诸病自可痊愈。

在疾病的发展和变化中，正确掌握"同病异治，异病同治"理论，丰富临床诊断治疗手段，对于临床诊断和治疗都有着积极的意义。

第九节　逆治与从治

《素问·至真要大论》提出"微者逆之，甚者从之""逆者正治，从者反治"两种治法，是针对病情的轻重提出来的。提示疾病有真有假，应该严格遵守治病求本的原则，不要为假象所惑。

所谓"逆治"，就是通过临床证候，辨明病变本质的寒热虚实，采用与疾病性质针锋相对的药物进行治疗的方法。由于其属于逆证候而治的一种正常治疗方法，所以叫"逆治"，又称为"正治"。如阳虚阴盛的寒厥，用四逆汤回阳祛寒即所谓"寒者热之"；阳明热证，用白虎汤辛寒清热，即所谓"热者寒之"；阳明实证，用三承气汤苦寒攻下，即所谓"实者泻之"；心阴阳两虚证，用炙甘草汤通阳复脉，滋阴养血，即所谓"虚者补之"等，就是逆治法在临床上的具体运用。

所谓"从治"，是针对一些复杂、严重的疾病，它们表现的某些证候与病变的性质不符，也就是出现一些假象，治疗时则采用顺从疾病的假象进行治疗，所以称为"从治"法。如外见热象而用热药治疗，因与热证用寒药的正治法相反，所以又称为"反治"法，但须指出，这种热象仅是一种假象，实质是内真寒而外假热，所以治疗时从其假热，反其真寒，仍是针对疾病本质进行治疗的法则。常用的反治法有以下四种：其一是寒因寒用。外有寒象而用寒药，谓之寒因寒用。这种寒象是内热深伏，阻遏阳气运行而产生的假象，是内真热而外假寒，当使用凉药清热，内热一除，假寒征象即可消失。如辛寒清热的白虎汤治脉滑而厥的热厥证，便是寒因寒用的例证。其二是热因热用。外有热象而用热药，谓之热因热用。这种热象是阴盛于内格阳于外的假象，是内真寒而外假热，当用热药破阴回阳，内寒一除，阳气内返，假热征象亦就随之消失。如回阳救逆，通达内外的通脉四逆汤治下利清谷、四肢厥逆、脉微欲绝，而兼见身反不恶寒、面赤的阴盛格阳证，便是热因热用的例证。其三是通因通用。体液本已出现外泄现象而反使用通利药物，即谓之通因通用。这种通利征象的本质是因壅滞引起，使用通利药物去其壅滞，则体液外泄的假象可随之而去。如泄热通滞的小承气汤治疗下利谵语的热结旁流证便是例证。其四是塞因塞用。凡是使用补法振奋五脏功能，恢复气血津液的正常流通，使闭塞症状消失的，都称为塞因塞用。如脾虚气滞腹胀证，用厚朴生姜半夏甘草人参汤温补脾阳、宽中除满就是例证。

第四章　仲景治病方法

"法"遵"理"立，"方"随"法"设。仲景《伤寒杂病论》以理为据，确立了中医学的治病方法，成为后世遣方用药之圭臬和准绳。本章就仲景对八法的具体运用进行了较为系统的阐释。

第一节　解表法

解表法是通过发汗，开泄腠理，逐邪外出，以解除表证的一种治法，又称汗法。《素问·阴阳应象大论》云："其有邪者，渍形以为汗，其在皮者，汗而发之。"以发汗解表，解其外邪。其适用于六淫之邪侵入肌表所致的表证，症见恶寒、发热、头痛、身痛、脉浮等。由于人体感受外邪，表里时有兼夹，正气也有强弱，故临床运用本法，除发汗解表外，尚有表里双解和扶正解表之别。

一、发汗解表

太阳主一身之表，人体肌表感受风寒之邪，致卫外不固，营卫失调，正邪相争，太阳经气不利，而出现太阳表证。其证属实，病势在外，故仲景根据《素问·阴阳应象大论》"其在皮者，汗而发之""因其轻而扬之"的原则，确立了发汗解表法，因势利导，通过发汗使风寒之邪就近从肌表而解。如《伤寒论·辨太阳病脉证并治》云："脉浮者，病在表，可发汗。"因外邪为风寒，故以辛温发汗为法。本法除用于风寒表证外，亦用于风湿在表和水肿腰以上肿甚之表实者。凡病证不在表，当禁用。发汗解表法虽能祛邪，但运用不当，反会导致不良后果。发汗的程度，当以遍身微微汗出为佳。若发汗不及或不彻，则力不胜病，病邪不解；若发汗太过，则易耗气伤津，甚则亡阴亡阳。故汗出不能遍身，或大汗淋漓，皆非所宜。里虚病证，当禁汗法，即使兼有表证，亦当慎用。凡剧烈吐下之后，以及疮家、淋家、亡血家、衄家等，原则上都在禁汗之列。因其津血已伤，若误用汗法，将会更伤其阴，而导致亡阴或亡阳之变。运用发汗解表法，尚应因时、因地、因人而异。夏季炎热，汗之宜轻，冬令严寒，汗之宜重；西北严寒地区，汗之可重，东南温热地区，汗之宜轻；体弱者，汗之宜缓，体实者，汗之可峻。由于风寒之邪侵入肌表而出现的太阳表证，病情有轻重之别，病理变化特点也各有不同，故发汗解表法又分辛温发汗、解肌祛风、辛温小汗和辛温微汗四种治法。

（一）辛温发汗

辛温发汗法用于太阳表实证。由于表实证常有各种不同兼证，故具体治法也有一定区别。

辛温发汗，宣肺平喘：本法适宜于风寒束表，卫阳被遏，腠理闭郁，营阴郁滞，肺失宣降所致之伤寒表实证，属太阳病重证。症见恶寒、发热、头痛、身疼痛、无汗而喘、舌苔白薄、脉象浮紧等。方用麻黄汤。方中麻黄发汗解表以散风寒，宣降肺气以平咳喘；桂枝解肌祛风，助麻黄发汗解表；杏仁宣降肺气，助麻黄平喘之力；炙甘草调和诸药并防汗多伤津。本法临床可用于感冒、流行性感冒、支气管炎、支气管哮喘等属风寒表实、肺气不宣者。

辛温发汗，升津舒经：本法适用于太阳伤寒表实证兼太阳经气不舒证。表实证症见"无汗、恶风"等；太阳经气不舒，津液阻滞不能敷布，太阳经脉失养，故症兼"项背强几几"。方用葛根汤，方以桂枝汤加麻黄，辛温发汗，解表祛邪；加葛根升津舒经，同时助麻黄、桂枝解表。其证既属伤寒表实，何以不用麻黄汤辛温发汗，而用桂枝汤加麻黄？因其证本为太阳经脉失于津液之濡养，而麻黄汤发汗力猛，过汗更伤其阴，不利于升津濡经，故用桂枝汤加麻黄，使发汗而不致过汗伤阴。本法临床可用于感冒、流行性感冒属表实无汗，而见颈项强痛或颈椎病无汗而项背强痛者。

辛温发汗，升津缓筋：本法适宜于治疗内有津液不足，筋脉失养，外因风寒束表，卫气闭塞，邪阻筋脉所致痉病中的刚痉。症见恶寒、发热、无汗、"气上冲胸，口噤不得语"、颈项强急等。方用葛根汤。方中桂枝汤加麻黄，辛温发汗，解表祛邪；葛根滋养津液，舒缓筋脉。本为表实刚痉，何以不用麻黄汤辛温发汗，而用桂枝汤加麻黄？其理已于前述。由此可见，太阳伤寒病经气不舒和外感表实痉病，二者病虽不同，但病机基本相同，均由外感风寒、津不养经（筋）所致，故皆用辛温发汗、升津舒经（筋）法治疗，且方药相同，体现了异病同治的法则。

辛温发汗，解表祛湿：本法适宜于外感风寒湿邪之湿病。若偏于寒湿在表，阳气被遏，出现恶寒、发热、无汗、身体烦疼而沉重等症者，当以发汗解表、散寒除湿为法。方用麻黄加术汤。方中麻黄汤辛温发汗，解表散寒；配白术以行表里之湿，且白术益气固表之功，又可防止麻黄发汗太过之弊，以达到微汗祛湿之目的。若偏于风湿在表，且有化热化燥倾向，症见一身尽疼、发热、日晡增剧等，治以解表祛湿，轻清宣化。方用麻杏薏甘汤。方中麻黄、甘草微发其汗以解表，杏仁、薏苡仁利气祛湿。以上二法均治外湿病的表实证，临床表现均有身体烦疼、发热、无汗等症，但前法所治之证表实重而兼寒邪，发汗力强，故以麻黄配桂枝，且用量较大；后法所治之证表实轻而兼风邪，发汗力弱，故方中无桂枝而仅用麻黄，且用量较轻。辛温发汗，解表祛湿法，临床可用于治疗痹证，对风湿在表，疹色较淡的荨麻疹和湿郁肌腠之扁平疣也有较好疗效。

解表散寒，开通腠理：黄疸出现恶寒重发热轻，头身疼痛，无汗，为湿邪内郁，外感风寒，选麻黄醇酒汤"开鬼门"，解表祛湿。

解表宣肺，发汗行水：由于风邪袭表，肺失宣肃，水溢肌肤，出现风水，表现为脉浮、恶寒、无汗等症，以甘子汤治之。李勉在《金匮要略广注》指出，该方由麻黄4两、杏仁50个、炙甘草2两组成，用法是以水7升，先煮麻黄减2升，去上沫，纳诸药，煮取2升，去渣，温服1升，得汗止服。方中麻黄配杏仁解表宣肺，炙甘草健脾益气，调和药性。肺气得宣，外邪得祛，水经四布，五经并行，肿胀自消。

（二）解肌祛风

解肌祛风法用于中风表虚证。由于表虚证亦有其不同的兼证，故在治疗此类病证时，除主法外，同时兼用其他治法。

解肌祛风，调和营卫：本法为风寒束表，营卫不和所致中风表虚证之法。中风表虚证属太阳病轻证。症见发热头痛、汗出恶风、鼻塞干呕、舌苔薄白、脉浮缓等。方用桂枝汤。方中桂枝辛温，温经散寒，解肌发汗为君，芍药酸寒益阴敛血为臣。桂枝配芍药一散一收，调和营卫。生姜味辛助桂枝解肌发汗，甘草合芍药酸甘化阴，大枣之甘佐芍药以和里。本法临床可用于治疗感冒、流行性感冒表现为太阳表虚者，或自汗、低热、荨麻疹、冻疮等病属寒而营卫不和者。

解肌祛风，升津舒经：本法适宜于中风表虚证兼太阳经脉不舒证，症见汗出恶风、项背强几几等。方用桂枝加葛根汤。方中桂枝汤解肌祛风，调和营卫；葛根升津舒经，并助解表。此法与"辛温发汗，升津舒经"法均治太阳经脉不舒证，治方均用葛根，但彼之本证为伤寒表实，症见恶寒、发热、无汗。此之本证为中风表虚，症见恶风、发热、汗出。故彼治以桂枝汤加麻黄、葛根，而此则治以桂枝汤加葛根。本法临床可用于治疗受凉引起的项背疼痛不舒和偏颈、落枕，以及荨麻疹、麻疹初期、痢疾初起、胃肠病而发热、恶风、项背不舒者。

解肌祛风，生津养筋：本法适宜于治疗内因津液不足、筋脉失养，外感风寒之邪、营卫不和所致柔痉，症见发热、恶风、汗出、头项强痛、身体强几几、角弓反张、口噤不开、脉沉迟等。方用栝楼桂枝汤。方中桂枝汤解肌祛风、调和营卫；栝楼根清热生津，滋养筋脉。此法与解肌祛风、升津舒经法均用桂枝汤，然彼则用于邪盛于表之中风证，经脉不舒仅表现为项背强几几，故以桂枝汤加葛根治疗。葛根既可舒缓经脉，其升散之性又能助桂枝解表。而此则用于筋伤于里，筋脉失养之痉病，症见身体强几几、口噤不开、角弓反张，故治不宜升津，而宜生津润燥，以免升散伤津，以桂枝汤加栝楼根主之，在解肌祛风的同时，生津养筋。此方不名桂枝加栝楼根汤，而名栝楼桂枝汤，其意即在于强调生津润燥之重要性。

解表除湿，调和营卫：由于卫表气虚，营卫不和，可见目黄、身黄、小便黄、黄汗，兼有恶寒发热，自汗，怕风，舌淡红苔薄白，脉浮缓无力，用桂枝加黄芪汤解表除湿，调和营卫。

（三）辛温小汗

辛温小汗法适宜于病久邪郁，正气欲抗邪外出而不得汗解，阳气怫郁在表，不能发泄所致的表郁轻证，属太阳病较重证。症见发热，恶寒呈阵发性，日发二三次，面红身痒等，方用桂枝麻黄各半汤。因病不得汗出，不宜桂枝汤；病邪轻微，又不宜麻黄汤，故将二方合一，各取原方三分之一量合煎，小发其汗，使解表而不伤正。

（四）辛温微汗

辛温微汗法适宜于太阳病服桂枝汤后仍邪郁不解之证，但病情较缓。症见发热、恶寒呈阵发性，一日发两次。方用桂枝二麻黄一汤。因服桂枝汤已大汗出，且病邪轻微，故不用桂枝麻黄各半汤，而用桂枝汤与麻黄汤二比一用量的合方，以微发其汗，使邪去而不伤正。

辛温小汗、辛温微汗法临床可用于治疗感冒、流行性感冒及其他外感热病因正气略虚、表邪稽留较久者，亦用于治疗某些荨麻疹、皮肤瘙痒等。

二、表里双解

表里双解法，即表里同治，使表证、里证同时得以解除的治法。在疾病发展过程中，往往出现表里同病的情况，此时宜按表、里证的先后缓急而采用相应治疗措施。表证为主者，应先解表，表解然后治里，否则易致外邪内陷，造成变证；里证为急者，应先治里，然后再治其表，否则不但表证难解，而且将会延误或加重病情。如表里同病时，单解表而里证不去，单治里而外邪不解，则应采取表里双解法，但运用此时法，有偏重于解表者，如大青龙汤、葛根加半夏汤以解表为主；有偏重于治里者，如射干麻黄汤以温化里饮为主。也有表里并重而治者，如小青龙汤外解表寒，内化水饮。总之，当视具体情况而定。

（一）解表清热

解表清热法即外解表邪，里清郁热，用于外有表证而里兼郁热者，方如大青龙汤、越婢汤、桂枝二越婢一汤均体现了这一治法。

辛温解表，兼清郁热：本法适宜于风寒束表，里兼郁热之证，症见发热、恶寒、身痛、无汗而烦躁、脉浮紧等。证属表寒里热，表里俱实，而以表证为主。方用大青龙汤。方中麻黄汤重用麻黄加生姜，辛温发汗，以解表寒；石膏兼清在里之郁热而除烦躁；大枣和中，以资汗源。诸药合用，共奏表里双解之效。本法临床可用于感冒、流行性感冒、麻疹、肺炎、慢性支气管炎急性发作、支气管哮喘、胸膜炎、急性关节炎、急性肾盂肾炎、丹毒等病早期高热、恶寒、心烦者。

发汗散水，兼清郁热：本法适宜于风水相搏，内有郁热之水气病（风水），症见一身悉肿，恶风、发热、汗出、脉浮等。方用越婢汤。方中麻黄配生姜辛温解表、发汗散水；石膏辛凉，兼清肺胃之郁热；甘草、大枣和中益气，使邪去而正不伤。若证显水湿过盛，可以本方加白术健脾除湿，以加强利水消肿之功。本法临床可用于急性肾炎属风水夹热者。

微汗解表，兼清郁热：本法适宜于太阳邪郁不得汗泄而兼里有轻度郁热之证者，症见发热、恶寒、热多寒少、口渴、心烦等。本证虽属表里同病，但表里俱轻。方用桂枝二越婢一汤。方中桂枝汤微汗解表，越婢汤发越郁热。因表里证俱轻，故用药量小剂轻，二方用量之比为二比一。本法之适应证与太阳伤寒兼里热烦躁证（即上述大青龙汤证）相类似，但彼重此轻，不可等同视之。本法可用于感冒、流行性感冒、荨麻疹、皮肤瘙痒等病表邪稽留较久，热象较重，症见口渴、心烦者。

和解少阳，兼以发汗：适用于少阳证兼太阳证未罢所引起的病证。症见发热恶寒，周身疼痛，口苦纳差，心烦喜呕等。治宜和解少阳，兼以表散。方用柴胡桂枝汤，如第146条云："伤寒六七口，发热微恶寒，支节烦疼，微呕，心下支结，外证未去者，柴胡桂枝汤主之。"

（二）解表化饮

解表化饮法即外解表邪、里化水饮，用于外有表证，里有饮邪者。方如五苓散、小青龙汤、小青龙加石膏汤、射干麻黄汤均体现了这一治法。

利水发汗：适用于太阳蓄水证。症见小便不利，心烦口渴，脉浮等。治宜化气行水，兼以解表，方用五苓散，如第74条云："中风发热，六七日不解而烦，有表里证，渴欲饮水，水入则吐者，名曰水逆，五苓散主之。"

解表散寒，温化里饮：本法适宜于外有表寒、里有寒饮之证，症见恶寒、发热、无汗、身疼痛、浮肿、胸痞、干呕咳、脉浮等。方用小青龙汤。方用麻黄发汗、平喘、利水，配桂枝通阳解表散寒；桂枝与芍药相配，调和营卫；干姜、细辛温化里饮；五味子敛肺止咳；半夏降逆化痰、炙甘草和中、调和诸药。本法临床可用于慢性支气管炎、支气管哮喘、老年性肺气肿等，证属外感风寒、内停水饮者。

解表化饮，清热除烦：本法适宜于外感风寒、里有水饮兼饮郁化热之咳喘，症见咳嗽喘逆、烦躁发热、恶寒无汗、脉浮等。方用小青龙加石膏汤。方中小青龙汤解表化饮为主，石膏清热除烦。本法与上法均用于外寒里饮证，所不同者，本法适应证尚有饮郁化热，而上法适应证则无化热。本法临床适用于支气管哮喘属寒饮郁热犯肺者，也适宜于急性支气管炎早、中期表现为寒热相兼者。

散寒宣肺，降逆化饮：本法适宜于外有寒邪，内有水饮，内外俱寒，肺失宣降所致之哮喘。症见咳重胸闷，痰多清稀，喉中水鸡声，喘不得卧，或恶寒微热，舌苔白滑，脉弦滑或脉浮紧。方用射干麻黄汤。方中麻黄宣肺平喘，配生姜以散外寒；细辛温肺化饮；射干消痰利咽开结；款冬花、紫菀、半夏降逆化痰；五味子敛肺；大枣安中。诸药合用，共奏散寒化饮之功。本法重在化饮降逆、宣肺平喘，适宜于里饮重于外寒之证，故散外寒用麻黄配生姜，而不用麻黄配桂枝。本法临床可用于治疗寒饮郁肺之久咳久喘、百日咳（初期）等病。

（三）解表和胃

解表和胃法即外解表邪以散寒，里和胃气而降逆，用于太阳阳明合病，外感风寒为主，兼表邪入里犯胃、胃气上逆之证，症见恶寒、发热、无汗、身痛、呕逆等。方用葛根加半夏汤。方中葛根汤解表舒经为主，半夏降逆和胃止呕。

（四）解表止利

解表止利法即外解表邪、里止下利，适宜于太阳阳明合病，外感风寒为主，兼表邪入里伤肠但尚未化热之证。症见风寒表实诸症和下利等。方用葛根汤辛温解表，表解则里自和，且葛根一味，既能解表，又能升清止利，一举两得。

（五）解表通阳

解表通阳即外解表邪，里通胸阳，适宜于太阳病误下致表证不解兼胸阳不振之证，症见恶寒、发热、胸满、脉促等。方用桂枝去芍药汤。方中桂枝、生姜既可解肌祛风以解表邪，又能宣通胸阳以振奋胸中之阳气，一举两得，表里兼治；甘草、大枣和中益气。本法亦适宜于未经误下而见上述症状者。

（六）解表攻里

《金匮要略·腹满寒疝宿食病脉证》云："病腹满，发热十日，脉伏而数，饮食如故，厚朴七物汤主之。"发热十日，脉尚浮数，为风邪在表。肝木乘胃，见发热，而内作腹满，用厚朴七汤两解表里。

（七）解表清肠

第34条为太阳病误下，表邪未解，内迫大肠出现下利，以葛根芩连汤清热止利，兼以解表。对于表邪入里化热，热迫肠腑表现下利不止，亦可使用。

三、扶正解表

扶正解表法，即扶助正气、解除表证的治法。素体虚弱之人，感受外邪而出现表证，若单纯解表，则会伤及正气，使身体更虚，正不胜邪，表证难除。故在解表的同时，运用补益之法，以扶正祛邪，但体虚有阴、阳、气、血之不同，故运用补益法又当视具体情况区别对待。如阳虚外感者，用桂枝人参汤、桂枝加附子汤、附子甘草汤温阳解表；气营两虚而外感者，用桂枝新加汤益气养营解表；气虚、阳虚而外感者，用竹叶汤温阳益气解表。由于正虚与感邪二者在程度上各有侧重，故在具体运用时还要辨清正虚与感邪孰轻孰重，或扶正为主兼以解表，或解表为主兼以扶正。

（一）温中解表

温中解表法，即温补中焦阳气而解表，适宜于太阳病误下后脾气虚寒而表不解之证，症见发热、利下不止、胃脘痞塞等。方用桂枝人参汤。方用人参、干姜、白术、炙甘草（名理中汤）温中散寒止利，桂枝解太阳之表。太阳病误下后，虽表证仍在，但脾阳受伤，清气下陷而利下不止，此情为重为急，故治法以温中补虚为主，兼以解表，方用理中汤加桂枝。本法亦适宜于未经误下而脾气虚寒下利与表邪不解并见、表里俱寒之证。

（二）温阳解表

温阳解表法，即温补阳气而解表，适宜于阳虚而表不解之证，方如桂枝加附子汤、桂枝去芍药加附子汤、麻黄细辛附子汤、麻黄附子甘草汤。

温阳解肌祛风：本法适宜于太阳病发汗太过，致阳虚汗漏而表证不解者，症见恶风、汗漏不止、小便难、四肢微急、难于屈伸等。方用桂枝加附子汤。方中桂枝汤调和营卫，解肌祛风；制附子温经扶阳固表。若太阳病误下，致表证不解兼损伤胸阳者，除表不解外，尚有胸满、脉微、明显恶寒等症，方用桂枝去芍药加附子汤。方中桂枝汤去芍药（因其阴柔之性有碍宣通阳气，故去而不用）解肌祛风，制附子温经扶阳。本法亦用于未经误下而阳虚汗漏或胸阳不振与表证不解并见者，临床可用以治疗素体阳虚、高龄体弱之人所患外感病。

温阳发汗解表：本法适宜于少阴虚寒兼表实之证，症见发热、恶寒、无汗、脉沉等。因少阴病为主，但里虚尚不甚，故表里同治。方用麻黄细辛附子汤。方中细辛、附子温经复阳为主，佐麻黄发汗解表。三药合用，温阳而促进解表，解表而不伤阳气。本法临床可用于阳虚感受外寒，且须温通者。

温阳微汗解表：本法亦适宜于少阴虚寒而兼表实之证，症见发热、恶寒、无汗、脉沉等。因病势较缓，故不用麻黄细辛附子汤，而用麻黄附子甘草汤主之。方用附子温经复阳，麻黄、炙甘草微汗解表。本法与温阳发汗解表法同治少阴病兼表证，其里虚不甚，故亦行表里同治法。

温经助阳，发汗行水：《金匮要略·水气病脉证并治》云："水之为病，其脉沉小，属少阴；浮者为风，无水虚胀者，为气。水，发其汗即已。脉沉者，宜麻黄附子汤；浮者，宜杏子汤。"麻黄附子汤由麻黄三两，甘草二两，炮附子一枚组成，对于该条，张璐玉云："此论少阴正水之病，其脉自见沉小，殊无外出之意……当效伤寒少阴例，用麻黄、附子、甘草，荡动其水以救肾邪。"陈修园云："此为石水证出其方也。"丹波元简认为："少阴，即与伤寒少阴病同义，系于表虚寒之谓，其用麻黄附子甘草汤，取之温发。"

（三）益气养营解表

益气养营解表法适宜于太阳病发汗太过，损伤气营，卫不和兼气营不足之证，症见恶风、发热、身疼痛、脉沉迟等。方用桂枝加芍药生姜各一两人参三两新加汤。方中桂枝汤调和营卫而解表；芍药重用和营养血；生姜重用宣通阳气；人参益气养营。本法之适应证为正虚为主兼表证，故治以表里双解，扶正为主兼以解表。临床可用于气营两虚而感受外邪者。

（四）益气和营解表

"风水，脉浮，身重，汗出恶风者，防己黄芪汤主之"，此为风水正治法，汗出恶风，表气已虚，不耐宣散，以防己黄芪汤治之。该方重用黄芪益气固表，加防己、白术祛风除湿，生姜、大枣调和营卫，甘草助黄芪、白术健脾和中。

（五）温阳益气解表

温阳益气解表法适宜于产后阳气不足，风邪乘虚而入所致之正虚邪实之证。症见发热、头痛、面正赤而喘等。发热、头痛为风邪在表之证；面赤、气喘为阳气不足、虚阳上越之象。方用竹叶汤。方中竹叶、葛根、桂枝、防风、桔梗疏风解表；人参、附子温阳益气；生姜、大枣、甘草调和营卫。诸药合用，扶正祛邪，表里双解。

第二节　清热法

清热法是用来清除人体内部热象的基本法则。《黄帝内经》曰："热者寒之。"清热药大多具有寒凉之性，主要适用于卫、气、营、血、三焦之脏腑阳热实证，诸如热病、瘟疫、痢疾、痈肿、疮毒等各种里热证，阴虚寒证多不在此列。然药性寒凉，易损阳气，阳气不足者应慎用。如遇阴盛格阳，真寒假热之证，不可妄投，尤须明辨。综观仲景清热法涉及《伤寒论》《金匮要略》中的汤证条文颇多，治法亦不少，从总体看来，大抵可分为：热扰胸膈，法宜清宣膈热；热燥阳明，胃热炽盛，治用辛寒直清阳明胃热；脏腑失衡，邪热内郁，法宜清脏泻腑，平权阴阳，名曰清脏腑热；湿热疫毒，浸淫于内，影响于外，治用苦寒，清热解毒。总之，热淫于内，治以寒凉，佐以苦甘。清热是手段，治病是目的。盖疾病产生热象，其病因病机复杂多变，研读仲景有关原文汤证，应深究清热证中法外有法，方外有方，但必须结合临床，认真揣摩，仔细体会，方能触类旁通，运用自如，现撮其概要，分而述之。

一、清宣膈热

胸膈之上，心肺居之，心脾相通，肺与大肠相表里，是病则相关说。外邪入侵，邪热内陷，扰入胸膈，症见身热，心烦不得眠，卧起不安，心中窒塞，心下结痛。此属热扰胸膈，气机不畅所致。法宜清宣膈热。清者，清其热也，宣者，宣发透解，使热邪向外向上发而散之。方用栀子豉汤。栀子苦寒，寒能清热于上，苦能泄心火于下。豆豉甘淡，色黑入肾，起肾水上朝于心，使心火不亢。这样水升火降，寒温协调，热去身必凉，邪去正必安。若热耗气伤，兼见少气者，加甘草益气扶中，名曰栀子甘草豉汤；若见呕逆者，加生姜和胃降逆，名曰栀子生姜豉汤；若见腹胀满者，加厚朴枳实，行气除满，名曰栀子厚朴汤；若见大便溏者，加干姜温运中阳，名曰栀子干姜汤。若患者旧有微溏者，此乃里虚寒证，栀子豉汤当禁，不可不察。总之清宣膈热法只适用于胸膈气卫阳热实证，不宜于阴寒虚证。现分述于后。

（一）清宣郁热

本法适用于外邪入侵，邪热内陷，或热病后期，余热留扰胸膈。身热心烦，卧起不安，胸中懊憹，甚则心中窒塞，或心下结痛。此属热郁胸膈之证。治法当以清宣郁热。方用栀子豉汤。方中栀子苦寒清泄三焦，宣透胸膈郁热于上；豆豉甘淡色黑入肾，起肾水上朝于心。水升火降，寒温协调，热去身必凉，诸症得解。此即热淫于内，治以寒凉，佐以苦甘以调之。

(二) 清宣郁热，益气和中

本法适用于热郁胸膈，身热，心烦不得卧诸症。若热势弛张，必津气耗伤，兼见短气少气之症。此证已变，法亦得变，彼宜清宣郁热，此必加益气和中之品。方用栀子甘草豉汤。栀子豉汤苦寒复甘寒，清宣透解胸膈之郁热。加甘草之甘平，益气和中，使中焦健运，津生气复，热去病必除。

(三) 清宣郁热，和胃止呕

本法适用于胃失和降，气逆于上则见呕吐。此种呕吐本属热郁胸膈，肺胃失降所致，故治宜清宣郁热、和胃止呕。方用栀子豆豉汤寒凉苦降，清宣胸膈之郁热，加生姜开胃降逆，呕吐必自止；热除气顺，胃和则疾病愈。本法适用于肺胃郁热型的急性胃炎、慢性胃炎，用之颇有疗效。

(四) 清热除烦，宽中消满

本法适用于身热心烦，心中懊恼，卧起不安，腹胀满者。此本热郁胸膈，气机阻滞所致。热结于上，气机阻滞于下，故腹满为甚。当以清热除烦，宽中消满。方用栀子厚朴汤。药用栀子苦寒清宣透解，使胸膈之郁热由三焦而泄；厚朴、枳实苦降辛开，破滞行气以除腹满。热除气顺，三焦通畅，人即安和。

(五) 清热除烦，宽中行气

本法适用于低热不去，心烦懊侬，心下痞塞，食纳呆滞，或脘腹胀满。此属热病后期，余热留扰胸膈，气机阻滞。治宜清热除烦，宽中行气。方用枳实栀子豉汤。栀子、香豉苦寒，清热除烦；枳实破滞，宽中行气，以消痞满。热清气顺，诸症得解，病必自愈。

(六) 清上温中

本法适用于身热不去，大便微溏。此乃热郁胸膈，寒伤脾胃，实属上热下寒之证。治宜清上温下。方用栀子干姜汤。栀子苦寒清宣胸膈之郁热于上；干姜辛温，温能守中，以温脾胃之寒。寒温并用，辛开苦降之法，常用于治疗寒热错杂的疑难病证，疗效显著，体现出中医治法既有原则性又有灵活性的一大特色。

清宣膈热法即栀子豉汤法。由上述演变可知，证中有变，法亦得变，法变药亦得变。充分体现出仲景治病，证外有症，法外有法。既有原则性，又有灵活性，深明原文大义，则有法可依。此法见仁见智，诸家多有发挥，不可不察。

二、清阳明胃热

阳明居中主燥化而胃热生。身大热而烦渴，汗大出而热不退，脉洪大而滑数，此属阳明胃热炽盛，津液耗伤。治宜用大辛大寒之品，直清阳明独胜之热。方用白虎汤。若兼气耗津伤，时时恶风，背微恶寒者，治宜辛寒直清里热，佐以益气生津之法，方用白虎加人参汤。若兼痰阻气逆，虚羸欲吐者，治宜清热和胃，益气生津，方用竹叶石膏汤。若兼表邪未解，骨节疼烦者，法宜清热生津，兼以达表，方用白虎加桂枝汤。总之，阳明胃热炽盛，不燥胃津，必耗肾液，治以辛寒，清泄阳明胃热是其大法，但辛寒之品，易损阳气，若里无实热者，不可妄投。临证时须审证求因，审因求治，现分述如下。

（一）辛寒清热

本法适用于身大热、口大渴、汗大出，脉洪大。上述诸症实属阳明胃热炽盛，津液耗伤所致。治宜大辛大寒之品，直清阳明胃热。方用白虎汤。方中石膏辛寒清泄肺胃之热；知母咸寒，上清肺火，中退胃热，下滋肾燥，协石膏清胃热，由三焦而解；甘草配粳米甘淡扶脾和胃，益气生津，以除燥热。诸药相伍，使热退身凉，诸症得解，病必自愈。若胃热不甚，或里虚热者，身无大热，口不渴，汗不出，脉不大者诸症，均不宜用辛寒清热法。

辛寒清热或加入解毒之品，现多用于热病极期阶段，诸如热性传染病，如流脑、乙脑、流行性出血热，高热不退期，或糖尿病之热燥津伤口渴较甚等症。辨证准确，用此法治疗，多获桴鼓之效。

（二）辛寒清热， 益气生津

本法适用于身热，汗自出，口渴甚，脉洪大，兼见时时恶风，背微恶寒等症。此乃阳明燥热，津气两伤所致。治宜辛寒清热，益气生津。方用白虎加人参汤。方中白虎汤辛寒直清阳明胃热，加人参甘温补中，益气生津。法中肯綮，汤入腹中，热退身必凉。津生气复，汗出、口渴、恶寒必自止。

（三）清热和胃， 益气生津

本法适用于伤寒解后，虚羸少气，气逆欲吐，汗出，身热烦渴不止，舌红苔少，脉细数等。此属热病后期，肺胃余热未清，气阴不足，痰阻气逆所致。治宜清热和胃，益气生津。方用竹叶石膏汤。药用竹叶、石膏辛寒，善清肺胃之热，热退身必凉，汗出必自止；麦冬、粳米甘凉益胃，胃和津必复，口渴必自除；人参、甘草甘温益气生津，扶正祛邪；半夏苦温降逆止呕，且能制石膏寒凉之弊。本汤法融甘凉、辛寒、苦温于一炉，用于治疗阳明燥热太过，气阴耗伤，胃失和降，正气不足诸症，临床辨证准确，用之颇验。

（四）清热生津， 兼以达表

本法适用于身热、汗自出，微恶寒，口渴，骨节疼烦，脉浮数。此乃阳明胃热炽盛，风寒袭入肌表，留于关节。治宜清热生津，兼以达表，方用白虎加桂枝汤。白虎辛寒，清阳明胃热，热清津复，烦渴必自除；桂枝辛温，通营卫解肌表，风寒去，骨节烦疼必自止。

本法现用于治疗红、肿、热、痛之热痹的类风湿关节炎等病，疗效甚佳。

三、清脏腑热

用来清除人体五脏六腑的热象叫清脏腑热。脏腑有热，机体失衡，病情复杂，唯热者则清之。其具体治法又必须"观其脉证，知犯何逆，随证治之"。诸如喘咳、汗出、热、渴、心烦，此属邪热壅肺，肺失清肃。治以清宣肺热，方用麻杏石甘汤是也，此属清脏热。又如，下利，口渴，汗出而喘，脉促者，表未解也。此属热迫阳明，津液下趋，表邪未解，治以清热止利，兼以解表，方用葛根黄芩黄连汤，亦即表里双解法，此属重在清泄腑热。见于《伤寒论》《金匮要略》清脏腑热的方法颇多，难免挂一漏万，现分述于下，供学者参阅。

（一）清宣肺热

本法适用于喘而汗出，身热、口渴、心烦、苔黄、脉数等症。此属热邪壅肺，肺失清肃所致。治宜清宣肺热。方用麻杏石甘汤。方中麻黄配石膏变辛温为辛凉，清宣肺热；杏仁苦温降肺气，化痰止咳，协麻黄而平喘；甘草甘平扶正祛邪，且能调诸药，祛邪热，达肌表，使邪去正安。

本法现多采用于治疗邪热壅肺证的大叶性肺炎和喘息型急性支气管炎、慢性支气管炎等病，若法能中的，用方精当，均能获桴鼓之效。

（二）宣肺泄热，降逆平喘

本法适用于咳嗽气逆，喘息、热渴、心烦、面目及身肿、脉浮大等症。此属风邪客表，内有郁热，肺气被郁，不能通调水道，以致水湿内生，气逆于上与风邪相搏，泛溢肌表所致。治宜宣肺泄热，降逆平喘。方用越婢加半夏汤。方中麻黄配石膏辛寒，清泄肺胃之邪热；甘草配大枣甘淡益气补脾，使脾能制水湿；生姜配半夏辛苦温，降逆气，化痰饮，止咳以平喘。合而成方，确能外散风寒，内清郁热，降逆平喘。

本法现多采用于治疗急性肾小球肾炎，确有疗效。

（三）散饮降逆，止咳平喘

本法适用于咳嗽、喘气、胸满、脉浮等症。此属风寒夹饮化热迫肺所致。治宜散饮降逆，止咳平喘。方用厚朴麻黄汤。方中麻黄、杏仁配厚朴，解表平喘；干姜、细辛、五味子合半夏化饮止咳；石膏与麻黄同用以发越饮邪并防化热；小麦先煮以护养心阴；五味子收敛肺气。诸药合用，外散风寒，内化水饮，发越郁阳，寒去饮散，咳喘必自止。

（四）清热润燥，下气止咳

本法适用于咽喉不利，咳嗽上气，局部红、肿、热、痛，口干舌燥等症。此属热客咽嗌，痰火内郁，肺失宣降。治宜清热润燥，下气止咳。方用《千金》甘草汤。甘草其性甘平，缓急止痛，清热解毒，生津润燥，化痰镇咳。热除气必顺，诸症得解。

（五）清养肺胃，止咳下气

虚火上炎，肺金被灼，咽喉干燥，咳唾，吐涎沫，上气，咽喉不利，脉虚数。此属虚热肺痿之证。治宜清养肺胃，止咳下气。方用麦门冬汤。方中麦冬、人参、甘草、粳米、大枣以补中气，生津液以培土生金。加上一味辛温药半夏，但用量很轻，主要是通利咽喉下气。合而用之，有清养肺胃、止逆下气之功。

临床上本汤法常用于治疗肺不张、矽肺、百日咳、慢性支气管炎、溃疡病、慢性胃炎、慢性咽喉炎等实属肺胃津亏，虚火上炎所致者之病证，依法加减用之多有良效。

（六）泄热消痞

本法适用于心下痞塞、口苦、目赤、咽痛、大便秘结等症。此属热结中焦，火性炎上，气机不畅所致。治宜泄热消痞。方用大黄黄连泻心汤。方中大黄、黄连、黄芩苦寒泄热，和胃消痞。药虽三味，用沸水泡服，取其气之轻扬，泄热消痞之功更佳，疗效最速。

若出现吐血、衄血，为心火上炎，宜用泻心汤煎汤治之，取其厚味。

该汤法临证加减，用于治疗眼科急性结膜炎、喉科急性咽喉炎、内科急性胃肠炎等疾患，多获满意疗效。

（七）泄热消痞，扶阳固表

本法适用于热痞兼表阳虚证。除上述热痞之证外，还兼见汗出而恶寒者。治宜泄热消痞，扶阳固表。方用附子泻心汤。方中三黄苦寒用沸水浸泡，附子别煮取汁，合而服之。药用三黄取其气之轻扬，泄热消痞，附子取其味之重着温经扶阳，祛寒达表。热清寒温各行其道，邪去病必除。此乃仲景匠心独具，用法之精，尤可仿效。

（八）清热止利，兼以解表

本法适用于下利、口渴、汗出而喘、脉促等里热夹表邪下利诸症。治宜清热止利，兼以解表，实属表里双解之法。方用葛根芩连汤。方中葛根为主药，既可解肌，发散在表之邪热，又能升清阳治下利；黄芩、黄连苦寒清热，厚胃肠，善治热利，是为辅药；又伍以甘草和中缓急，调和诸药，为佐使药。诸药合用，以奏清里热而兼解表之功。

本汤法虽为表里双解之剂，但侧重于清里热，止热利。临床最常用于里热腹泻，略兼表邪之协热利。近代临床多用本法治疗热性下利，如急性肠炎、小儿腹泻、急性菌痢、慢性腹泻属湿热者，疗效确切。还可用于治疗多种热病，如流行性乙型脑炎、流行性脑脊髓膜炎、病毒性脑炎、肠伤寒、上呼吸道感染等，治疗过程中当权衡表邪里热之轻重以及各种兼症，依法加减进行治疗。

（九）清热止利

本法适用于腹痛，里急后重，利下赤白黏冻，伴有口苦、咽干、心烦、食欲不振等。此属胆火上炎，热迫大肠，津液下趋所致。《黄帝内经》云："暴注下迫，皆属于热。"故宜清热止利，方用黄芩汤。方中黄芩苦寒坚阴而清里热；用芍药、甘草酸甘化阴，缓急止痛；更用大枣甘缓补脾，扶正祛邪。诸药合用，共奏清热止利之功。

本法是用来治疗热利的基本法则，现代多用于治疗痢疾、肠炎等疾病，疗效显著。

（十）清热止利，和胃止呕

本法除适用于黄芩汤主治证之外，还兼见恶心、呕吐。此属热迫大肠，胆火上逆于胃，胃失和降所致。治宜清热止利，和胃止呕。方用黄芩加半夏生姜汤。方中黄芩汤清热止利，加半夏、生姜和胃降逆止呕。

本法现多用于胃热型呕利证的急性胃肠炎等病，疗效确切。

（十一）温胃补虚，清肠止利

本法适用于腹痛、呕吐、下利、胃脘不舒等症。此属上热下寒，寒热错杂且侧重于下寒所致。治宜温胃补虚，清肠止利。方用《外台》黄芩汤。方中黄芩配半夏辛开苦降，清上热而止呕吐；桂枝配干姜温下寒通阳气，寒去腹痛下利必自止；人参配大枣温中补虚，扶正祛邪。诸药合用，共奏苦降温通、和中降逆止利之功。

本法现用于治疗寒热错杂型慢性胃肠炎性的疾患，确有疗效。

（十二）补虚清热，和胃降逆

本法适用于呃逆、虚烦不安、少气、口干、手足心热、脉虚数等症。此属胃中虚热、气逆上冲所致。治宜补虚清热，和胃降逆。方用橘皮竹茹汤。方中橘皮、生姜理气和胃降逆；竹茹清热安中；人参、甘草、大枣扶中补虚。若胃气郁结，阳气不能伸展，除干呕哕逆外，兼见手足厥冷，乃属胃寒气逆。方用橘皮汤行气降逆，散寒止呕。本法实因胃虚有热，胃气上逆，故用橘皮竹茹汤和胃降逆。因此，中焦虚寒，胃气上逆，本法则不宜也。故仲景治病，法因证而立，方因法而设，寒、热、虚、实当须明辨，不可不察。

（十三）清解肺胃，引热下行

本法适用于治疗百合病兼见口渴、心神浮越等症。此属阴亏内热，阳浮于上所致。治宜清解肺胃，引热下行。方用栝楼牡蛎散方。方中栝楼根滋阴生津以止口渴，牡蛎咸寒引热下行，潜镇浮阳以宁心神。二药合用，两清肺胃，引热下行，诸症得解，病必自除。

（十四）滋阴润燥，清热利水

本法适用于治疗百合病有明显发热，伴见小便短涩不利等症。此属阴虚热郁于上，肺失清肃所致。治宜滋阴润燥，清热利水。方用百合滑石散方。方中百合润肺清热，以清水之上源；滑石清里热而利小便，使热从小便而解。

若阴虚水热互结于下，症见身热、小便不利者，则用猪苓汤。本法不宜用之。

（十五）补虚清热，养阴润燥

本法适用于百合病不应汗而汗之，不解而致燥的情况。此乃阴虚内热，火燥灼金所致。治宜补虚清热，养阴润燥。方用百合知母汤。方中百合清肺热而生津，知母凉金泻火而润燥。肺气清明则神思灵爽，甘寝饱食，而郁闷懊恼，眠食损废俱解。

本法现用于治疗神经衰弱而出现的失眠、健忘、心悸、食欲不振等，确有疗效。

（十六）养阴清热，利水降逆

本法适用于百合病不可下而下之，而出现呕恶、小便短涩不利等。此属阴虚内热，胃气上逆所致。治宜养阴清热，利水降逆。方用滑石代赭汤。方中在百合为主药的基础上，加滑石清热利尿，代赭石重镇降逆和胃。热清胃和津生，百合病之呕逆，小便不利诸症必自止。

（十七）养阴除烦

本法适用于百合病不应吐而吐之，而致胃脘嘈杂、干呕、大便干等症。此属阴虚内热，肺胃津伤所致。治宜养阴清热，安内除烦。方用百合鸡子汤。方中百合滋阴清热，鸡子黄血肉有情之品，安内补虚宁神除烦。诸药合用，既安内又攘外，虚热清，阴液生，病安何在？

本法用于治神经衰弱、胃神经官能症之失眠、呃逆等，疗效显著。

（十八）清养肺阴，滋润胃燥

本法适用于百合病的正治法。其临床表现为百合病未经汗、吐、下误治后而出现的情志沉默，不欲言语，欲食不进食，欲睡不能睡，欲走不想走，口苦，小便色赤，脉微数，如同神灵作怪一样等症。百合病的发病方式各不相同，有的在未患伤寒热病时就出现，多属情志不遂，郁热伤津所致，即百脉一宗，悉致其病。无论致病何因，都是一种津亏内热的病证，治宜清养肺阴，滋润胃燥。方用百合地黄汤。方中百合甘寒，清气分之热；生地黄汁甘润，泄血分之热，皆取阴柔之品，以化阳刚，为泄热救阴之法。

本法目前临床上常以此化裁治疗神经衰弱、神经官能症、癔症等，都有较好的疗效。

（十九）育阴清热

本法适用于身热、心中烦，不得卧，心悸，失眠，口燥咽干，舌红少苔，脉细数等症。此属肾水亏于下，心火亢于上，心肾不交，水火不济。治宜滋肾水，降心火，交通心肾。方用黄连阿胶汤。方中黄芩、黄连苦寒，清心火除烦躁退热于上；芍药、阿胶酸甘，滋肾水柔肝木育阴于下；鸡子黄甘淡，滋阴液养血脉而润燥。诸药合用，共起育阴清热之功。

本法临床常用于热利后期余热伤阴证，心肾不交、阴虚火旺之失眠及多种阴虚内热的出血病证。后世医家拓展其用，吴鞠通用以治疗少阴温病，陆渊雷治疗伤阴便血。近年更有用于治疗伤寒肠出血、神经衰弱、妇科疾病、甲状腺功能亢进等，对于出血证、口疮、老年失眠、舌炎以及萎缩性鼻炎等疾病，亦颇有效验。

（二十）清养心肺，润燥安神

本法适用于悲伤欲哭，恍惚神乱，连续欠伸，常伴有心烦失眠，坐卧不安，如有神灵所作等症。此乃脾阳不振，运化失职，阴虚液少所致。治宜清养心肺，润燥安神。方用甘麦大枣汤。方中用小麦养心肝而止肺燥，甘草大枣甘能补脾而缓急迫。诸药合用，功能止燥缓急，以安脏气。

本法现临床常用于治疗神经衰弱症和癔症等，皆能收到较好的疗效。

（二十一）清热润燥止渴

本法适用于热渴饮水，水入而不能消解其热，反而渴不止等症。与渴欲饮水，水入则吐，小便不利者，五苓散证有别；但又与水入则消，口干舌燥者，白虎加人参汤证不同。本证渴欲饮水而不吐水，非水邪盛也；不口干舌燥非热邪盛也。唯渴欲饮水不止是其辨证的关键，此乃热燥肾水，胃津不生所致。治宜清热润燥止渴。方用文蛤散。方中文蛤散一味咸寒入肾，润燥清热，生津止渴。药单力专效宏，中病即止。

本法现用于治疗消渴多有效验。

（二十二）清热降逆，安中益气

本法适用于血虚心神不安则烦乱，阳气上升胃失和降则呕逆之证。此乃阴血不足，中气亦虚，胃热上冲所致。治宜清热降逆，安中益气。方用竹皮大丸。方中竹茹、石膏甘寒清热，降逆止呕；桂枝、甘草辛甘化气；白薇性寒退虚热；大枣补益中焦，调和诸药。热重者，倍加白薇以清热；烦喘者，加柏子仁以安心气。本方虽没有益气作用，却能和中止呕，呕止则里气自安，所以说"安中益气"。值得提出的是，本方法的配合比例颇为特殊，即在清热药中加一分桂枝以平冲逆，而甘草重用七分，可见安中益气是以甘药缓急，这些都是值得注意的。

（二十三）清热缓急止痛

本法适用于下利、腹痛、小便不利等症。此属湿热郁阻，气机不畅所致。治宜清利湿热，缓急止痛。方用紫参汤。方中紫参苦寒，清热利湿，使湿由小便去，湿去热必孤，小便利，下利必自止，实乃利小便，实大便之意；甘草味甘缓急止痛。二药合用，共奏清热缓急止痛之功。

（二十四）养血平肝，和胃降逆

本法适用于气从少腹上冲胸咽，发作欲死，复还止，且伴有腹痛，往来寒热诸症。此因惊恐恼怒，精神刺激，肝郁化火，循冲脉上逆所致。治宜养血调肝，和胃降逆。方用奔豚汤。方中李根白皮性味咸寒，入足厥阴肝经，下肝气之奔冲，清风木之郁热，故为本方主药而重用；黄芩、生葛根清热；半夏、生姜降逆，以加强李根白皮的清热下气之功；当归、芍药、川芎和血调肝；甘草缓急，并调和诸药。合而用之，清肝热，降逆气，和肝气，热清气下，肝血调和，则奔豚诸症自消。

本法临床上现用于治疗神经官能症，常收到意想不到的效果。

（二十五）重镇潜阳，清热息风

本法适用于神志异常伴抽搐的热性癫痫及中风瘫痪等病证。此属火因妄动而生风，痰浊阻闭，神不内守而致。治宜重镇潜阳，清热息风。方用风引汤。方中石膏、滑石、紫石英、寒水石、赤石脂、白石脂清热潜镇息风，辅以龙骨、牡蛎平肝潜阳，佐以大黄导热下行，桂枝、干姜药性辛温则起反佐作用。诸药合用，共奏重镇潜阳、清热息风之功。

本法临床现用于治疗癫痫、高血压、中风偏瘫等，确有疗效。

（二十六）滋阴养血，清热息风

本法适用于狂躁不宁，妄自行走，自言自语不休，神志失常，脉浮但没有恶寒发热之表证。此属心血不足，心火炽盛，扰乱神明所致。治宜滋阴养血，清热息风。方用防己地黄汤。方中重用生地黄一千克为主药，其余防己、桂枝、防风、甘草四味均为一至三钱，剂量较轻，均系辅佐而已，可知本方主要起清热养血的作用。

本法目前临床上常用于治疗内热型精神分裂症及风湿性关节炎等，有一定的疗效。

（二十七）清热除湿

《金匮要略·黄疸病脉证并治》云："谷疸之为病，寒热不食，食即头眩，心胸不安，久久发黄，为谷疸，茵陈蒿汤主之。"湿热内蕴胃肠，热势较轻，以腹满为主，治用茵陈蒿汤清热除湿，使阳明湿热从小便排泄，故方后云："尿如皂角汁状……黄从小便去也。"若湿热内郁胸胃，热重于湿，用栀子大黄汤清热除烦。

（二十八）清膀胱热

由于阳明经热误下伤阴，热邪客于膀胱，导致膀胱气化不利，出现湿热内停的水热互结之证，故《伤寒论》第 223 条云："若脉浮发热，渴欲饮水，小便不利者。"少阴病阴虚有热，扰及心神，出现第 319 条"少阴病下利六七日，咳而呕渴，心烦不得眠者"，以猪苓汤清热滋阴利水。临床可用于糖尿病肾病、泌尿系感染等。

（二十九）清热润燥，下气止咳

由于热客咽喉，痰火内结，表现为局部红肿热痛、咳嗽上气、咽喉不利等症，治宜甘草汤，清热润燥，缓急止痛，下气止咳。

（三十）清热化痰，逐瘀排脓

肺痈初期多属实证，可用此法治疗。肺痈初起，出现"喘不得卧"，为浊唾涎沫塞滞于肺，气机阻滞，治用葶苈大枣泻肺汤清肺逐邪，若肺痈脓将成或已成脓，可用《千金》苇茎汤清热化痰，逐瘀排脓。

四、清热解毒

清热解毒法是用来清解消除人体内部及体表的热毒和火毒所致病证的基本法则，临床运用十分广泛。本法适用于热病、温病、湿热、疫毒所引起的发热、口渴、咽痛、下利、小便不利、痈疡、疔疮、瘙痒等诸多病证。大抵用来清除人体火热疫毒的药物，苦寒有毒之品居多，且苦能化燥伤阴，寒易伤阳，毒损正气。故阴虚液少，阳衰阴盛，中气不足者宜减之。

综观《伤寒论》《金匮要略》两书，由于病邪有兼夹，病程有久暂，病变有浅深，患者体质有差异，故清热解毒法在具体运用时，每多与其他方法相兼为用。概括起来，大体有如下数法：①清热解毒，利咽止痛，甘草桔梗汤法。②清热解毒排脓，《千金》桔梗汤法。③清热燥湿，凉血止利，白头翁汤法。④清热止利，养血缓中，白头翁加甘草阿胶汤法。⑤清热凉血，燥湿杀虫，《千金》三物黄芩汤法。⑥清热燥湿，杀虫止痒，狼牙汤法。⑦清热解毒散瘀，升麻鳖甲汤法。⑧解毒散瘀护阴，升麻鳖甲汤去雄黄、蜀椒法。诸如此类，不一一多举，现分述如下。

（一）清热解毒，利咽止痛

本法适用于咽喉不利，咽部红、肿、热、痛，或口干咽燥，灼热不适，舌质红苔黄，脉数或虚数。此属火热毒邪入侵咽喉，或少阴病虚火上炎，克于咽嗌之间。热淫于内，火性炎上。治宜清热解毒，利咽止痛。方用甘草汤或桔梗汤。方中甘草汤，药用甘草一味生用，其性甘凉，煎汤代水，频频呷服，清热解毒，利咽止痛，药专力宏。若加桔梗，名曰桔梗汤。方中炙甘草清热解毒，益气生津，桔梗开提肺气，化痰火而镇咳，以增强清热解毒、利咽止痛之功。用于治疗火热灼津，咽喉不利，红肿热痛，口干舌燥，效果更佳。

本法临床上现用于治疗急性咽炎、慢性咽炎、化脓性扁桃体炎，疗效显著。

（二）清热解毒排脓

本法适用于咳喘，胸痛，吐痰腥臭，甚则咳吐脓血如米粥，脉多实数或滑数。此因风热舍肺，热壅血瘀，蓄结痈脓所致。治宜清热解毒排脓。方用《千金》桔梗汤。方中桔梗开散肺壅，以排脓痰，甘草解毒清热，兼能补气。两药合用，具有排脓祛痰解毒清热之功，使腐去而新生，病必得除。

目前临床常用本方加味治疗急性咽炎、慢性咽炎、猩红热、肺脓肿等有效。

（三）清热燥湿，凉血止利

本法适用于腹痛里急后重，下利便脓血，肛门灼热，口渴欲饮，或阴痒，白带过多，苔黄脉数诸症。此属湿热胶结，迫于大肠，热邪腐败气血，气机阻滞，或肝热移于大肠所致。治宜清热燥湿，凉血止利。方用白头翁汤。方中用白头翁、黄连、黄柏、秦皮大苦大寒之品，寒能胜热，苦能燥湿，湿热去，下重必自除。

本法现代多用于治疗阿米巴痢疾、菌痢，以及妇人湿热带下和阴痒等，疗效确切。

（四）清热止利，养血缓中

本法适用于因产后热利伤阴，当有下利便脓血，发热腹痛，里急后重等症状，或凡属阴虚血弱而病热利下重者均宜之。此即阴虚血少，湿热未清所致。治宜清热止利，养血缓中。方用白头翁加甘草阿胶汤。方中白头翁汤苦寒清热，坚阴止利，加阿胶滋阴养血，甘草和中缓急。

本法现代用于治疗阴虚血少，内有湿热证的急性肠炎、慢性肠炎、痢疾等，有一定的疗效。

（五）清热凉血，燥湿杀虫

本法适用于妇人产后伤风，身热，四肢烦疼，恶露未尽，赤白带下，阴部瘙痒等症。此属产后正虚不能胜邪，血虚有热所致。治宜清热凉血，燥湿杀虫。方用《千金》三物黄芩汤。方中黄芩、苦参，苦寒清热，燥湿杀虫；干地黄甘寒，滋阴凉血。三药合用，共奏清热凉血、燥湿杀虫之效。

本法现代多用于治疗产后感染及产褥热等病证，确有疗效。

（六）清热燥湿，杀虫止痒

本法适用于湿热之邪聚于前阴，郁积腐蚀，致糜烂痒痛，带浊淋漓，阴中生疮等症。此属湿热下注，腐败气血所致。治宜清热燥湿，杀虫止痒。方用狼牙汤。方中用狼牙一味煎汤，用棉帛浸入汤中，取出纳入阴道，或用汤液洗涤外阴，有清热燥湿、杀虫止痒的功效。

本法现代用于治疗阴道滴虫、霉菌性阴道炎，以及痔疮和皮肤性病等疾患，疗效显著。

（七）清热解毒散瘀

本法适用于面赤斑斑如锦纹，咽喉痛，吐脓血，或皮肤青紫块，面色灰青，时作咽痛，齿鼻衄血，身软肢酸，舌淡脉弱等症。此因感受阳热疫毒之气，营阴受邪热，耗血动血所致。治宜清热解毒散瘀。方用升麻鳖甲汤。方中升麻甘苦微寒，主解百毒，辟瘟疫邪气；鳖甲气味酸平无毒，软坚散结；佐当归苦温辛香入血，善解营卫之邪毒；甘草甘平生用解百毒，蜜炙入脾扶中祛邪外出；妙在用蜀椒辛温，雄黄苦寒，禀纯阳之色，领诸药以解阳毒。合而用之，共起清热解毒散瘀之效。

本法临床上现代多用于治疗热瘀型紫癜、红斑狼疮等疾患，有一定的疗效，供临证参考。

（八）解毒散瘀护阴

疫疬之气，入侵营血，阴失濡养，出现面目赤、身痛如被杖、咽喉痛的阴毒症状。治宜用升麻鳖甲汤去雄黄、蜀椒解毒护阴。方中升麻升散解毒；鳖甲配当归入阴，滋阴养血散血；甘草缓中解毒。诸药合用，使毒去津复而愈。

本法现代可治疗类风湿关节炎、红斑狼疮等疾病，若辨证准确，疗效卓著。

（九）清热解毒，杀虫化湿

足厥阴肝经环绕阴器，上循于咽，故湿热下注于前阴表现前阴溃烂，也可循经上冲，可见咽喉干燥，表现为狐惑病，可边服清热燥湿解毒方药，再以苦参汤外洗前阴患处，使湿热清，溃烂敛。

第三节　和解法

顾名思义，"和解"具有缓和、调和、调畅、疏解之意。凡是通过缓和、调和的作用，以达到疏畅气机，调和脏腑，从而疏解病邪的治法，称为和解法，属于"八法"中的和法。

和法能使表里寒热虚实的复杂证候，脏腑阴阳气血的偏盛偏衰，归于平复。正如张介宾《景岳全书·和略》中所说："和其不和者也……务在调平元气，不失中和之为贵也。"

和法原为治疗少阳病而设，由于和解少阳的一些方剂兼有疏肝解郁的作用，因此，调和肝脾之法，也就归于和法之内。后世在这个基础上又有所发展，即凡是具有调和作用，或是它们的适应证类似少阳病的，如调和肠胃及治疗疟疾之法，都归纳于和法的范围。因此，根据和法的不同作用，大致可分为和解少阳、调和肝脾、调和肠胃等。其用药往往寒热并用、补泻兼施、表里双解、苦辛分消、调气和血。煎煮的方法多采用"去滓再煎"法，其目的在于使药性和合，不偏不烈，而利于和解。

使用和法时应注意：凡邪在肌表，未入少阳，或已入里，阳明热盛者，都不宜使用。因邪尚在表，误用和解，易引邪入里，发生他患；邪若入里，用之会贻误病情。凡劳倦内伤、饮食失调、气虚血弱而症见寒热者，亦非本法所宜。就其治法而言，少阳中风只宜清热疏达，祛风散邪，绝不可用吐下之法。若误用吐下，耗气伤津，不唯风火不去，而反助其深入，致心神失养，出现心悸不安、惊惕，少阳胆火上炎，枢机不利，邪正纷争于半表半里使然，故不可发汗。发汗则助长热势，更伤津液，促使邪气内传阳明，化燥成实而浊热之邪上攻心神，多有谵语征象。

一、和解少阳

和解少阳法，适用于邪在少阳，症见寒热往来，胸胁苦满，心烦喜呕，嘿嘿不欲饮食，口苦，咽干，目眩，舌苔白，脉弦细等。《医学心悟》指出："伤寒在表者可汗，在里者可下，其在半表半里者，惟有和之一法焉。"因为少阳位于半表半里，既不可发汗，又不能吐下，唯有用和解之法，既和里又解表，才能达到《伤寒论》中所说"上焦得通，津液得下，胃气因和，身濈然汗出而解"的目的。其代表方剂为小柴胡汤。由于少阳外邻太阳，内近阳明，故病邪每多传变，病情则常有兼夹，因此，临床运用本法，除和解少阳之小柴胡汤法外，尚有：和解少阳，兼以表散；和解少阳，兼通下里实；和解少阳，兼泄热去实；和解少阳，兼温化水饮；和解少阳，兼泄热安神；和解少阳，兼清热生津。

（一）和解少阳，扶正祛邪

和解少阳，扶正祛邪法具有疏利三焦、调达上下、宣通内外、和畅气机、扶正祛邪的作用。主要用于少阳病，症见往来寒热、胸胁苦满、嘿嘿不欲饮食、心烦喜呕、口苦、咽干、目眩、舌苔白、脉弦细等。主因正气不足，病邪侵入少阳，少阳枢机不运，正邪斗争，胆火内郁，进而影响脾胃之故。其代表方是小柴胡汤。方中柴胡气质轻清，苦味最薄，能疏少阳之郁滞；黄芩苦寒，气味较重，能清胸腹蕴热，以除烦满，柴胡、黄芩合用，可解半表半里之邪。生姜、半夏调理胃气，降逆止呕。炙甘草、大枣、人参益气和中，扶正祛邪。本法的临床运用，既要掌握其主治证候，又要懂得其灵活使用的方法。《伤寒论》第101条特别提出"伤寒中风，有柴胡证，但见一证便是，不必悉具"的使用原则，并推广运用于三阳同病，症见身热恶风，颈项强，胁下满，手足温而渴者；少阳阳明并病，症见发潮热，大便溏，小便自可，胸胁满不去者，或胁下硬满，不大便而呕，舌上白苔者；肝气乘脾，症见阳脉涩，阴脉弦，腹中急痛者；热入血室，症见寒热发作有时，如疟状，经水适断者；阳微结，症见头汗出，微恶寒，手足冷，胁下满，口不欲食，大便硬，脉沉紧而细，或呕而发热伴见脉弦以及瘥后发热等，都可证明其说。现代临床上广泛应用于感冒、疟疾、流行性腮腺炎、胆囊炎、急性病毒性肝炎、肾盂肾炎及其他泌尿系感染的发热、产后发热、小儿夜热，以及不明原因的发热等，均有较好的疗效。

（二）和解少阳，兼以表散

本法适用于太阳少阳并病，其证既有发热、微恶寒、支节烦疼之太阳桂枝证，又有微呕、心卜支结之少阳柴胡证，或出现心腹卒中痛。因太阳、少阳之证俱微，故治疗采用太阳、少阳兼顾的方法，用半量桂枝汤解表以治太阳，半量小柴胡汤和解以治少阳，和解与发表兼施，合成柴胡桂枝汤为本法的代表方。由于本法由《伤寒论》两个最重要的方剂组成，小柴胡汤既可和解少阳，又可调理肝胆脾胃，桂枝汤既可调和营卫，又可调理脾胃，两方相合，既能调和营卫气血，又可和解表里，疏利肝胆，调理脾胃，故临床治疗范围颇广。本法主要用于外感或缠绵不愈的胸部疾患，如感冒、肺炎、肺结核、胸膜炎等辨证为太少合并病者；脘部或腹部疼痛，证属肝胆郁热、脾胃气滞，如溃疡病、胆道感染、胰腺炎、结肠炎、胃炎等；神经系统疾病，如更年期障碍、神经衰弱、癫痫、癔症等辨证为肝脾（胆胃）不和者。

（三）和解少阳，通下里实

本法适用于治疗少阳病兼阳明里实，其证除往来寒热、胸胁满等少阳证外，还有心下急结或痞硬，或心下满痛，呕不止，郁郁微烦，便秘或下利臭秽等阳明里实证，故用小柴胡汤与小承气汤合方加减而成本法。方用小柴胡汤和解少阳，但因里实已成，故去人参、炙甘草，以免补中留邪。因阳明里热壅滞，故取小承气汤意，去苦温的厚朴，用大黄、枳实攻下热结，加芍药敛阴和营，缓急止痛，合为本法的代表方大柴胡汤。是方于和解少阳宣展枢机之中，兼以通下里实，而成少阳兼阳明里实两解之法。

本法现代大多用于治疗消化系统实热性疾病，如胆囊炎、胆石症、急性胰腺炎、溃疡病急性穿孔等辨证属于少阳阳明同病者，并认为方中柴胡、大黄以大剂量为佳。本法还可用于急性肝炎、慢性肝炎湿热壅滞阶段，一般多与茵陈蒿汤合用。大柴胡汤法是把整体治疗和局部治疗结合起来的典范。方中小柴胡汤属于整体调节，贯穿一个"和"字；小承气汤属于局部治疗，贯穿一个"通"字。通法与和法的巧妙结合，就是整体治疗与局部治疗的有机结合，也是本法广泛应用于肝胆胰胃肠几乎所有消化器官实热性疾病的关键。

（四）和解少阳，泄热去实

本法适用于大柴胡汤证误下后，而见胸胁满、呕吐、潮热、下利等，其病机除邪犯少阳、阳明里实与大柴胡汤证相同外，尚有正气偏虚的一面，故方用小柴胡汤以和解少阳，加芒硝泄热去实而成本法的代表方——柴胡加芒硝汤。该方因正气较虚，里实未甚，故较之大柴胡方，不取大黄、枳实之荡涤破滞，而用人参、炙甘草以益气和中，但药量较轻，为和解少阳兼通下实热之轻剂。在临床上，亦可用于大柴胡证邪微而正虚者。

（五）和解少阳，温化水饮

本法适用于少阳病兼水饮内结之证，其证除往来寒热、心烦、胸胁满微结等少阳证外，还有小便不利，渴而不呕，但头汗出等水饮内结证，故用小柴胡汤化裁而成本法的代表方——柴胡桂枝干姜汤。方中柴胡、黄芩同用，能和解少阳之邪；栝楼根、牡蛎并用，能逐饮开结；桂枝、干姜、炙甘草合用能振奋中阳，温化寒饮；因不呕，故去半夏、生姜；因水饮内结，故去人参、大枣之甘温壅补。全方体现了和解少阳、温化水饮之法。

《金匮要略·疟病脉证并治》用本法治疗寒多热少或但寒不热的疟疾。后人颇多用于治疗寒象比较明显的疟疾，或类似于疟疾的发热恶寒。现代多用于肝胆有热，脾虚有寒的慢性肝病、慢性胆囊炎、慢性胃炎、结肠炎、溃疡病等。

（六）和解少阳，泄热安神

本法适用于伤寒误下，病入少阳，邪气弥漫而形成表里俱病、虚实互见的变证。其证除胸满、小便不利、一身尽重、不可转侧等邪陷少阳，枢机不利，决渎失职，阳气内郁等证之外，还有烦惊、谵语等少阳相火夹胃热上扰、心神被劫等证，故用小柴胡汤加味而成本法的代表方——柴胡加龙骨牡蛎汤。因患者证在少阳，故治以小柴胡汤以和解枢机、扶正祛邪为主，加桂枝可使内陷之邪外解。龙骨、牡蛎、铅丹重以镇怯而止烦惊；大黄泄热和胃而止谵语；茯苓宁神，通利小便；因邪热弥漫，故去甘草之缓，以求病邪速去，使错杂之邪得从内外而解。

本法在现代运用上，不在于和解少阳，而重在清肝热，疏肝气、清化痰热，宁心安神，用以治疗多种精神疾病、神经系统疾病、心血管疾病，如癫痫、精神分裂症、神经官能症所致不寐、高血压及其引起的神经症状。此外，还用于甲状腺功能亢进等疾病的治疗。

（七）和解少阳，清热生津

小柴胡汤的加减法中有若渴者，去半夏加党参足前四两半，栝楼根四两，渴者，是邪热伤津较著，故去温燥之半夏，加重人参用量以益气生津，并伍以天花粉清热生津。《金匮要略·疟病脉证并治》用本法治疗疟病发渴者，亦治劳疟。因疟邪"每伏藏于半表半里"，用小柴胡汤和解达邪为其正治，故用小柴胡汤加减而成本法的代表方——柴胡去半夏加栝楼根汤。因口渴为热盛津伤之象，故去半夏的辛燥，加栝楼根甘苦凉润，以清热生津。其法与小柴胡汤证第二个加减法"若渴，去半夏，加人参合前成四两半、栝楼根四两"（96条）略同，因此，临床上除用于疟疾外，还可用于小柴胡证里热津伤口渴者。

二、调和肝脾

调和肝脾法，适用于肝气郁结，影响脾胃所致的胸胁胀满、手足厥逆、腹痛、妊娠胎动不安等肝脾失调，或肝胃不和的证候。常用柴胡、当归、芍药、白术、甘草、茯苓等疏肝理脾之药为主组成方剂，以疏泄肝气，调理脾胃。代表法如疏肝和胃，透达郁阳；养血疏肝，健脾利湿；养血健脾，清化湿热等。

（一）疏肝和胃，透达郁阳

本法适用于肝胃气滞，阳郁所致四肢厥逆或伴有胸胁胀满、腹痛、泄利卜重等，以四逆散为本法的代表方。方中柴胡疏肝解郁，透达阳气；枳实理气散结，以利脾胃；二药合用，一升一降，解郁开结，疏达阳气。芍药、甘草酸甘化阴，而柔肝缓急。四药合用，有调理肝脾之功，且柴胡、枳壳入气分，芍药能入血分，又有调和气血之功。肝脾和顺，气血调畅，使阳气通达，则厥逆等症自愈。

本法疏肝和胃，透达郁阳，宣达郁滞，缓急止痛，故临床应用甚广。如胃炎、消化性溃疡、肝胆疾患、妇女月经不调、盆腔炎、乳房胀痛、颈部淋巴结肿大等，凡临床辨证属肝郁气滞者，均可以本法为基础，加减使用。

（二）养血疏肝，健脾利湿

《金匮要略·妇人妊娠病脉证并治》用本法治疗"妇人怀娠，腹中疞痛"，在《金匮要略·妇人杂病脉证并治》又主"妇人腹中诸疾痛"，可见本法是治疗妇人腹痛诸症的良法。其代表方为当归芍药散。方中重用芍药泻肝木而安脾土，合以当归、川芎调肝养血，白术补脾燥湿，配合茯苓、泽泻渗湿泄浊。如此，则肝脾两调，腹痛等症自愈。

本法现代主要用于妇产科疾病，如痛经、月经不调、功能性子宫出血、胎位异常、妊娠坐骨神经痛、习惯性流产、卵巢囊肿等辨证为肝郁脾虚、水湿内滞者，均可以本法加减治疗。

（三）养血健脾，清化湿热

本法在《金略要略》中主治安胎保产，认为妇人妊娠，宜常用本法。其代表方为当归散。因为妊娠后，耗血多而血虚，血虚易生热；脾不健而失运，则饮食不为精微而湿留。在这种情况下，血虚湿热留聚，最易影响胎儿。当归散中当归、芍药补肝养血，合川芎能疏气血之滞，白术健脾除湿，黄芩坚阴清热，合而用之，可以养血健脾，清化湿热，以奏安胎之效。后人常以白术、黄芩二味，作为安胎要药，其法即源于此，但仅宜脾弱湿热不化之证，非泛治之方，这点应该明确。

（四）调和肝脾，清热降逆

《金匮要略·奔豚气病脉证治》有"奔豚气上冲胸，腹痛，往来寒热"，由于肝血虚则肝气易郁。气郁日久使渐渐化热，若突然遭受情志刺激，就可能发为奔豚气病。肝气随冲脉上逆，遂自觉有气从少腹上冲至胸，此较气上冲至咽喉稍轻。肝气横逆，乘犯脾胃，故腹痛。仲景制方奔豚汤，以甘李根白皮清热下气为法，佐以生葛、黄芩生津清热，当归、川芎调肝理血，芍药、甘草缓急止痛，生姜、半夏和冲降逆。

三、调和肠胃

调和肠胃法，适用于邪在肠胃，以致功能失调，寒热错杂，出现脘腹痞满、恶心呕吐、腹痛或肠鸣泄泻等症。治疗多以寒热并用、辛开苦降为法，以调整肠胃功能。常用干姜、黄连、黄芩、半夏、人参、甘草等药物为主组成方剂以调和肠胃。代表法如和中降逆消痞；和胃消痞，宣散水气；和胃补中，降逆消痞；和胃润燥，降逆止呕；清上温下，和胃降逆；清上温下，辛开苦降；辛开苦降，清热化痰开结等。

（一）和中降逆消痞

本法治疗脾胃不和、寒热错杂、升降失常所致心下痞、呕吐、下利、肠鸣等。以半夏泻心汤为本法的代表方。方中半夏、干姜辛温散寒，降逆和胃；黄芩、黄连苦寒泄热消痞；佐以人参、甘草、大枣甘温补益脾胃，而助健运。诸药配合，为辛开苦降、寒温并用、阴阳并调之法，从而达到恢复中焦升降、消除痞满的目的。

和中降逆消痞法临床运用广泛，尤其是治疗消化系统疾病的良法，如急性胃肠炎、慢性胃肠炎、胃溃疡、慢性痢疾或慢性胆囊炎，辨证见寒热夹杂者均可应用。

（二）和胃消痞，宣散水气

本法治疗脾胃不和较甚，寒热错杂，升降失常，又兼水饮食滞所致心下痞硬、干噫食臭、腹中雷鸣、下利等。以生姜泻心汤为本法的代表方。方用半夏泻心汤减干姜用量，另加生姜而成。重用生姜，取其宣散水气、和胃降逆止呕，更与半夏相配，以增强和胃降逆化饮之功。黄芩、黄连与生姜、半夏相伍，仍属辛开苦降、寒温并调之法，更佐以人参、甘草、大枣补益脾胃，共奏和胃消痞、宣散水气之功。

临床应用与半夏泻心汤方略同，可视为半夏泻心汤证兼水饮食滞者的加减法。

（三）和胃补中，降逆消痞

本法治疗中虚较甚、脾胃不和、寒热错杂、升降失常所致痞、利俱甚，腹中雷鸣、谷不化、干呕、心烦不得安等。以甘草泻心汤为本法的代表方。方用半夏泻心汤加重炙甘草用量而成。重用炙甘草调中补虚正，是针对中虚较甚而设，余义与半夏泻心汤相同。

临床运用与半夏泻心汤亦大致相同，可视为半夏泻心汤证兼中虚较甚者的加减法。此外，按《金匮要略》记载，本法还可以治疗狐惑病，现在用于治疗复发性口腔溃疡亦颇有效。

（四）和胃润燥，降逆止呕

本法治疗虚寒胃反，朝食暮吐、暮食朝吐之证。以大半夏汤为本法的代表方。方中重用半夏降逆止呕，人参扶正补虚，白蜜滋阴润燥，乃降逆、扶正、滋燥三法并施，共奏和胃润燥、降逆止呕之功。

现在临床上本法多用于治疗神经性呕吐、胃癌、贲门痉挛、幽门梗阻、胃扭转、溃疡病、妊娠恶阻等，凡辨证属虚寒性胃反者，皆可用本法加减使用。

（五）清上温下，和胃降逆

本法治疗上热下寒所致的呕吐、腹痛证。以黄连汤为本法的代表方。方乃半夏泻心汤去黄芩加桂枝而成。重用黄连以清在上之热；干姜以温在下之寒；半夏降逆止呕；桂枝通阳散寒；人参、甘草、大枣益胃和中。合为清上温下、调和脾胃、恢复中焦升降之法。本法与半夏泻心汤法虽仅一药之差，但主治病证各有不同。半夏泻心汤法治寒热错杂于中，以心下痞、呕吐、下利为主症，故黄芩、黄连、干姜、半夏并用，以解寒热互结之势。本法主治寒热之邪分踞上下，以呕吐、腹痛为特征，故去黄芩加桂枝，则取其宣通上下阴阳之功。

临床上可用于治疗急性胃肠炎、慢性胃肠炎、胃及十二指肠球部溃疡、急性胰腺炎、慢性胰腺炎、慢性胆道感染、痢疾等辨证属于上热下寒者。

（六）清上温下，辛开苦降

本法治疗上热下寒所致的呕吐下利证，予干姜黄芩黄连人参汤。方中以黄芩、黄连清上热，人参补中气，干姜祛下寒，起到辛开苦降、清上温下、调和脾胃之功。临床可用于治疗急性胃肠炎、慢性胃肠炎、痢疾等属于中虚夹热或上热下寒者。

（七）辛开苦降，清热化痰开结

《伤寒论》第138条云："小结胸病，正在心下，按之则痛，脉浮滑者。"邪热与痰饮结于胸脘，以小陷胸汤治之，方中栝楼实清热化痰，半夏降逆消痞，黄连泄热降火，半夏与黄连配伍，辛开苦降，得栝楼实之清热化痰，开痞散结。可用于治疗急性胃炎、急性胆囊炎、胸膜炎等。

第四节　通下法

通下法是荡涤肠胃、泻下里实、逐邪外出的治疗大法，具有清下实热、通利大便、排除燥屎、消痞导滞、攻泄热邪、逐水涤痰、温通寒积、破血逐瘀、散结消痈、排脓解毒、和络止痛等多种功能。凡邪结胸腹肠胃，瘀阻下焦，燥屎内结，宿食积热，痰饮停留，瘀血积聚，出现腹满、疼痛拒按以邪实正不虚为主要证候特点的一类疾病，均可使用。

通下法的运用，以攻逐里实为目的。里实证的形成不仅与素体强弱有关，而且与感受寒、热、燥、湿及伤食、蓄瘀密不可分。其临床表现亦因之出现热结、寒结、燥结、蓄血之不同而有所区别，故其立法当根据不同证型而定，分为通腑泄热、温下寒实、润肠通下、通瘀破结四大类型。

里实证的证候较为复杂，且病情多有兼夹，故通下法在具体运用过程中，当斟酌表里虚实及轻重缓急，正确处理以下三种情况：一为表里同病，里实不甚之时，治当解表为先，正所谓"本发汗而反下之，此为逆也"；若表证未解，但里实已甚且急之时，则应攻下为急，即所谓"本先下之而反汗之，此为逆也，若先下之，治不为逆"；若表里同病，病情相对均衡者，又当表里同治。其中或偏于治表，或偏于治里，或表里均衡用药，自当随机权衡。二为使用通下之剂时，既要注意实证的表现，又要注意有无虚证的存在。一般情况下，偏里实者，应通下为主，兼顾其虚；偏于虚者，应重在补虚，兼通其实；对于虚证明显，里实已甚，不得不攻者，又当急下，此乃釜底抽薪之法；对于老年体虚、新产血亏或病后津伤，以及亡血家、孕妇等，虽有大便秘结之证，亦不可专事攻下或禁用下法。三为泻下之剂，大都易耗伤胃气，损失津液，应注意得效即止，不宜久用。同时应注意饮食调节，不宜食用油腻及不易消化的食物。

一、通腑泄热

通腑泄热法是攻下腑实、清泄热结诸法的总称，属实热阻滞胃肠、腑气不通证之治疗大法。

胃肠属阳明之腑，"阳明之上，燥气治之"，若外邪侵袭，阳明从热化燥，燥热与肠中糟粕互结，阻塞不通，则出现阳明腑实证；或邪气内闭，化燥成实，劫灼津液，不能濡养筋脉而成痉病；或宿食壅滞化燥内阻而成宿食证；或燥实内盛，热结旁流出现下利证等皆用此法。此外，近代研究发现，本法具有抗菌、排毒、解痉、利胆的作用，故常用于治疗急性胰腺炎、胆囊炎、胆石症、肺炎、急性阑尾炎、急性病毒性肝炎、乙型脑炎、结膜炎等多种疾病。

通腑泄热法在具体运用中，应根据燥热的程度和腑实阻滞的轻重，分别采用攻下实热、荡涤燥结，泄热和胃、润燥软坚，泄热通便、破滞除满，疏导肠胃、荡涤实邪，行气通下等不同治法。另外，阳明腑实，多有兼夹，或兼表邪不解营卫不和，或兼湿热阻滞积滞内盛，故在通腑泄热法中，又当兼用调和营卫或化湿消积之法。

（一）攻下实热，荡涤燥结

攻下实热，荡涤燥结法，主要用于热结大肠的阳明腑实重证。症见发热汗多，手足濈然汗出，潮热谵语，矢气频转，日晡所发潮热，腹满硬痛，或绕脐痛，大便不通，或热结旁流，心烦谵语，甚则神昏，发则不识人，循衣摸床，惕而不安，微喘直视，目中不了了，睛不和，舌苔焦黄起芒刺或焦黑燥裂，喘冒不卧，四肢不温，脉沉迟有力或滑迟属阳明燥实阻滞，腑气不通，痞满燥实俱甚之证；或阳明燥热阻滞，津液耗伤尤重之时；或少阴热化太过，津液耗损，燥结阳明者；或用于角弓反张，卧不着席，胸满口噤，脚挛急，龄齿等因邪气内闭，化燥成实，热劫津液，不能濡养筋脉的痉病；或用于宿食内阻肠胃，化燥成实，出现腹满痛，大便不通，或下利不爽，不欲食，脉数而滑的宿食证；或用于下利臭秽量少，腹部满痛拒按，按之有坚硬感，脉滑实有力，属热结旁流的下利证；或用于燥实内阻，腑气不通的腹满，症见腹满不减，减不足言，大便不通等。

上述诸证，虽证候轻重不尽相同，但病机一致，故皆用此法。代表方为大承气汤。根据上述证候，有学者总结出大承气汤的应用指征是"痞、满、燥、实、坚"。方中大黄苦寒，泄热去实，推陈致新；芒硝咸寒，润燥软坚，通利大便；厚朴苦辛温，行气除满；枳实苦辛微寒，破气消痞。四药为伍，共为攻下实热、荡涤燥结之峻剂。

（二）泄热和胃，润燥软坚

泄热和胃，润燥软坚法，适用于阳明燥实初结，热邪初入胃中燥伤津液，燥热偏甚，痞满不重者。症见蒸蒸发热，濈然汗出，腹胀不大便，心烦，甚则谵语，不食，苔黄燥，脉沉实有力等"胃气不和"证等。治用和下的调胃承气汤。方中大黄苦寒泄热，推陈致新，以去实热；芒硝咸寒，润燥软坚，泄热通便；甘草甘平和中，顾护胃气，使泄下而不伤正。三药为伍，共为泄热润燥、软坚通便之剂。

泄热和胃、润燥软坚法与攻下实热、荡涤燥结法虽都为腑实证而设，但本法重在泄热润燥，而攻下之力较弱，除满消痞之力不足；上法不仅泄热攻下之力峻猛，且除满消痞之力亦宏。

（三）泄热通便，破滞除满

泄热通便，破滞除满法，是张仲景运用最多的一种攻下法，主要通过通泻大便，使邪热瘀阻从下而出，适用于阳明病实热内结较轻，痞满之证偏重的患者。症见发热汗多，潮热，心烦，甚则谵语，腹大满不通，大便秘结或热结旁流下利，舌质红苔黄而干，脉来滑疾，应用指征"痞、满、实"；或虽有大承气汤某些证候而又表证不解，或未见沉迟有力之脉，出现脉疾、脉弱等疑似脉时；亦可用于杂病下利证，属燥实内阻，腑实内盛，症见下利谵语，脉来滑数，粪便黏秽，腹满痛拒按，舌苔黄厚干燥者。治用小承气汤，于大承气汤方中去芒硝，减厚朴、枳实用量，将三药同煎。方中大黄苦寒泄热去实，推陈致新；厚朴苦辛温，行气除满；枳实苦辛微寒，理气消痞。三药同用，共奏泄热通便、破滞除满之效。

泄热通便、破滞除满法与泄热和胃、润燥软坚法虽都主治阳明腑实证，但本法以破滞除满通下大便见优，而上法以清热润燥软坚之力见长。

（四）疏导肠胃，荡涤实邪

疏导肠胃，荡涤实邪法，用于支饮腹满证。症见"咳逆倚息，短气不得卧，其形如肿，且伴腹满，腹中痛，大便闭结"等。支饮水停胸膈，阻碍肺气肃降，故咳逆倚息，短气不得卧；胃肠燥实内阻，腑气不通，故见腹满，腹中痛，大便不行。本病重点在于气滞，肺与大肠互为表里，二者气机皆以降为顺，现腑气壅阻，气机不降，则致肺气上逆，故急用疏导肠胃，荡涤实邪之法，使腑气通而肺气自降。方用厚朴大黄汤主治。药用厚朴为君，佐枳实破气除满，并有降肺气之功；大黄通腑泄热，荡涤实邪。三药合用，以行气破滞、通便除满，腑气通，肺气降，则诸症自除。

（五）行气通下

行气通下法，适用于实热积滞，腑气不通，气滞较甚的腹满。症见腹部胀满，疼痛拒按，大便不通，但按之腹软无物。本病重点在于气滞。治拟行气通下。代表方为厚朴三物汤。方中厚朴为君，用量倍于大黄，并配枳实，重在行气除满；用大黄泄热荡实通下。

小承气汤、厚朴三物汤、厚朴大黄汤方名不同，药味无异。由于药量不同，煎药方法各殊，故药效稍有区别。小承气汤中，厚朴三两，枳实大者三枚，大黄四两，因以大黄为君，故以治积滞为主；厚朴三物汤中，厚朴八两，枳实五枚，大黄四两，因用厚朴为君，故以治气滞为重；厚朴大黄汤中，厚朴一尺，大黄六两，枳实四枚，因厚朴、大黄皆重用，故用治胀积俱重之证。

（六）行气除满，调和营卫

行气除满，调和营卫法，属表里双解之法，用于腹满兼表证不解的患者。其表由风寒侵袭，营卫失调引起。症见发热脉浮，或伴微恶风寒，汗出，头痛等。因表证日久，有入里化热之势，故表证较轻；其里为阳明腑实，宿食阻滞，气机不通而成，故见腹满大便不通，脉数，饮食如故。因属宿食初结，尚未出现腹大满不通，潮热谵语，反不能食等腑实重证表现，说明里证亦轻，但若表里两证对比，则里证稍重。厚朴七物汤为其代表方。厚朴七物汤由厚朴三物汤合桂枝汤去芍药组成，是解表行气通下剂，用于表证未已邪又入里，气滞不通者。应用指征即表证兼见"腹满，食如故"。用厚朴三物汤（其中大黄用量较轻）消满以除里实；用桂枝汤调和营卫以解表邪，因其邪欲入里，有化热之势，故去芍药酸敛之品，更有利于祛邪。仲景云："腹满不可用芍药，故去之可也。"

承前所述，表里同病，治法有三：若表证急，一般应先表后里，此乃常法；若里证重且急，则应先里后表，此乃变法；若表里相对均衡者，可表里同治。

（七）泄热和胃，缓急降逆

泄热和胃，缓急降逆法，为胃肠实热呕吐而设。其应用指征为"食已即吐"。用于实热结滞胃肠，大便秘结导致胃气上逆的胃反呕吐者。症见食入即吐，是食物入胃不能停留而反出，所谓幽门不通上冲吸门是也。食已即吐，或呕吐酸腐是阳明热结，腑气不通，冲逆于上所致，乃《素问·至真要大论》的"诸逆冲上，皆属于火"之类。腑气不通，大肠传导失职，则大便秘结；火性上炎急迫，胃失和降，故食已即吐。治用大黄甘草汤。用本方通泻大便，使胃肠邪热下出，则胃气降而呕吐已。其中大黄苦寒泻火通下，直折火势。正如王肯堂所云："吐而不已，有升无降，则当逆而折之，引令下行，无速于大黄者也，故不禁也。"甘草缓急调胃。二药为伍，共奏泄热和胃、降逆止呕之功。

（八）下气消积，通利二便

下气消积，通利二便法，适用于湿热伤阴之转筋。所谓转筋，是指四肢拘挛作痛的病证，一般多见于下肢，严重时，其痉挛现象可从两足牵引小腹作痛，称为转筋入腹。《金匮要略浅注》云："转筋之为病，其人臂脚直，不能屈伸，是转筋之证也。脉长直而上下行，微中不和而弦，是转筋之脉也。转筋痛不能忍，甚而入腹者，牵连少腹拘急而剧痛，为肝邪直攻脾脏，以鸡屎白散土之。"

转筋一证，其发生原因及病机不止一种，故其治法多有不同。本法仅为湿热伤阴转筋而设，方用鸡屎白散。鸡屎白性寒下气，通利二便，泻其致病之因，转筋即可随之即愈。

二、温下寒实

温下寒实法,是仲景主治腹满寒疝所确立的治法之一,主要适用于阳气不足,寒实内结肠胃,腑气不通;或暴感秽邪,寒实壅滞肠胃,出现腹满疼痛,大便不通等。

温下寒实法,包括温里攻下、温开峻攻和温寒攻坚三种。

(一)温里攻下

温里攻下法,适用于腹满,属寒实内阻肠胃,腑气不通且伴阳气不足的虚实夹杂证。症见胁腹疼痛,腹满,得温则减,大便不通,脉紧弦,可伴恶寒肢冷,舌苔黏腻等。由于寒邪积滞内停肠胃,气滞不通,故腹痛;阴寒之气上乘结于胁下,偏着一处,故胁下痛;寒实内阻,腑气壅闭,故大便不通;阳气不足,寒邪内盛,故有恶寒、肢冷、舌淡苔腻;脉弦紧等皆主寒主痛,为寒实内结之证。或有发热,则为阳气被郁引起,非太阳表热或阳明里热可比。治用大黄附子汤。方中大黄苦寒,走而不守,开郁破结;附子、细辛大热,温阳散寒。三药合用,则寒邪散,大便通,腹痛自止。

(二)温开峻攻

温开峻攻法,适用于寒痰水饮凝聚的寒实结胸证,本方应用指征是“无热证”,症见无发热,口燥烦渴,脉数,苔黄等。治用三物白散。方中用大辛大热之巴豆祛寒开凝以攻逐痰水,以贝母、桔梗宣肺开结而消除痰浊。

(三)温寒攻坚,宣肺利膈

温寒攻坚法用于寒疝,以患者突然出现心痛腹胀、大便不通为证候特点,是暴感寒邪秽气,壅塞肠胃,正气伏抑所致。寒主收引,气机不通,故心痛;腑气壅滞,寒实阻塞,故腹胀满疼痛,大便不通;证属寒实阻滞,故无发热、口渴等热象表现,治用走马汤。方中巴豆大辛大热,峻下冷积,速破寒结;佐杏仁苦温,以利肺与大肠之气,使邪从下泄更速,有如走马之势立竿见影,故名走马汤。

三、润肠通下

润肠通下法是指滋润肠道、通下燥结的一种治法。用于肠中津伤为主,胃中燥热不甚的阳明实证。

临床根据津伤的轻重和燥热的程度不同,又见胃燥脾约和津伤便硬两种证型,故治疗当分为润下缓通和导下通便两种具体治法。

(一)润下缓通

润下缓通法是仲景为脾约证设立的具体治法。《伤寒论》第247条云:“趺阳脉浮而涩,浮则胃气强,涩则小便数,浮涩相搏,大便则硬,其脾为约,麻子仁丸主之。”

成无己说："趺阳者，脾胃之脉诊。浮为阳，知胃气强，涩为阴，知脾为约。约者，俭约之约，又约束之约。《内经》曰：'饮入于胃，游溢精气，上输于脾，脾气散精，上归于肺，通调水道，下输膀胱，水精四布，五经并行。'是脾主为胃行其津液者也。今胃强脾弱，约束津液不得四布，但输膀胱，致小便数，大便难。与脾约丸通肠润燥。"因其燥热不甚，故一般无恶热、潮热、谵语、烦躁、腹满硬痛拒按等症，故与阳明燥实承气汤类证有轻重之别。

麻仁丸方，为润肠通便缓下剂，用于胃肠燥热，津阴耗伤，不能濡润肠道；或胃强脾弱，不能为胃输其津液，使水液走小肠，小便频数而成"脾约"之证，引起大便干燥难下之便秘。本方的应用指征是：大便虽难而腹无所苦，即没有"痞、满、实"等症状。组成为小承气汤加麻子仁、杏仁、芍药，取麻子仁为君，润肠滋燥，通利大便。配杏仁润肺肃降，使气下行，并具有润肠道通大便的功能。芍药和营缓急而养阴。大黄、枳实、厚朴泄热去实，行气导滞。以蜜为丸，取其缓通润下之义。

本法为攻补兼施之法，若单纯阴伤津枯便结，而无燥热者，不得用之。

（二）导下通便

导下通便法适用于阳明病本自汗出，再行发汗，致津液大伤，加之小便自利，津液内竭，以致大便结硬，干涩难解，即前人所述，无水舟停之证。此时虽大便硬，而无腹部满痛之苦，不可用攻法。当待津液还于胃中，自欲大便，燥屎已至直肠，迫近肛门难以解出之时，取因势利导之法，方用蜜煎导，即蜜煎做成坐药，插入肛门，取其润燥导便通下。应用指征是：腹无所苦，身无所痛，仅欲便而难解。亦可用猪胆汁注入肛门直肠，以宣气清热，导下通便。还可用土瓜根。以上三法，皆为从肛门纳入，使魄门润滑，则大便自然可下。此法开后世治便秘从肛门纳药之先河。

四、通瘀破结

通瘀破结法，是指凡能通下瘀血热结以解除蓄血证候的一类治法。此法主要用于血热互结下焦的蓄血证；或用于邪热壅滞，腐败气血引起的肠痈；或用于太阳病误下邪陷太阴兼阳明实邪内阻之证。

血是营养人体的重要物质，《难经》说："血主濡之。"假使由于某种原因，致血行不畅，瘀蓄内停，则生诸病，皆当以此法治疗。

使用通瘀破结法，不仅要注意病情轻重缓急，而且应注意患者病程的久暂、体质的强弱及疾病的兼夹情况。若血热内蓄较轻，且有表证者，先当解表。表解已，乃可攻之。因其血结轻而病程短，故用通瘀破结轻剂即可；若蓄血重且急者，无论有无表证，皆当破血逐瘀为主，宜用通瘀破结峻剂施治；若蓄血重而病势较缓者，可用逐瘀峻剂，但应改汤作丸，以峻药缓图为妙；若瘀热腐败气血，化痈成脓者，当清热化瘀、败毒排脓并行。

通瘀破结法，用药力量峻猛，只适用于邪盛而体质壮实之人，若体虚、年老、孕妇，或有失血史者当禁用或慎用。

（一）通下瘀热

通下瘀热法适用于太阳蓄血轻证。症见小腹急结，小便自利，其人如狂。为太阳之邪化热入里与瘀血搏结下焦所致。治用桃核承气汤。方中以大黄苦寒为君，清热凉血，活血止血，祛瘀生新；桃仁苦平微甘，破血化瘀；桂枝辛温，宣通阳气，温通经脉。三药合用，可加强化瘀之力。芒硝咸寒，泻下除热，硝黄并用则通下瘀热之力更强。甘草甘平，调和诸药。

（二）泄热破血逐瘀

泄热破血逐瘀法适用于太阳随经、瘀热在里的太阳蓄血或阳明蓄血重证。证候以发狂，小腹硬满疼痛，小便自利，或喜忘，大便硬色黑易解，脉沉结或身黄等为主要表现。其病因病机可因太阳之邪不解，化热入里，侵入血分，形成瘀血与热邪互结，阻于下焦；或素有久瘀血与阳明之邪热互结，阻于肠胃所致。治用抵当汤。方中水蛭、虻虫直入血络，破血逐瘀；桃仁活血化瘀；大黄泄热导瘀。四药合用，共为攻逐瘀血峻剂。

使用此方多有下血，切记中病即止，不可久服。

（三）泄热破血逐瘀，峻药缓投

本法适用太阳蓄血重证，病势较缓者。以其人发狂，小腹硬满疼痛，小便自利，脉沉结等为主要证候特点。为太阳表邪不外解，化热入里，热与瘀血博结下焦所致，因其证重而势缓，故用抵当丸。其应用本方的指征为：蓄血之病程长、病势缓、邪结深，以汤易丸，缓攻慢逐，才能使瘀消热散。

抵当丸与抵当汤用药完全相同，仅方中水蛭、虻虫剂量减轻三分之一，桃仁减轻五分之一，且改汤作丸，取其峻药缓攻之义。本方药力虽较抵当汤方缓，但仍属峻剂，故亦当注意"晬时当下血；若不下者，更服"之告诫，不宜久服。

（四）逐瘀泄热，散结消痈

逐瘀泄热，散结消痈法，是仲景治疗肠痈的主法之一，多用于营热稽留、血瘀肠中之肠痈早期，尚未成脓者。症见少腹部肿胀而痞硬，用手指按肿处，则疼痛如淋病状，但小便自调，全身时时发热，自汗出，复恶寒，脉象迟紧有力。此类证候的出现，皆因热毒内聚，营血瘀结肠中，进而正邪相争，在外可导致营卫失调，在内则热郁肝经不利所致。治用大黄牡丹汤泄热消肿、逐瘀散结。方中大黄、芒硝荡涤实热，通其壅滞；牡丹皮、桃仁凉血逐瘀；瓜蒌仁散痈消肿。

本法用于肠痈，无论成脓与否，皆可应用，从方后"顿服之，有脓当下，如无脓，当下血"可知。不过本方用于已成脓的肠痈时，应当慎重。

（五）排脓消痈，通阳散结

排脓消痈，通阳散结法，是仲景用于治疗寒湿肠痈脓已成的主方，适用于肠痈晚期，痈脓已成，正气不足，寒湿较甚之时。证候出现肌肤干燥粗糙，如鳞甲之状，腹部如肿，腹皮紧急，但按之濡软，脉数无力等。上证皆因肠痈日久，营血郁滞，热毒结聚局部，阳气不足所致。治用薏苡附子败酱散，排脓消肿，振奋阳气。药用薏苡仁泄湿而消痈肿；败酱草破瘀排脓；附子振奋阳气，散结以行气滞。服后可使污秽脓血从大便而出。

本方与大黄牡丹汤虽都为治肠痈佳方，然主治证候各有侧重：前方主治偏于实热脓未成，故重在攻下实热，凉血解毒，逐瘀散结，实有杜绝成脓之势；本方主治偏于寒湿脓已成，故重在排脓散结，振奋阳气，有扶正祛邪之意。

（六）通阳和络，泻实止痛

通阳和络，泻实止痛法，是《伤寒论》太阳病误用下法，邪陷太阴而成阴实证的主治大法。其证候表现以腹部大实痛为特点。病机为误下伤脾，气滞不运，脾络瘀阻，且伴阳明浊气壅阻所致。桂枝加大黄汤为其代表方。

本方即桂枝加芍药汤再加大黄组成。方中桂枝配甘草，辛甘通阳；生姜、大枣、甘草补脾和胃；芍药缓急止痛、活血和络，与甘草为伍，尚有酸甘益阴之妙；少加大黄以泻实导滞。六味为伍，共奏通阳和络、泻实止痛之效。

第五节　利水祛湿法

利水祛湿法是通过化湿行水、通淋泄浊作用，治疗水湿为病的一种方法。

湿与水，异名同类。湿为水之渐，水为湿之积。湿邪为病，有外湿、内湿之分。外湿者，每因居处卑湿，阴雨湿蒸，冒雾涉水，汗出沾衣，人久处之，则邪从外侵，常伤及肌表经络。症见恶寒发热，头胀身痛，肢节酸痛，或面目浮肿等。内湿者，每因恣啖生冷，过饮酒酪，肥甘失节，则湿从中生，多伤及脏腑。症见脘腹胀满，呕恶泄利，水肿淋浊，黄疸，痿痹等。然肌表与脏腑，表里相关，外湿可以内传脏腑，内湿亦可外溢肌肤，故外湿、内湿又常相兼并见。人身之中，主水在肾，制水在脾，调水在肺，故水湿为病，与肺脾肾有密切关系，脾虚则生湿，肾虚则水泛，肺失宣降则水津不布。当然他脏如三焦、膀胱亦与水湿相关。三焦气阻则决渎无权，膀胱不利则小便不通，所以治疗上须紧密联系脏腑，辨证论治。

湿邪伤人，常与风、寒、暑、热相间，人体又有虚实强弱之分，所犯部位又有表里上下之别，病情亦有寒化、热化之异。因此，湿邪为病较为复杂，利水祛湿之法亦种类较多。大抵湿邪在外在上者，可表散微汗以解之；在内在下者，可芳香苦燥以化之，或甘淡渗利以除之；从寒化者，宜温阳化湿；从热化者，宜清热祛湿；水湿壅盛，形气俱实者，又可攻下以逐之。故其治法可以分为辛温散寒除湿、清热利湿、利水渗湿、温化水湿、逐水法等。其中逐水法单列一节，此不赘述。

利水祛湿法，临床应用时，应注意以下几点：①本法多由芳香温燥或甘淡渗利之药组成，易于耗伤阴津，故对素体阴虚津亏、病后体弱以及孕妇等，均应慎用。②湿邪属阴邪，其性重浊黏腻，最易阻碍气机，而气滞不行，又使湿邪不得运化，故本法常配伍理气之品，以求"气化则湿亦化"。

一、辛温散寒除湿

辛温散寒除湿法，主治外湿为主所致湿病，以发热身重、骨节疼烦为主症。湿从外来多兼风夹寒，由于兼邪不同，体质各异，因之病情变化亦有所不同。如湿邪偏重，是以身重疼痛为主症；偏于寒湿，则其痛较甚；偏于风湿，则多走窜关节。同时，湿为阴邪，最易伤人阳气。若湿邪遏抑表阳，表气不虚，无论寒湿、风湿，病变多为表实证。

湿病因有内湿、外湿之不同而治法各异。内湿，当利其小便；外湿，须微微发汗。如寒湿在表，宜麻黄加术汤；若湿盛阳微，虽有表证当选用桂枝附子汤、白术附子汤、甘草附子汤等方助阳祛湿；若寒湿留于关节，即寒湿历节，当选用乌头汤；若风湿流注于筋脉关节，即风湿历节，当选用桂枝芍药知母汤。无论表实表虚，都以微汗为佳。因湿为濡滞之邪，必须缓缓蒸发，微微汗出，方能与兼邪俱去。汗出太骤，风去湿存，徒伤阳气，病必不除。即所谓"汗大出者，但风气去，湿气在，是故不愈也"。

（一）辛温散寒，除湿止痛

辛温散寒，除湿止痛法，用于寒湿表证。外感寒湿，卫阳被郁，肌表之气痹阻，症见发热、恶寒、无汗、一身烦痛不安等。用麻黄加术汤辛温散寒，除湿止痛。麻黄汤得白术，不致过汗，白术得麻黄能并行表里之湿。

本法可用于治疗肺炎之恶寒发热、咳嗽胸痛，关节炎之身热不畅、骨节疼痛剧烈，甚至关节漫肿，荨麻疹之身布疹块、色不红、奇痒不休，小儿急性肾炎之头面肢体浮肿、小便不利、咳嗽气喘等。有人用该方治疗流行性感冒、风湿病初起、急性肾炎，取得较好的疗效。

（二）温经散寒，祛风除湿

温经散寒，祛风除湿法，用于风湿而表阳虚且风湿在表、风重于湿之身体疼烦，不能转侧，不呕不渴，脉浮而涩等。方用桂枝附子汤（若兼口渴则不可用）。若其人大便硬，小便自利者，去桂加白术汤主之。因风寒湿邪自肌表侵入，"风湿相搏"于表之肌腠，故以身体疼烦、不能自转侧、脉浮虚而涩为特征。方中重用桂枝发散在表之风湿，通阳化气；附子温经逐湿散寒，助肾阳，而立卫阳之基；佐甘草、大枣，益中州、和营卫，则风寒湿俱除；生姜使风湿之邪从皮毛而出以理表虚。

（三）温经散寒，健脾燥湿

温经散寒，健脾燥湿法，用于风湿相搏且湿重于风之阳虚证。症见大便坚，小便自利，身体疼烦，不能转侧，不呕不渴，脉浮而涩等。方用白术附子汤。风邪既去，湿重于风，不必更发其表，以危久弱之阳，故不同于前方桂枝附子汤，应去前方桂枝之辛微，加白术。据《神农本草经》"白术主风寒湿痹"，《名医别录》"逐皮间风水结肿"，所以与附子相合，能并走皮中而逐水气，逐皮间之湿邪，温经复阳；甘草、生姜、大枣调和营卫，是为表阳虚湿气偏胜而设。方后注云"一服觉身痹，半日许再服，三服都尽，其人如冒状，勿怪，即是术附并走皮中逐水气，未得除故耳"，是本方仍为助阳逐湿、微取发汗之剂，以肌肉经脉而祛湿外出的方法。

（四）温阳散寒，祛湿止痛

温经散寒，祛湿止痛法，用于风湿表里阳气俱虚的证治。症见骨节疼烦掣痛，不得屈伸，汗出短气，恶风不欲去衣被，或身微肿，小便不利等。以温复阳气为本，祛除湿气为标。方用甘草附子汤。方中附子辛热，温阳散寒以止痛；桂枝辛温，通阳化气，祛风通络；白术甘、苦、温，健脾燥湿，以"治风寒湿痹"（《神农本草经》）；桂枝、附子相合以祛风，又用白术、附子相伍以除湿，兼走表里，扶正达邪。桂枝、甘草同用，散风邪而助心阳。由于病邪已深入关节，意在缓而行之，欲药力缓行，使能逗留于关节之间，俾湿邪得以尽去，故以甘草名方。方后"初服得微汗则解"一语，说明本方亦为微汗之剂。该方与桂枝附子汤不同，桂枝附子汤为邪在肌表，而本方为风湿夹寒，痹于关节筋脉，亦即表湿由肌肉侵入关节所致，病情较桂枝附子汤尤为加剧。

本法可用于慢性关节炎（包括类风湿脊柱炎、肩周炎）之偏寒偏虚者，慢性肾炎及心源性水肿、心衰、心绞痛、慢性腹泻等的治疗。此外，用本方治疗过敏性鼻炎、支气管哮喘也有一定疗效。

（五）祛寒祛湿，温经止痛

祛寒祛湿，温经止痛法，用于寒湿历节病证。症见关节剧烈疼痛，痛有定处，不能屈伸，畏寒喜热，局部皮色不红，触之不热，舌淡苔白，脉弦紧。方用乌头汤。方中乌头温经散寒，除湿止痛；麻黄宣散透表，以祛寒湿；芍药宣痹行血，并配甘草以缓急止痛；黄芪益气固卫，助麻黄、乌头温经止痛，亦制麻黄过散之性；白蜜甘缓，以解乌头之毒。诸药相伍，使寒湿之邪微汗而解，病邪去而正气不伤，从而致寒湿去而阳气宣通，使关节疼痛解除而屈伸自如，故尤适合于寒邪偏胜之痛痹。病在上肢者可加桑枝、秦艽；病在下肢者，加桑寄生、牛膝；若寒甚痛剧者加草乌、桂枝等。

（六）祛风除湿，温经散寒，滋阴清热

祛风除湿，温经散寒，滋阴清热法，用于风湿痹阻于关节，渐次化热伤阴之证。症见关节疼痛，其痛游走，关节肿大，身体消瘦，两脚肿胀且麻木不仁，头眩短气，呕恶，发热恶寒或遍身关节肿大、疼痛伴有灼热，或全身表现虚寒而局部有热者。方用桂枝芍药知母汤。方中桂枝与附子通阳宣痹，温经散寒；桂枝配麻黄、防风祛风而温散清热；甘草和胃调中，诸药相伍，表里兼顾，且有温散而不伤阴、养阴而不碍阳之妙，适用于风寒湿外袭，渐次化热伤阴之痹证。若掣痛难以屈伸，得热痛减者，倍加麻黄、附子；身体关节重着肿胀，遇阴雨加剧者，倍加白术；湿已化热、关节红肿热痛者，倍加芍药、甘草、知母等。

二、清热利湿

清热利湿法主治湿热外感，或湿热内盛，以及湿热下注所致暑湿、湿温、黄疸、热淋、痿痹等证。本节主要论述治黄疸、阴虚水热互结之证。黄疸无论哪种类型，一般都以目黄、身黄、尿黄为特征，多以湿热之邪为患，湿热之邪长期郁闭中焦脾胃，既不能由汗而解，也不能由尿而出，日久必然熏蒸于外而发生黄疸，即"脾色必黄，瘀热以行"，脾主运化，脾之本色乃黄色，湿热久郁结瘀则为瘀热，脾以其所瘀之热，溢于血分，行于体表，必然发生黄疸，故治以清热利湿、通利小便（即"诸病黄家但利其小便"）之意。如湿热并重之阳黄则清热利湿退黄，代表方如茵陈蒿汤；如热多于湿之阳黄，则清热燥湿退黄，代表方如栀子柏皮汤；如阳黄兼表不解者，则清热利湿，兼以表散，代表方麻黄连翘赤小豆汤；如热重于湿，且热盛里实，则清热通便，除湿退黄，代表方大黄硝石汤；如胃热偏盛，则清热宣通，除湿退黄，代表方栀子大黄汤；如湿重于热，则化气行水，除湿退黄，代表方茵陈五苓散；如水热互结，郁热伤阴之小便不利，则治以养阴清热利水，代表方猪苓汤。

（一）清热利湿退黄

清热利湿退黄法用于湿热俱盛之黄疸，其成因多由外感邪毒，内伤饮食，脾胃运行失常，湿热内蕴无从外泄，酿成黄疸。症见身目俱黄，黄色鲜明如橘子色，小便黄赤短少，发热，口渴，心烦，脘腹痞满不适，大便秘结或溏泄，汗出不彻，舌苔黄腻或弦数等。方用茵陈蒿汤。茵陈为本方的主药，功能清热利湿，配合栀子通利三焦，使湿热从小便而出，并有疏利肝胆、推陈致新的作用，为清热除湿退黄的主药；辅以栀子清心胃而利小便，苦寒以除烦热，清泄三焦而通调水道；大黄凉血活血，破瘀解毒，荡涤肠胃，且导热下行，以泄湿热郁结之毒邪。三药配伍，苦泄下降，使邪有出路，湿热从小便而出，则黄疸自退。其特点是病位在中焦，湿热俱盛。

（二）清热燥湿退黄

清热燥湿退黄法用于热多于湿之阳黄证。症见身目俱黄，黄色鲜明如橘子色，小便短少，色如浓茶样，身热，口渴，心烦较甚，舌红苔黄，脉数等。方用栀子柏皮汤。方中栀子苦寒清泄三焦而通调水道，使湿热从小便而出；黄柏苦寒清热燥湿退黄；炙甘草甘温和中，以防栀子、黄柏苦寒伤胃。三药相合以清泄里热为主，兼以祛湿。若加茵陈则疗效更好。该方证的基本病机是内有湿热，热多于湿，肝胆疏泄失职，胆汁外溢。运用该方总以清解里热、泄湿退黄为目的。其病位偏上，热重于湿为其特点。

（三）清热利湿，兼以表散

清热利湿，兼以表散法，用于阳黄兼表不解之证。症见身目俱黄，黄色鲜明如橘子色，小便黄而短少，发热，恶寒，无汗，身痒，苔白或黄腻，脉浮数等。方用麻黄连翘赤小豆汤。方中麻黄、杏仁、生姜以辛散表邪，宣发郁热；连翘、赤小豆、生梓白皮

（可代以桑白皮）清泄湿热以退黄；炙甘草、大枣调和脾胃。如此则表里宣通，湿热有外泄之路，表解里和，其病自愈。其方证的基本病机是湿热壅遏在里，兼表不解，肝胆失疏，胆汁外溢，运用是方总以清泄湿热、宣透外邪为目的。

（四）清热通便，除湿退黄

清热通便，除湿退黄法，用于热盛里实、热重于湿之黄疸。症见身目俱黄，腹满，小便不利而赤，自汗出，大便不通，苔黄脉滑数有力等。方用大黄硝石汤。方中大黄荡涤肠胃，推陈致新，具有攻积通便、清泄湿热、利胆退黄之效；硝石攻积泄热通便，泻下瘀热；黄柏、栀子清泄湿热。依据"脾色必黄，瘀热以行"的发病病机，治疗上应在清热利湿的同时加用活血化瘀，而大黄、栀子也入血分而能活血散瘀。全方共奏清热通便、利湿退黄之用，适用于病情急重，里热成实，病位偏于中下，热重于湿兼里实偏重黄疸的代表方。如症见胁痛胀满者，加郁金、川楝子、青皮等；恶心呕吐重者，加陈皮、竹茹以降逆止呕；小便短赤而少者，宜加滑石、冬葵子等。

（五）清热宣通，除湿退黄

清热宣通，除湿退黄法，用于胃热偏盛之黄疸。症见身目俱黄；心中懊憹或热痛，烦躁不眠，身热，二便不利，苔黄，脉弦数等。方用栀子大黄汤。方中栀子为主药，清心除烦，解毒退黄；豆豉透解郁热而除烦；大黄、枳实消积泄热、利胆疏肝、下气除满。其病机为湿热壅于中焦，上蒸于心，湿热中阻，气机不利。病位在心中、心下，主症为心中懊憹或热痛。该方作用重在泄热除烦，以栀子、大黄配豆豉、枳实，其大黄用量仅为茵陈蒿汤的一半，不同于茵陈蒿汤的病机，茵陈蒿汤病位在腹中，主症为寒热不食，食谷即眩，心胸不安，腹满，其功效重在清利湿热，使邪从尿出。

（六）化气行水，除湿退黄

化气行水，除湿退黄法，用于湿重于热（湿多热少）之黄疸。症见恶寒发热，食欲减退，身目俱黄，恶心，纳呆，便溏，少腹满，小便不利，脉浮头痛，苔腻不渴。方用茵陈五苓散。方中茵陈苦寒清热，利湿退黄，五苓散通阳利水，渗利小便。本方临床可适当加减，湿重难化者，可加藿香、佩兰、豆蔻仁等；兼食滞不化，胃脘胀满者，加炒枳实、白术、神曲、莱菔子等；呕逆重者，可加半夏、陈皮等；腹胀重者，宜加大腹皮、川厚朴、木香等。

（七）养阴清热利水

养阴清热利水法，用于水热互结伤阴证。症见小便不利或小便黄热或见尿血，渴欲饮水，或心烦不寐，或兼有咳嗽、呕恶、下利，又治血淋，小便涩痛，点滴难出，少腹满痛，发热，舌质红，苔少之津，脉浮数或细数等。方用猪苓汤。方中阿胶为血肉有情之品，味厚而甘，既滋真阴，又能济心火以下交于肾。滑石利窍通淋，导热泄热，与阴阳交通之中而具泄热之能。猪苓、茯苓、泽泻为淡渗利湿之品，茯苓又能健脾崇土，交通心肾；猪苓导热下行而不伤阴；泽泻能行水而上，使阴津上滋，利水之中又补阴不足；且淡渗通利之品，使水去而热无所附，气行津复则口渴亦止，意即"夫诸病在脏，欲攻之，当随其所得而攻之"之义。本方证不同于五苓散证外邪初入与水结而阴未伤，即尤在泾所说："五苓散行阳之化，热初入者宜之，猪苓汤行阴之化，热入久而阴伤者宜之也。"

三、利水渗湿

利水渗湿法，具有通利水道、渗泄水湿的作用，适用于水湿壅盛所致水肿、小便不利、痰饮、淋证等水湿病证。本法能使尿量增多，小便通畅，将体内蓄积的水湿从小便排泄，即是虞抟《医学正传》所谓："治湿不利小便，非其治也。"常用利水渗湿药如茯苓、泽泻、猪苓等为主组成方剂。代表方如化气行水，兼以解表的五苓散；健脾利湿、益肾利尿的茯苓戎盐汤；滑利通窍、淡渗利水的葵子茯苓散；宣肺化饮的茯苓杏仁甘草汤；健脾利水的猪苓散；补脾制水、利水除饮的泽泻汤；利水通阳的桂枝去桂加苓术汤；益气祛风、健脾利水的防己黄芪汤；益气通阳利水的防己茯苓汤；行气散结、健脾利水的枳术汤。

应用本法治疗，要视不同病证，选用有关药物，并进行适当配伍。如水肿骤起，有表证者，配宣肺发汗者，但要注意，利水渗湿药如应用不当，容易耗伤阴液，阴虚津伤者应慎用。

（一）化气行水，兼以解表

化气行水，兼以解表法，用于表邪未解之蓄水证、水湿内停及痰饮证。①外有表证，内停水湿者症见：头痛发热，烦渴欲饮或水入即吐，舌质淡，苔白或薄白而水滑，脉浮。②水湿内停者症见：水肿，泄泻，小便不利以及霍乱吐泻等。③痰饮者症见：脐下动悸，吐涎沫而头眩，或短气而咳者。代表方五苓散。五苓散方具有健脾、渗湿、利水、温通、解表等功效。方中重用泽泻为君，取其甘淡性寒，直达膀胱，利水渗湿；臣以茯苓、猪苓之淡渗，增强利水蠲饮之功；加白术健脾气而运化水湿，更佐以桂枝一药二用，既解太阳之表，又内助膀胱之气化。五药合用，则水行气化，表解脾健而蓄水留饮诸疾自除，为通里达表之剂，但本方之主要目的是化气利水。"诸湿肿满，皆属于脾"，故用白术健脾以制水，利水有赖气化，故用桂枝温阳化气，气化则水自行。本方制成散剂，取其容易发挥药效，以米汤调散服用，即桂枝汤后啜粥之意。再加多饮温水，以助药力，适当发汗而散邪，故曰"汗出愈"。

本法重在利水渗湿，故又可用于水湿内盛之水肿、小便不利。温盛之泄泻，以此分利小便，湿去泻必止。痰饮，脐下动悸而头眩者，为饮停下焦，用本法利水，则饮去悸眩自愈。霍乱属湿浊而兼表邪者，亦可以此法利湿解表而治之。

（二）健脾利湿，益肾利尿

健脾利湿，益肾利尿法，用于劳淋或膏淋。症见尿后余沥不尽，小便不黄，刺痛不显，饮食减少，身体瘦弱，心下悸，腰膝酸软，四肢无力，舌淡苔白等。代表方茯苓戎盐汤。方中戎盐即青盐而非食盐，性味咸寒，能疗溺血、吐血，助水脏，益精气，长于利水、清瘀热；茯苓、白术健脾利湿。故本方有健脾益肾、利湿清热作用，为通中兼补之剂，适用于脾肾虚弱、湿重热轻的劳淋或膏淋者，即曹颖甫谓："此方为膏淋、黄芪；偏肾虚加熟地、山药；有热加地骨皮、车前子。"

（三）滑利通窍，淡渗利水

滑利通窍，淡渗利水法，用于妊娠水气（即子肿）病。症见身重，小便不利，洒淅恶寒，起即头眩，全身浮肿等。代表方葵子茯苓散，方中葵子即冬葵子，可滑利通窍，茯苓淡渗利水，两药合用利水通窍，渗湿通阳，适用于妊娠水肿之实证。因冬葵子能滑胎，故用量不宜过大，应研末为散分服。本方乃治标权宜之法，不可长期服用，一旦小便通利，则应停服。由于该病主要为气化受阻，小便不利，故应利水通阳为治，使小便通利而水湿去，水有去路而气化阳通，则诸症自除，故方后云："小便利则愈。"后世叶天士亦谓"通阳不在温，而在利小便"。本方证若兼胀满者，加紫苏、砂仁；头面四肢皆肿，加泽泻、猪苓；喘者加葶苈子、桑白皮；妇人妊娠水肿兼喘咳者，合甘草麻黄汤；泌尿系结石，加海金沙、金钱草、鸡内金、龙胆草。

（四）宣肺化饮

宣肺化饮法用于饮邪阻肺之胸痹轻证。症见胸中气塞，短气，咳逆，吐涎沫，痰液稀淡，小便不利等。《金匮要略·胸痹心痛短气病脉证治》云："胸痹，胸中气塞，短气，茯苓杏仁甘草汤主之。"代表方茯苓杏仁甘草汤，其中茯苓利水除湿，杏仁宣肺降逆，甘草缓中健脾，使水饮去而肺气利，其证可除。若水饮重者可与葶苈大枣泻肺汤合用，兼胸中闷痛者，酌加栝楼实、半夏；若水饮致气滞，可合用橘枳姜汤，亦可与栝楼实、薤白配伍运用。

（五）健脾利水

健脾利水法用于停饮致呕证。症见呕吐，口渴喜饮，小便不利等。由于饮停膈上而出现呕吐，呕吐后口渴喜饮，此时思水以润其燥，乃饮去阳复之征，即"先呕却渴者，此为欲解"，因其胃阳始复，故不必借助温药，当健脾利水。代表方猪苓散，方中猪苓、茯苓通调水道，以利既入之水；白术健脾运湿，以防水饮停聚，方用散剂，是取其"散者散也"之意，使中阳复运，气化水行，则停饮、呕吐尽解。此呕吐不能以苦降之，若用苦降之法，必致津亡气耗而加重膈上之病，此即《医宗金鉴》所说的"利水以止呕吐也"。

（六）补脾制水，利水除饮

补脾制水，利水除饮法，用于痰饮之轻证。该证为饮停心下，心阳被遏，脾胃阳气升降受阻，清阳不能上走于头目，浊阴不能下行为小便，故水饮上泛，即脾虚饮泛，蒙蔽清阳而症见头目沉重，眩晕，双目紧闭，不欲视物，动则呕吐清水，若浊阴上干清窍，尚可见头痛、鼻塞、耳鸣、面色黧黑；脾阳失运或湿浊困脾者，可见大便素溏和多寐，舌体胖大宽厚、苔白腻，脉象沉滑。代表方泽泻汤。泽泻汤出自《金匮要略·痰饮咳嗽病脉证并治》，原文云："心下有支饮，其人苦冒眩，泽泻汤主之。"方中重用泽泻利水除饮以下走，白术健脾燥湿以制其水邪上泛，清阳得升。两药合用，既可消除已成之水浊，又可防止水浊之邪再生，则诸症自愈。

（七）利水通阳

利水通阳法用于水气内停兼太阳经气不利证。症见小便不利，头项强痛，翕翕发热，无汗，心下满微痛等。代表方桂枝去桂加茯苓白术汤。桂枝去桂加茯苓白术汤舍桂枝不用，乃因本证已无表邪，且汗下之后津液受伤。仍用芍药甘草，酸甘益阴，且芍药能利水气；配茯苓、白术走里以利水，茯苓、白术相伍，健脾利湿行水；生姜、大枣健脾和中，调和诸药。诸药同用，共奏健脾利水、宣通气化之功。叶天士"通阳不在温，而在利小便"之论多受示于此。

（八）益气祛风，健脾利水

益气祛风，健脾利水法，用于风湿兼气虚证。症见脉浮身重，汗出恶风，小便不利，但下重，从腰以上为和，腰以下当肿及阴部，难以屈伸，舌淡苔白脉浮等。代表方防己黄芪汤。方中黄芪味甘，性温，入肺脾二经，既可益气固表以扶正，又可利水消肿以祛邪；防己味苦辛，性寒，主入肺、脾、膀胱经，味辛能散，功可祛风，以御外邪，苦寒降泄，能利水除湿，以消浮肿；白术苦甘，性温，入脾胃经，有健脾祛湿和固表止汗之功；甘草具有益气健脾和调和药性之功；生姜既能发散风寒助黄芪固表，又能宣散水气助防己利水；大枣健脾补中，调和药性。然本方作用毕竟偏于渗利，而欲其阳气达表，微汗祛湿，还必须加被温覆，促使卫阳振奋，方后所云"服后当如虫行皮中，从腰下如冰，后坐被上，又以一被绕腰以下，温令微汗"，即是卫气祛湿出表之验。所以服本方后，必须加被温覆，始能兼有微汗作用，这种护理方法亦不可忽视。在配伍剂量方面，防己、黄芪、白术能补肺脾之气，温煦卫阳，除表祛湿，宜重用；至于甘草一味，外感苔白腻者宜减量或不用。

（九）益气通阳利水

益气通阳利水法用于阳气失宣、水气不行的皮水表虚证。症见四肢浮肿，按之没指，不恶风，其腹如鼓，不渴，水气在皮肤，四肢聂聂动（四肢肌肉有轻微跳动），脉浮等。代表方防己茯苓汤。方中防己能通腠理，祛水湿；黄芪走表祛湿，使皮下之水从表而散，为行皮中水气主药；茯苓淡渗利水，配桂枝以通阳化气，使水邪由小便而去；桂枝与黄芪相协，则温通肾阳，振奋卫阳，有助于散肌表之水和以助肾阳气化，共奏表里分消之功；甘草调和诸药，并能顾中，协黄芪以健脾，脾旺则可制水，预防肾水泛滥，以免加重水肿。必须指出，此方用桂枝不在解表，而在配茯苓以通阳利水，故《金匮要略心典》说"桂枝得茯苓，则不发表而行水"。此方即防己黄芪汤去白术加茯苓、桂枝而成。且防己黄芪汤所用防己一两，黄芪一两一分，后者防己、黄芪各三两，茯苓六两，显然后方用于肌表之水特重，其祛除皮水的作用甚强。

（十）行气散结，健脾利水

行气散结，健脾利水法用于脾虚气滞水停之气分病。症见心下坚，大如盘，边如旋盘等。代表方枳术汤。方中枳实行气消痞，白术健脾化饮，二药配伍，痞结之水饮即可消散。其中枳实量重于白术，消重于补，意在以消为主，适用于气滞水停、心下坚满之证。不同于枳术丸中白术量重于枳实，补重于消，以补为主，且为丸剂，作用更缓，适用于脾虚气滞食停之胸脘痞满证，两方功效缓急有异，补消有偏，可见古人制方之妙，所以张璐说："二方各有深意，不可移易。"在本方基础上加一味荷叶，升发胃气，主治饮食停滞，脘腹痞满而胀者效佳。偏脾虚者，重用白术；偏气滞者，重用枳实。

四、温化水湿

温化水湿法主治阳虚不能化水和湿从寒化所致的痰饮、水肿、呕吐、黄汗、痹证等，常用温阳药与利湿药，如附子、茯苓、白术为主组成方剂。

痰饮的形成与人身水液代谢失常密切相关。《素问·经脉别论》云："饮入于胃，游溢精气，上输于脾，脾气散精，上归于肺，通调水道，下输膀胱，水精四布，五经并行。"这是人体水液正常流行情况，故痰饮的成因，除脾失健运外，尚可由肺脏功能失调，不能通调水道；肾阳虚弱，不能化气行水，三焦通调失职，影响体内水液的运化、敷布和排泄，水饮停留于所虚的不同部位而形成，尤以脾气虚不能为胃游溢精气为其主要病机，临床上应当根据痰饮的分类，结合脏腑经络学说及八纲内容，进行辨证论治。由于饮为阴邪，最易伤人阳气，反之阳能运化，饮亦自除，故治法当用温性药物调利之。温性药有振奋阳气、开发腠理、通行水道的作用，但用温性药物不可太过，亦非燥之补之，应调和治本，此即"病痰饮者，当以温药和之"之义。痰饮既积，当利水逐饮治其标，痰饮已去，则温补脾肾治其本，也不排除苦寒攻下。

水肿一证是全身气化功能障碍的一种表现，亦与肺脾肾相关，且肺脾肾三脏相互联系，相互影响。若脾虚不能制水，水湿壅盛，必损其阳，久则导致肾阳亦衰；反之，肾阳衰不能温养脾土，脾肾俱虚，亦可使病情加重；肾虚水泛，逆于肺，则肺气不降，失其通调水道之职，使肾气更虚而加重水肿。正如张景岳说："凡水肿等证，乃肺脾肾三脏相干之病，盖水为至阴，故其本在肾；水化于气，故其标在肺；水惟畏土，故其制在脾。"对于水肿实证的一般治疗原则，可宗"腰以下肿，当利小便；腰以上肿，当发汗乃愈"，此即《素问·汤液醪醴论》所说的"开鬼门，洁净府"的治法。对于中阳不振，健运失司，气不化水或肾气虚衰，阳不化气，水湿下聚所致脾、肾阳虚水肿，则治以温运脾阳，以利水湿或温肾助阳，化气行水等，临床上应辨证论治。

温化水湿代表方证如下：温化痰饮，健脾利水之苓桂术甘汤；温胃利水之茯苓甘草汤；温中散寒，健脾除湿之肾着汤；暖宫除湿，杀虫止痒之蛇床子散；通阳化饮，温胃止呕之茯苓泽泻汤；温胃止呕，散饮降逆之小半夏汤；温胃止呕，引水下行之小半夏加茯苓汤；辛散寒饮之生姜半夏汤；蠲饮降逆，宣发阳气之半夏麻黄丸；行水散结，扶正补虚之木防己汤；软坚破结，扶正补虚之木防己去石膏加茯苓芒硝汤；逐水通阳，止咳平喘之泽泻汤；调和营卫，益气祛湿（退黄）之桂枝加黄芪汤；调和营卫，祛散水湿之芪芍桂酒汤；和中补脾，宣肺利水之甘草麻黄汤；温阳利水之真武汤；温阳化气，利水润燥之栝楼瞿麦丸。

（一）温化痰饮，健脾利水

温化痰饮，健脾利水法，用于中阳不足，饮停心下之痰饮者。症见胸胁支满，目眩心悸，或短气而咳，舌苔白滑，脉弦滑；或心下逆满，气上冲胸，咽喉不利，起则头眩，身振振摇，小便不利以及呕恶咳喘，甚至咳而遗尿，舌质淡嫩，苔白润甚则水滑，脉弦等。代表方苓桂术甘汤。如《金匮要略》曰："心下有痰饮，胸胁支满，目眩，苓桂术甘汤主之。"方中茯苓为君，取其甘淡性平，健脾利湿以化饮。饮属阴邪，非温不化，故以桂枝为臣，温阳以化饮，布化津液，协君药以加强化饮利水之力。茯苓、桂枝相伍，一利一温，颇具温化渗利之效。湿源于脾，脾阳不足，则湿聚为饮，故以白术为佐，健脾燥湿，俾脾气健运，则湿邪去而不复聚。使以甘草，调药和中。药仅四味，配伍精当，温而不热，利而不峻，实为治痰饮之和剂。服此方后，当小便增多，是饮从小便而去之征。故原方用法之后，有"小便当利"四字，即张仲景所说"夫短气有微饮者，当从小便去之"之意。若咳嗽痰多者，加半夏、陈皮以燥湿化痰；心下痞或腹中有水声，可加枳实以快气行水。

（二）温胃利水

温胃利水法用于胃阳素虚，水停胃脘之水厥证。症见手足厥冷，心下悸，口不渴等。系由于胃阳素虚，水停中焦，阻滞气机，使中焦阳气不得宣达，水饮上逆所致。该证之厥，主因水邪，即水饮为本，手足厥冷为标，病情不急，可以缓则治本。如不治水，则使水势有增，影响于肠，续发下利。《伤寒论》指出："伤寒厥而心下悸，宜先治水，当服茯苓甘草汤，却治其厥，不尔，水渍入胃，必作利也。"代表方茯苓甘草汤。方中用茯苓健脾利水，桂枝通阳化气，重用生姜宣散水气，治疗胃虚饮停引起的胃脘痞满、心悸、四肢不温等。用炙甘草补虚和中，兼调诸药。合为温中化饮、通阳利水之剂。该方与五苓散均治水饮内停证，但前方以茯苓、生姜为主，和胃化水；后者以茯苓、白术为主，健脾利水，二者有别。茯苓甘草汤与苓桂术甘汤、苓桂甘枣汤三方仅一味药之差，所治之证便有所不同。茯苓、桂枝、甘草为三方所共有，有通阳化气行水的作用，均治水饮内停证。本方选用生姜，长于温散水气，以治胃虚而水停于胃证；苓桂术甘汤选用白术，重在健脾，以治脾虚而水停于脾证；苓桂甘枣汤选用大枣，意在缓其冲逆，以治心阳虚而水停于下焦的欲作奔豚证。

查寻古今临床医学资料，单用该方于临床者，尚未得见，但有用该方与苓桂术甘汤合方治疗某些痰饮，具有良好的效果。

（三）温中散寒，健脾除湿

温中散寒，健脾除湿法，用于寒湿腰痛之肾着病，表现出"局部冷、酸、痛，重着，功能不利，遇阴雨辄复增剧，脉沉，苔白腻"等症状。肾着是寒湿留着于肾之外府，引起腰部冷痛为主的一种病证，本病多起于身劳汗出，腰部感受寒湿，邪滞经络所致，故治法上，不必温肾，当温化肌腠经络间寒湿，则肾着可愈。症见身重腰下冷痛，腰重如带五千钱，饮食如故，口不渴，小便自利，舌淡苔白，脉沉迟或沉缓。代表方肾着汤（即甘草干姜茯苓白术汤）。方中以干姜为君，取其辛热之性，温中祛寒；以茯苓为臣，淡渗利湿；两者配伍，一热一利，热以胜寒，利以渗湿，寒去湿消，则病本得除。佐以白术健脾燥湿，以助除湿之力。使以甘草调诸药而和脾胃。四药配合，共奏祛寒除湿之效，寒湿尽去，则冷重自愈。

（四）暖宫除湿，杀虫止痒

暖宫除湿，杀虫止痒法，用于阴寒湿浊之邪凝着下焦之寒湿带下证。症见带下清稀，腰酸重，阴部瘙痒，少腹冷等。代表方蛇床子散。方中蛇床子温肾暖宫，燥湿杀虫止痒，使寒湿得去，则带下自除。用蛇床子散作为坐药，直接温其受邪之处。本方与矾石丸同治带下，均有杀虫止痒作用，且皆外用方，但本方苦温燥湿，主治下焦寒湿证；矾石丸清热燥湿，主治下焦湿热证。《医宗金鉴·妇科心法》则主张可在内服桂附地黄丸的同时，外用蛇床子、吴茱萸、远志、干姜等为末，棉裹纳阴中，可收良效。

本法可用于治疗女性生殖系统的疾病，如阴道炎（包括滴虫阴道炎）、宫颈炎等的局部治疗，且剂型不拘丸散，多煎汤熏洗，每获显效。配伍温肾壮阳之品，可治疗阳痿或宫冷不孕。

（五）通阳化饮，温胃止呕

通阳化饮，温胃止呕法，用于饮阻气逆而呕渴并见证。症见反复呕吐，渴欲饮水，兼有头眩、心下悸等。代表方茯苓泽泻汤。《金匮要略·呕吐哕下利病脉证治》云："胃反，吐而渴欲饮水者，茯苓泽泻汤主之。"方中茯苓、泽泻淡渗利水为君，以除既停之水；桂枝通阳化气，生姜温胃散水兼降逆止呕；白术、甘草健脾补中，培土制水，以治呕吐之本。诸药相伍，令水去阳通，胃和脾健，则诸症自除。本证"吐而渴欲饮水"，与五苓散证之消渴水逆在病机证治上颇为相似，所不同的是：茯苓泽泻汤证重点在于胃有停饮，中阳不运，故以呕渴不已为主症；五苓散证重点在于膀胱气化不行，故以小便不利为主症。在方剂的配伍方面，茯苓泽泻汤偏于温胃化饮止呕，故重用茯苓去猪苓，配以甘草、生姜；而五苓散偏于通利小便，泽泻用量独重，配以茯苓、猪苓、桂枝。

（六）温胃止呕，散饮降逆

温胃止呕，散饮降逆法，用于寒饮呕吐证。呕吐的见证比较复杂，但其病机，总由胃失和降、胃气上逆所致。其辨证虽有寒热虚实与痰饮之别，但呕吐见于杂病，一般以胃寒停饮所致为常见。症见呕吐，频吐清水涎沫而口不渴，心下痞满，并可兼见头眩，眉棱骨疼痛，舌淡苔白滑，脉缓滑等。代表方小半夏汤。小半夏汤的功能主要是祛痰降逆，主治痰饮停胃，胃气上逆所致的呕吐。方中半夏开饮结而降逆气，生姜散寒和胃以止呕吐。若兼头眩、心悸，应加茯苓利水去饮以止眩悸。本方具有较强的和胃降逆作用。方中半夏、生姜长于降逆和胃，是治呕吐的要药，经过适当的配伍变化，可治疗各种呕吐，仲景止呕总离不开半夏、生姜两味药。方后谓"以水七升，煮取一升半"者，乃久煎浓煎法，可减缓生半夏的毒性。

（七）温胃止呕，引水下行

温胃止呕，引水下行法，用于痰饮、呕吐、眩悸证。症见呕吐，心下痞，头目昏眩，心下悸，口渴等。代表方小半夏加茯苓汤。方中半夏辛温，归肺脾胃经，燥湿化痰，降逆止呕，重用为君；生姜亦辛温，归肺脾胃经，长于温胃涤饮止呕，合半夏增强止呕降逆之功，是为臣；加茯苓甘淡渗湿，归心脾肺肾经，引水下行，宁心益脾，使水去脾健则痰饮无以由生，为佐使药。若水饮所致恶阻、呕吐，可用伏龙肝水煎服本方。本方与小半夏汤虽同治膈间或心下有支饮，均有呕吐清水或眩的症状、寒饮之病因、散寒化饮的治法，但小半夏汤主治呕而不渴，而小半夏加茯苓汤主治心下痞、眩悸、卒呕吐；小半夏汤证寒多而饮少，小半夏加茯苓汤则寒饮俱重；其治法小半夏汤重在降逆蠲饮，小半夏加茯苓汤意在散寒祛饮，降逆止呕。

（八）辛散寒饮

辛散寒饮法用于寒饮搏结于胸胃证。胸为气海，是清气出入升降之道路，且内居心肺，下邻脾胃，若寒饮搏结胸中，闭郁胸阳，气机受阻而病及肺胃，凌迫于心。症见似喘不喘，似呕不呕，似哕不哕，心中极度烦闷不适等。代表方生姜半夏汤。方中重用生姜汁辛散寒饮，佐以半夏开结降逆，饮去阳通，胸胃气机得以舒展，则病可痊愈。方后云"小冷"，即防热药格拒不纳而吐，故宗《黄帝内经》"治寒以热，凉而行之"的反佐之法。"分四级"意在量少频服，以发挥药力的持续作用，并防止药量过大而致呕吐。生姜半夏汤与小半夏汤均由半夏、生姜组成，虽药味相同，但用量不同。小半夏汤重用半夏降逆止呕，故用治"诸呕吐，谷不得下"者；生姜半夏汤则重用生姜并取汁服用，意在散饮去结，故用治寒饮搏结所致之上述病证。

生姜半夏汤所治病证基本同于小半夏汤，只是需根据具体病证适当调整其用药剂量。

（九）蠲饮降逆，宣发阳气

蠲饮降逆，宣发阳气法，用于水饮致悸证。水饮内停，上凌心肺，心阳被遏。症见心下悸动，咳唾清痰涎沫，胸脘痞闷，或喘或呕，脉弦滑等。代表方半夏麻黄丸。方中麻黄宣通阳气，半夏蠲饮降逆，心阳得宣，饮邪得降，则悸动自宁。因郁遏之阳不能过发，凌心之水不应速去，故以丸剂小量，缓缓图之。

（十）行水散结，扶正补虚

行水散结，扶正补虚法，用于水饮内结而有郁结之支饮证。症见咳逆倚息、短气不得卧，心下痞坚，面色黧黑，上气而渴，小便不利，其形如肿，脉沉紧。代表方木防己汤。方中木防己善于行膈间水饮；桂枝通阳化气，防己、桂枝一苦一辛，行水饮而散结气；石膏辛凉重坠，既能清解郁热，又能降逆定喘；人参益气补虚。

本法对虚实错杂、寒热兼见的膈间支饮（包括肺心病等）、眩晕、暑湿痹、鹤膝风等诸病证的治疗有效。

（十一）软坚破结，扶正补虚

软坚破结，扶正补虚法，用于饮盛热轻而兼气虚之支饮证。症见心下痞坚，实者三日复发等。代表方木防己去石膏加茯苓芒硝汤。方中于木防己汤去石膏之辛凉，再加茯苓导水下行，芒硝寒咸软坚破结，如随证加减，更合病情，微利则愈。

（十二）逐水通阳，止咳平喘

逐水通阳，止咳平喘法，用于水饮内停之咳喘证。症见咳嗽，喘而胸满，胸胁引痛，甚或兼有身肿，小便不利，脉沉等。代表方泽漆汤。方中泽漆用量独重，取其逐水利下，紫参利大小便以逐水（宜作紫菀以化痰止咳），生姜、半夏、桂枝散水降逆，白前止咳平喘，并用人参、甘草扶正培脾，标本兼治。更用水饮久留，故用黄芩之苦寒以泄热。泽漆汤与厚朴麻黄汤证相似，都以咳为主症，都具有悬饮为主、兼夹郁热的病证；治疗都以祛邪安正、标本兼顾为原则，但两证又有着根本的不同：泽漆汤病机偏于里而结于胸胁，治疗主予攻逐；厚朴麻黄汤病机偏于上而近于表，治宜宣降。

（十三）调和营卫，益气祛湿

调和营卫，益气祛湿法，用于气虚湿盛阳郁之黄汗证。症见汗出色黄如柏汁，汗出后，发热，身重诸症减轻，身体发热而两胫反冷，肌肉发生跳动，胸有痛感，从腰以上必汗出，腰髋弛痛，如有物在皮中，不能饮食，身体疼痛，心烦而燥，小便不利，身肿等。代表方桂枝加黄芪汤。桂枝加黄芪汤源于《金匮要略》，具有调和营卫、扶阳通营的作用。方中以桂枝汤解肌调和营卫，啜粥出微汗，再加黄芪走表逐湿，使阳郁得伸，则热可外达，营卫调和而病自解。

（十四）调和营卫，祛散水湿

调和营卫，祛散水湿法，用于卫郁营热、表虚湿遏之黄汗证。"黄汗"之词最早见于《金匮要略·水气病脉证并治》，说："问曰：黄汗之为病，身体肿，发热汗出而渴，状如风水，汗沾衣，色正黄如檗汁，脉自沉，何从得之？师曰：以汗出入水中浴，水从汗孔入得之，宜芪芍桂酒汤主之。"症见汗出色黄柏汁，汗液沾衣，全身水肿，口渴，发热，胸满，甚至胸中窒，不能食，脉沉等。代表方黄芪芍药桂枝苦酒汤。方中桂枝、芍药调和营卫；重用黄芪实卫走表，配以桂枝振奋卫阳而行水湿；苦酒即米醋，既能协芍药摄营敛阴，又可泄营卫郁热。四药合用，卫阳得固，营阴得益，水湿得祛，气血畅通，则黄汗病可愈。方后谓服后当心烦者，是苦酒酸收，湿阻于内所致；服至六七日乃解者，《金匮要略心典》云："黄芪、桂、芍行阳益阴，得酒则气血和而行愈周，盖欲使营卫大行，而邪气毕达耳。云苦酒阻者，欲行而未得遽行，久积药力，乃自行耳。故曰服至六七日乃解。"本方与桂枝加黄芪汤均用黄芪、芍药、桂枝以治黄汗，皆有宣达阳气、排除水湿的作用，但芪芍桂酒汤是周身汗出，表气已虚，故重用黄芪为君；桂枝加黄芪汤是汗出不透，腰以上有汗，腰以下无汗，故以桂枝为君，调和营卫，另加黄芪。

（十五）和中补脾，宣肺利水

和中补脾，宣肺利水法，用于皮水表实证。症见一身面目浮肿，小便不利，无汗，不发热，不渴，脉沉等。代表方甘草麻黄汤。方中麻黄发汗宣肺利水，甘草和中补脾。方后云："重覆汗出，不汗，再服。"可知宜于表实无汗证，服该汤后，水湿之邪主要由汗而解，但汗后当慎风寒，以防外邪入内。甘草麻黄汤与越婢加术汤的区别：甘草麻黄汤是无汗的，无汗的原因，是由于表实，越婢加术汤是有汗的，而且汗很多，汗多的原因，是由于内热所迫，临证宜辨之。

（十六）温阳利水

温阳利水法用于脾肾阳虚、水气内停之水肿。症见小便不利，四肢沉重疼痛，腹痛下利，四肢体浮肿，或汗出不解，其人仍发热，心下悸，头眩，身瞤，振振欲擗地，苔白不渴，脉沉等。代表方真武汤。方中以大辛之热的附子为君药，温肾助阳，以化气行水，兼暖脾土，以温运水湿。臣以茯苓、白术健脾利湿，淡渗利水，使水气从小便而出。佐以生姜之温散，既助附子以温阳祛寒，又伍茯苓、白术以散水湿；其用白芍者，乃一药三用，一者利不便以行水气，一者柔肝以止腹痛，一者敛阴舒筋以止筋惕肉瞤。诸药配伍，温脾肾，利水湿，共奏温肾利水之效。若咳者，加干姜、细辛以散水寒，加五味子以敛肺气；小便利故去茯苓；下利甚者故去芍药之苦泄，加干姜以温中，加益智仁以温中止泻；呕者可加重生姜以和胃降逆止呕，可加吴茱萸、半夏以温胃止呕。原文方后去附子，但虚寒呕吐并不禁忌附子，且附子为本方要药，似可不去。

（十七）温阳化气，利水润燥

温阳化气，利水润燥法，用于上燥下寒水停证。症见小便不利，其人若渴，全身浮肿，兼眩晕，烦热，失眠，畏寒肢冷腹冷，腰以下痛，脉沉等。代表方栝楼瞿麦丸。《金匮要略·消渴小便利淋病脉证并治》谓："小便不利者，有水气，其人若渴，栝楼瞿麦丸主之。"方中栝楼根、薯蓣（山药）润燥生津止渴于上，所谓上浮之焰非滋不息也，茯苓、薯蓣补益脾土，运输水津于中，瞿麦、茯苓渗导水气于下；更以炮附子温肾阳而暖水化气，所谓下积之冷非暖不消也。方后又云"腹中温为知"，是里阳不足的反证，可知附子为方中主药。如此则阳气宣通，水气下行，津液上润，诸症自愈。至于服法，药量由小渐大，缓以为丸，亦欲渐复阳气之意。观本方配伍，温阳不伤津，润燥不碍阳，淡渗不却阴。温润利并行不悖，肺脾肾三焦兼顾，蜜丸递进，实为肾气丸之变制。然两方温阳化气之功虽同，但栝楼瞿麦丸重在滋阴润燥，蒸津利水（肾失其开），而肾气丸旨在蒸津摄水（肾失其阖），各有所长。

第六节　温里法

温里法是通过温里助阳、散寒通脉作用，以温散脏腑经络之寒邪，治疗里阴寒证的一种方法。

《素问·至真要大论》曰："寒者热之。""治寒以热。""清者温之。""劳者温之。""寒淫于内，治以甘热，佐以苦辛。""寒淫所胜，平以辛热，佐以甘苦。"张仲景根据《黄帝内经》的理论，在所著的《伤寒杂病论》中，结合临床实际，常因阳虚的部位不同或寒邪所犯的部位不同，又将温里法分为温中祛寒、温通心阳、温通胸阳、温经散寒、回阳救逆等治法。其目的在于使阳气恢复，寒邪消散，经络通利，血脉和畅，进而脏腑经络功能得以恢复，里阴寒证自可消除。

温里法多使用辛温燥热之品，在临床运用时，首先应辨清寒热之真假，如热伏于里，热深厥深，出现热极似寒、火极似水的真热假寒证时，应绝对禁用温里法。运用温里方药时，还当因时、因地、因人制宜，注意用量。如平素火旺或失血阴伤之体，即使有寒证要用温里法治疗时，用量也宜少，中病即止，以免劫阴动血，寒去热生。又如夏季天气炎热，用量宜轻；冬季天气寒冷，用量可适当增大。若阴寒太甚，服温热药物入口即吐者，又可少佐寒凉之品，或热药冷服，以免格拒不纳。

一、温中祛寒

温中祛寒法主治中焦脾胃虚寒证。脾胃属土，位居中州，胃主受纳，脾主运化，胃主降浊，脾主升清。若中焦脾胃阳气虚衰则运化失职，升降异常，势必导致阴寒内生，出现肢体倦怠，四肢不温，脘腹胀满，腹中冷痛，不思饮食，口淡不渴；或呕吐不利，吞酸吐涎，舌淡苔白润，脉沉细或迟缓等症。常用温中祛寒药如干姜、吴茱萸、蜀椒、生姜等，并配伍健脾补气药如人参、白术、饴糖、炙甘草等治疗。代表方证如温中复阳法的甘草干姜汤证；温中散寒、健脾燥湿法的理中汤（人参汤）证；温胃暖肝、降逆止呕法的吴茱萸汤证；温中健脾、调补气血法的小建中汤证；温中补虚法的黄芪建中汤证；温中散寒、缓急止痛法的大建中汤证等。

（一）温中复阳

温中复阳法，重在温复中焦脾胃之阳气，以治疗中焦阳虚，阴寒内盛，或治疗上焦阳虚、肺中虚冷之证。代表方剂为甘草干姜汤。方中炙甘草补益中焦之气；干姜炮用则温中而不过辛散。且炙甘草用量倍于干姜，用炙甘草气味之甘平以和中缓急，用干姜气味之辛热以温中逐寒；二药合用，辛甘化阳，所以有温复阳气的作用。治疗因中焦阳虚不温四末之手足厥逆，心神失于濡养之烦躁，阴寒犯胃，胃气不和之呕逆。亦可治疗因上焦阳虚，肺中虚冷之虚寒肺痿；阳虚不能化气，气虚不能摄津之频吐涎沫；上焦虚冷，不能制约下焦之遗尿，小便频数；肺中虚寒，清阳不能上升之头眩等病证。此通过温脾胃之阳气，以达到温肺复气之目的的温中复阳法，亦称为补土生金法。

根据异病同治理论，本法常用于治胃脘痛、遗尿、劳淋、吐血、鼻衄、泄泻、眩晕等虚寒病证。

（二）温中散寒，健脾燥湿

温中散寒，健脾燥湿法，重在温补中焦脾胃阳气，恢复其运化、升降功能，以治疗中焦脾胃虚寒，寒湿内盛，运化失职，升降失常所致病证。代表方剂为理中汤或丸（亦名人参汤）。干姜大辛大热，温脾阳，祛寒邪，扶阳抑阴；人参甘温微苦，大补元气，助运化而复升降；白术苦甘性温，健脾燥湿；炙甘草甘平性温，益气和中。炙甘草与诸药等量，其寓意有：一为合人参、白术助益气健脾；二为缓急止痛；三为调和药性，是佐药而兼使药之用。四药配合，有温有补有燥有和，使中焦之寒得辛热而去，中焦之虚得甘温而复，使清阳升而浊阴降，运化健而中焦治。因其具有温运中阳，调理中焦的治疗作用，故名"理中"。所谓"理中者，理中焦"正是此意。或云人参汤由甘草干姜汤加人参、白术而成。治疗因中焦虚寒、寒湿内盛之腹中冷痛、霍乱吐利交作、头痛、发热、身疼痛、口不渴之证；或因大病瘥后，脾阳虚弱，运化无权，不能统摄津液，津上溢于口之喜唾涎沫且久久不愈之证；或因中焦阳气虚衰，寒凝气滞，阴寒之邪上乘阳位之胸痹，而见心中痞塞，胸满，胁下气逆上冲心胸等；或因脾阳虚衰，不能统血，所致阳虚失血，面色萎黄，形寒神疲，舌淡苔白，脉象沉细无力等。张仲景原方为一方二法，可根据病情之缓急，而决定汤、丸之用，缓则用丸，急则用汤。服药以后，可进热粥，以助药力温养中气。

运用本法时，当遵循仲景辨证论治的要求。若因肾虚水气冲动而症见脐上悸动者，应去白术之壅滞，加桂枝以温肾降冲；若因胃寒气逆而症见"吐多者"，减去白术，以防补脾而使气壅，再加生姜以温胃散饮，下气止呕；若因脾阳不升，水湿下趋而症见下利严重者，故还需用白术健脾燥湿以止泻利；若因水气凌心而症见心下悸者，当加茯苓以淡渗利水，宁心定律；若因脾不散津，水津不布而症见渴欲饮水者，宜重用白术健脾气，助运化以行津液；若因中气虚而症见腹中痛者，应加重人参用量，以补中益气；若因中阳虚里寒较甚而症见腹中冷不解，始终不欲饮水者，应重用干姜以温中祛寒；若因阳虚寒凝，气滞不行而症见腹中胀满者，当去白术之壅滞，加附子辛温通阳以破阴。并强调药后观察，服药后，腹中由冷转为温热，说明有效，可以续服。

（三）温胃暖肝，降逆止呕

温胃暖肝，降逆止呕法，具有温中补虚、降逆止呕、散寒泄浊作用，以治疗阴寒内盛、胃气不降、浊阴上逆之证，代表方剂为吴茱萸汤。吴茱萸辛苦大温，不但能温胃散寒、降逆止呕，而且能疏肝解郁、行气止痛，故有止痛、止呕两种功效；生姜辛温散寒，暖胃止呕；人参甘温，大枣甘平，补虚和中。且吴茱萸配伍人参能温中补虚；配伍生姜则温中止痛，降逆止呕之力更强。四药合用，相得益彰，发挥其温中散寒、温胃暖肝、降逆止呕、泄浊止痛的功效。用以治疗因胃阳虚衰，寒饮内停，或中焦阳虚，浊阴上逆之"食谷欲呕"之证；或因阴盛阳虚，正邪剧争，中焦升降失常之"吐利"；寒邪内盛，阳气尚能与阴邪剧争，以致呕吐剧烈而有"烦躁欲死"之象；或因肝寒犯胃，浊阴上逆之"吐涎沫"；肝脉与督脉会于颠顶，肝经寒邪循经脉上冲至颠顶之"头痛"；或因寒饮中阻，胃气上逆，胸阳不展所致"呕而胸满"等症。

（四）温中健脾，调补气血

温中健脾，调补气血法，重在补益脾胃，益气生血，调和阴阳，以治疗脾胃阴阳两虚而偏于阳虚之证，代表方剂为小建中汤。方中饴糖味甘，微温。主补虚乏，止渴，去血。炙甘草甘以建中缓急；大枣甘温，补中益气，养血安神，缓和药性；桂枝辛以通阳调卫；生姜发汗解表，温中止呕，温肺止咳；芍药酸以和营止痛。其中桂枝、炙甘草相伍，辛甘化阳助饴糖温补中虚；芍药、炙甘草相伍，酸甘化阴而缓急止痛。是甘温与酸甘二法合用，虽以甘温补脾为主，但又能调和阴阳。因其具有温中健脾、建立中焦脾胃之气的作用，故名"建中"。脾胃居中州，为营卫气血化生之源，中气立则化源足，五脏皆可得养，故以本方为代表的温中健脾、调补气血法，是治疗五脏虚劳的方法之一，亦是《黄帝内经》"劳者温之"的具体应用，治疗脾胃阴阳两虚而偏于阳虚的虚劳等病。由于阴阳两虚以致阴阳失序，出现寒热错杂之证。如阴虚生内热，则见衄血，手足烦热，咽干口燥；阳虚生外寒，则见里急、腹痛；心营不足则心悸；阳虚阴不内守则梦遗失精；气血不足不能荣养四肢，则四肢酸痛；或脾胃气血虚弱，不能外荣，所致虚劳萎黄；或中焦脾胃虚寒，所致"妇人腹中痛"。

小建中汤是补益脾胃之祖方，但脾胃亏虚有阴阳之别，小建中汤偏于甘温扶阳，临床辨证当以阳虚为主。若阴虚内热明显，症见舌红，脉数，则不宜使用。

仲景原方后云："呕家不可用建中汤，以甜故也。"呕吐多属脾胃湿热所致，小建中汤味甘甜，足以壅气助湿生热，故呕家一般忌用。

（五）温中补虚

温中补虚法重在益气温中，补虚缓急，以治疗脾胃阴阳两虚气虚较甚者。代表方剂为黄芪建中汤，即由小建中汤加黄芪而成。用小建中汤甘温补脾，再加黄芪益气补中以缓急迫，重点以治气虚为主，亦是《黄帝内经》"虚者补之""劳者温之"的具体应用。因其温养脾胃之力较温中健脾、调补气血法的小建中汤为强，故所治"虚劳里急，诸不足"的病情亦较小建中汤证略重。"里急"是腹中拘急；"虚劳里急"包括了悸、衄，腹中痛，梦失精，四肢酸痛，手足烦热，咽干口燥等阴阳两虚之证；"诸不足"指病机是脾胃阴阳气血皆不足。张仲景使用温中补虚法治疗阴阳两虚偏于气虚之证，除上述

"虚劳里急"证候外，还应有少气、自汗或盗汗、身重或不仁等症。

（六）温中散寒，缓急止痛

温中散寒，缓急止痛法，功在大祛阴寒而复建中焦虚损之阳气，以治疗脾胃虚寒的腹满痛或虚寒蛔厥之证。代表方剂为大建中汤。方中蜀椒辛热，温胃逐寒，散积杀虫；干姜辛热，温中散寒，和胃止呕；二药相伍，可温中散寒而除内盛之阴寒。人参甘温，大补脾肺之气，与饴糖相伍，更能温补脾胃。仲景以辛热甘温之品，大建中气，温中散寒，缓急止痛。用于治疗：因脾胃阳衰，中焦寒盛，寒凝气滞不通所致"心胸中大寒痛"；阴寒犯胃，浊阴不降所致呕吐；阴寒犯脾，运化无权所致"不能饮食"；腹中寒气上逆攻冲；或中气虚寒而蛔动上入其膈所致上腹部剧痛，甚则腹壁包块，"上冲皮起，出现有头足，上下痛而不可触近"等。

（七）健脾温中，安胎除湿

健脾温中，安胎除湿法，具有安胎、养胎、温胎、固胎的作用，以治疗妊娠脾虚寒湿所致的胎动不安之证。代表方剂为白术散。白术甘苦性温，健脾燥湿以安胎；川芎味辛性温，和肝舒气以养胎；蜀椒味辛性热，温中散寒以温胎；牡蛎咸涩微寒，收敛固涩以固胎。四药合用，体现了健脾温中、安胎除湿的治法，以治疗妊娠妇女因素体偏于脾阳虚，寒湿内盛，以致气血生化不足，不能正常荣养胎儿，胎儿发育不良，而有胎动不安表现者。如因脾虚而寒湿中阻，气滞不通所致的脘腹时痛；脾虚而运化失职所致的不思饮食，呕吐清涎，大便溏薄，白带清稀，甚至胎动不安等症。

仲景原方服法中指出的"心下毒痛，倍加川芎"，其中的"毒痛"即剧痛，倍加川芎以活血定痛；"心烦吐痛，不能饮食"，为寒湿凝聚而致胃气上逆，故加细辛温通散寒；加半夏辛开降逆，则"吐痛"可愈。

（八）温中散寒，降逆止呕

温中散寒，降逆止呕法，具有温中化饮的作用，可治疗中阳不足、寒饮上逆之证，代表方剂为半夏干姜散。半夏味辛性温，善于降逆止呕；干姜味辛性热，善于温阳守中而散寒；二药合用，能温中散寒，降逆止呕。方以浆水煮服，取其甘酸调中止呕之用。"顿服之"则药力集中，取效快捷，更能治疗因中阳不足，寒饮内盛，胃气上逆之证。如中阳不足，胃寒气逆所致之"干呕、吐逆"；寒饮不化，聚而为涎，逆而上出所致之口"吐涎沫"。

温中散寒、降逆止呕法所主半夏干姜散证与温胃暖肝、降逆止呕法所主吴茱萸汤证，都有"干呕""吐涎沫"症状，但因二者的病机不同，故治法亦异。温中散寒、降逆止呕法的病机是中阳不足，寒饮上逆，其治在胃；温胃暖肝、降逆止呕法的病机是胃寒夹肝气上逆，则为肝胃同治。

（九）温中散寒，补虚降逆

温中散寒，补虚降逆法，具有温中、补虚、蠲饮、和胃的作用，以治疗胃虚寒饮之恶阻证，代表方剂为干姜人参半夏丸。方中以干姜温中散寒；人参扶正补虚；半夏、生姜汁蠲饮降逆、和胃止呕。全方可使中阳得振，胃气得降，则呕吐可止。四味合用，体现了温中散寒、补虚降逆的治法。且用丸而不作汤，能收到和缓补益之效。仲景用于治疗因胃虚寒饮、气机上逆、胃失和降所致的"妊娠呕吐不止"，或伴呕吐清水或涎沫，口淡不渴，或渴喜热饮，头眩心悸，倦怠嗜卧，舌淡苔白滑，脉弦或细滑等症。

由于方中的干姜、半夏均为妊娠禁忌之药，配以人参后既可扶正补虚，又可益气固胎。正如陈修园所说："半夏得人参，不仅不碍胎，且能固胎。"但对于素体虚弱，并有半产漏下病史的患者，则当慎用。

根据异病同治的原则，本法常用于治疗因脾胃虚寒所致的胃脘痛、呕吐，以及冲脉之气上逆犯胃所致的脾胃虚寒型妊娠恶阻等病证。若胃热阴伤者，不宜使用。

（十）温运脾阳，宽中除满

温运脾阳，宽中除满法，具有行气除满、健脾益气的作用，以治疗因脾虚气滞所致的腹胀满证，代表方剂为厚朴生姜半夏甘草人参汤。方中厚朴苦温，下气除湿，宽中消满；生姜辛温，散饮和胃而通阳气；半夏辛温，降逆开结，燥湿化痰。本方腹胀满因脾虚气滞而致，若只消不补，则脾气难复，邪气易于复聚，故佐人参、甘草甘温补益脾气而助运化。五药配合，补而不滞，消而无伤，为消补兼施之剂，且行气除满之药量大于健脾益气之药。针对脾虚气滞病机，寓有治标宜急、治本宜缓的意义。仲景所立温运脾阳、宽中除满治法，用于治疗"发汗后"（即不当发汗而发汗）或发汗太过之后，伤害脾气，脾虚不运，或生痰湿，使气机壅滞而导致的腹部胀满。"腹胀满者"，具有"按之不痛""腹满时减，复如故"，或喜温、喜按等虚寒腹满证特征。

有云厚朴生姜半夏甘草人参汤为小柴胡汤化裁而来，因证属里虚，故去柴胡、黄芩之苦寒；因夹壅满，又去大枣之滋润，而加厚朴辛苦温以下气开滞除满。

（十一）行气化饮，温胃降逆

行气化饮，温胃降逆法，重在行气除饮，以治疗因饮阻气滞而气滞偏盛的胸痹轻证，代表方剂为橘枳姜汤。方中用橘皮理气和胃，宣通气机；枳实下气消痰，泄满散结；生姜温胃化饮。三药合用，体现行气化饮、温胃降逆治法。仲景用于治疗因饮阻气滞而气滞偏盛的"胸痹，胸中气塞，短气"；因气滞而水饮停蓄，胃气不降，则兼见心下痞满、呕吐气逆等。

（十二）温胃化饮，下气降逆

温胃化饮，下气降逆法，具有温化水饮、通阳行气的作用，以治疗因寒饮气逆所致的心痛轻证，代表方剂为桂枝生姜枳实汤。方中用桂枝温通心阳，平冲降逆；生姜散寒化饮，和胃降逆；桂枝与生姜相伍，功能通阳散寒，温化水饮；枳实消痞除满，开结下气，并能增强桂枝平冲之效。三药合用，组成温胃化饮、下气降逆治法。仲景用于治疗因寒饮停聚于胃所致的"心中痞"塞、胃脘部痞闷不舒之证；因胃气与阴寒之邪俱逆所致的"诸逆心悬痛",即气逆抢心,干呕气塞,心窝部牵引疼痛等。

(十三) 通阳和胃,理气止呕

通阳和胃,理气止呕法,具有散寒止呕、理气和胃的作用,以治疗因胃寒气逆所致的干呕、哕逆、手足厥冷之证,代表方剂为橘皮汤。方中用橘皮理气和胃,生姜散寒止呕,二药相伍,组成通阳和胃、理气止呕治法。仲景用于治疗因寒邪在胃,胃失和降所致干呕、哕逆;因寒阻气逆、阳气不达四末所致手足厥冷,使用此治法,能使寒去阳通、胃气和降,则呕哕与厥冷自愈。且因其病轻浅,容易药到病除,故仲景在方后注云"下咽即愈"。

本法常用于治疗胃虚气逆所致的呃逆、呕吐证。

(十四) 调和阴阳,潜镇摄纳

调和阴阳,潜镇摄纳法,具有调阴阳、和营卫、固精液的作用,以治疗因阴虚及阳而阴阳两虚的虚劳失精证,代表方剂为桂枝加龙骨牡蛎汤。方中用桂枝汤调和阴阳,加龙骨、牡蛎潜镇摄纳,使阳能固、阴能内守,而精不外泄。仲景用于治疗阴阳两虚、心肾不交所致的"男子失精,女子梦交"证。如因精液耗损,阴损及阳,下焦失于阳气温煦,而症见少腹弦急,阴头寒冷;精血衰少,不荣于上,而症见目眩、发落,脉极虚芤迟,清谷、亡血、失精;阳失去阴的涵养,浮而不敛;阴失去阳的固摄,走而不守;阴阳失去维系而致心肾不交。故症见男子失精,女子梦交。

本法亦是《黄帝内经》"劳者温之""甘药调之"的具体运用,临床多用于治疗有梦或无梦之遗精、带下、自汗、盗汗、偏汗、遗尿、乳泣等,其辨证属于阴阳两虚,不能阳固阴守者。

(十五) 散寒降逆,温中止痛

散寒降逆,温中止痛法,具有温中散寒、化湿降逆、补中缓急的作用,以治疗脾胃虚寒,水湿内停所致的腹满痛,代表方剂为附子粳米汤。附子温中散寒以止腹痛,半夏化湿降逆以止呕吐,粳米、甘草、大枣扶益脾胃以缓急迫。五药合用,组成散寒降逆、温中止痛治法。正如《金匮方歌括》云:"腹中雷鸣,胸胁逆满,呕吐,气也。半夏功能降气,腹中切痛,寒也,附子功能祛寒,又佐以甘草、粳米、大枣者,取其调和中土,以气逆为病进于上,寒生为病起于下,而交乎上下之间者土也,如兵法击其中坚而首尾自应也。"本方用于治疗因脾胃阳虚、阴寒内生导致的腹满痛;阳虚寒盛,水湿不化,攻走肠间导致的肠鸣;脾胃虚寒、胃气上逆导致的呕吐;脾胃阳虚,阴寒内盛,寒气上逆导致的胸胁逆满等。使用本法,能使腹中之寒气得散,气逆得降,则满、痛、呕诸症自除。

二、温通心阳

温通心阳法用于治疗心阳虚证。心为君主之官,属火,主血,藏神,主神明。仲景根据"血汗同源"理论，论述了过汗损伤心阳，导致心阳虚证。又结合心阳虚导致的不同程度的不同兼症，如心下悸、烦躁、惊狂、脐下悸欲作奔豚或必发奔豚等，选用桂枝以温通心阳，并分别配伍甘草、龙骨、牡蛎、茯苓、大枣、芍药等，组成温通心阳的不同治法。如温通心阳法的桂枝甘草汤证，温通心阳、潜镇安神法的桂甘龙牡汤证，温通心阳、镇惊安神法的桂枝救逆汤证，温通心阳、化气行水法的苓桂甘枣汤证，温通心阳、平冲降逆法的桂枝加桂汤证等。

（一）温通心阳

温通心阳法具有补益心阳作用，以治疗因发汗过多，损伤心阳所致的心阳虚证，代表方剂为桂枝甘草汤。方中桂枝辛甘微温，入心助阳；炙甘草性味甘温，益气和中。桂枝本营分药，得甘草，则补中气而养血。二药相伍，辛甘化阳，以温通心阳，使心阳得复，则心阳不足之证自愈。仲景用于治疗心阳素虚之人，或又发汗过多，内伤心阳，则心阳不足，心脏失去阳气的庇护则空虚无主，导致心中悸动不安；心气虚微，欲得外护则喜按，故其人常以双手按其心胸，以除心悸。

本法常用于治疗心阳不足，或气阴两虚之心悸、怔忡、不寐、汗出及短气等。

（二）温通心阳，潜镇安神

温通心阳，潜镇安神法，具有补益心阳、重镇收涩、潜敛心神作用，以治疗心阳虚之烦躁证，代表方剂为桂枝甘草龙骨牡蛎汤。桂枝、甘草补益心阳；龙骨、牡蛎重镇收涩，潜敛心神。四药合用，组成温通心阳、潜镇安神治法，仲景用以治疗因火逆复下，又加烧针、导致迫汗外泄，损伤心阳而致心神浮越；且使人发生惊恐而致心神不安；心神失于温养而且不能潜敛于心，则发生心烦躁动不安之证。

（三）温通心阳，镇惊安神

温通心阳，镇惊安神法，具有扶心阳、安神气、祛痰饮的作用，以治疗心阳虚损、亡阳惊狂之证，代表方剂为桂枝去芍药加蜀漆牡蛎龙骨救逆汤。方中用桂枝汤去芍药之阴柔以补益心阳，宣通血脉；蜀漆味苦辛而性寒，以涤痰逐邪，开窍止惊，而兼散火邪；龙骨、牡蛎重镇潜敛以安定心神。诸药合用，组成温通心阳、镇惊安神治法。仲景用于治疗心阳不足、痰扰心神之证。如"伤寒脉浮"，本应发汗解肌，但误用火劫，汗出过多，伤亡心阳，则心神不得敛养而致心神浮越；由于心胸阳气不足，水饮痰邪乘机扰心，心被痰扰，导致惊狂、心悸、卧起不安等。用此法使心阳复，心神安，痰邪去，则诸症自除。病因火邪所致，且证候紧急，故方名"救逆"。

上述三法方证均属于心阳虚，但病情有轻重之分。温通心阳法的桂枝甘草汤证，以心悸、欲得按为主症，属心阳虚之较轻者；温通心阳、潜镇安神法的桂甘龙牡汤证，为心神浮越之烦躁证，属心阳虚损较重者；而本法方证，为火劫亡失心阳，心阳浮越之惊狂、卧起不安之证，属心阳虚损更重，以致达到亡阳的程度。

（四）通温心阳，化气行水

温通心阳，化气行水法，具有通阳降逆、培土制水的作用，以治疗心阳虚而欲作奔豚之证，代表方剂为茯苓桂枝甘草大枣汤。方中茯苓味甘、淡，性平，能利水渗湿，健脾安神，本品药性平和，利水而不伤津，用于水湿证、失眠、脾虚证，为利水渗湿要药；桂枝以助心阳而平冲降逆；茯苓与桂枝相伍，能交通心肾，治疗动悸，又能通阳化气行水，以止逆气。炙甘草温中扶虚，大枣健脾养液，炙甘草甘草与大枣相伍，以培土制水，制其上逆之水饮。或云本方为桂枝甘草汤加茯苓大枣而成，四药合用，组成温通心阳、化气行水治法。仲景用于治疗因心阳虚之饮逆奔豚证。由于病者下焦素有水饮内停，气化不利，加之发汗过多，损伤心阳，心火衰则不能制水于下，水气初动，与阳气相搏，以致患者自觉脐下筑筑而动，有"欲作奔豚"之势，此为奔豚证的待发证候，其人必有小便不利之证。

（五）温通心阳，平冲降逆

温通心阳，平冲降逆法，具有调和阴阳的作用，以治疗心阳虚而冲气上逆的奔豚证，代表方剂为桂枝加桂汤。方中重用桂枝，佐以甘草、生姜、大枣，辛甘化阳，以温通心阳，平冲降逆；芍药、甘草酸甘化阴。二组药相伍，以调和阴阳，而组成温通心阳、平冲降逆治法。仲景用于治疗病因发汗后，又烧针令其汗，过汗使心阳虚而不能制下，心肾不足，下焦水寒之气随冲气上逆，凌犯心胸，导致"必发奔豚，气从少腹上至心"。

三、温通胸阳

温通胸阳法用于治疗因上焦阳虚，寒饮上乘，导致阳虚邪闭的胸痹典型证、较重证、偏实证；或治疗因阳虚水饮随冲气上下妄动所致的支饮变证。如"胸背痛""心痛彻背""胸满，胁下逆抢心"；又如"气从小腹上冲胸咽"及"下流阴股"等。仲景选用薤白、白酒、桂枝以温通胸阳。再根据病机阳虚邪闭的不同程度，或阳虚冲气妄动的具体病机及不同证候，配伍相关药物。如豁痰逐饮用瓜蒌、半夏；泄满降逆用枳实、厚朴；化饮敛气用茯苓、五味子等，进而组成温通胸阳的不同治法。如通阳散结、豁痰下气的栝楼薤白白酒汤证，通阳散结、逐饮降逆的栝楼薤白半夏汤证，通阳散结、泄满降逆的枳实薤白桂枝汤，通阳敛气平冲的桂苓五味甘草汤证。

（一）通阳散结，豁痰下气

通阳散结、豁痰下气法，具有宣痹通阳、行气祛痰的作用，以治疗因阳虚邪闭、痰饮气滞所致胸痹之典型证，代表方剂为栝楼薤白白酒汤。方中用栝楼以宽胸开结，利气涤痰；薤白以通阳宣痹，行气散结；白酒以助药上行，温开肺气，辅助心阳。三药合用，组成通阳散结、豁痰下气治法。仲景用于治疗因阳虚邪闭，气滞不通所致的"胸背痛"，痰饮气滞所致的"短气"，肺失宣降所致的"喘息咳唾"之证；寸口脉沉迟，是上焦阳虚、胸阳不振之象；关上小紧数，是中焦停饮、阴寒内盛之征。使用本方，能使痹阻得通，气化痰行，则"胸背痛"诸症得除。

（二）通阳散结，逐饮降逆

通阳散结，逐饮降逆法，具有宣痹通阳、化痰行气、逐饮降逆的作用，以治疗因阳虚邪闭、痰涎壅塞所致的胸痹较重证，代表方剂为栝楼薤白半夏汤。方中用栝楼、薤白、白酒以宣痹通阳，豁痰下气，加半夏之辛温以开郁行气，逐饮降逆。四药合用，组成通阳散结、逐饮降逆治法，以治疗"胸痹不得卧，心痛彻背者"。由于有过多的痰涎壅塞胸中，阻滞气机，导致咳喘不能平卧；胸背阳气不通畅，导致心痛彻背。使用本方，则胸阳得通，痹阻得开，痰饮得除，诸症得愈。

（三）通阳开结，泄满降逆

通阳开结，泄满降逆法，具有通阳化气、平冲降逆、理气散结、消痞泄满的作用，以治疗因阳虚邪闭、饮逆胸胁所致停痰蓄饮的胸痹偏实证。代表方剂为枳实薤白桂枝汤。该方从栝楼薤白白酒汤加减而来：去白酒之升散；加桂枝通阳化气，平冲降逆；枳实消痞除满；厚朴宽胸下气；且桂枝、薤白能通阳宣痹；栝楼实开胸中痰结。五药合用，组成通阳开结、泄满降逆治法。仲景用于治疗因阳虚邪闭所致的喘息咳唾、胸背痛、短气；因阴寒邪气偏盛，饮逆胸胁所致的心中痞闷、胸满、胁下之气上逆冲心。说明病势由胸膺部向下扩展到胃脘两胁，且胁下之气，逆而上冲，形成胸胃同病。由于停痰蓄饮所致的胸痹偏实证，应兼见腹满，大便不畅，舌苔厚腻，脉象弦紧等阴寒邪气较著之征。根据"急者治其标""实者泻之"理论，使用本法，可使痞结得开，痰饮得去，胸胃之阳得复，则胸痹实证可愈。

（四）通阳敛气平冲

通阳敛气平冲法具有通阳化饮、敛气平冲、降逆缓急的作用，以治疗因阳虚水饮随冲气上下妄动的支饮变证，代表方剂为桂苓五味甘草汤。方中桂枝辛温，通阳以化饮，炙甘草甘温，扶中以缓冲，二味辛甘化阳以平冲气；茯苓甘平，健脾利饮，导水邪从小便而去；五味子酸温，收敛散漫浮逆之阳气，与甘草相伍，又兼有酸甘化阴之功，使虚阳不致上越。四药合用，组成通阳敛气平冲治法，仲景用于治疗因素体阳虚的支饮患者服用小青龙汤后，表邪虽解而内饮未消，阳虚水饮妄动，虚阳上越，引发冲气，导致"气从小腹上冲胸咽"，其人"面翕热如醉状"；水饮上干清阳，故有时头冒目眩；又因阳虚无权制敛冲气，当冲气下降时，则饮随气降即"因复下流阴股"；冲气上逆则一身之气皆逆，膀胱无气以化水，故见"小便难"；由于上焦阳虚，饮留在胸，故"寸脉沉""多唾"；脾肾阳虚，津不上承，阳气不能外达四末，故"尺脉微""手足厥逆""口燥"；气血不能温煦濡养四肢筋脉、营卫运行迟滞，而见"手足痹"，即手足麻木不仁。服用本方能使阳气通，水饮化，冲气平，小便利，昏冒愈。

四、温经散寒

温经散寒法用于治疗阳气不足，或阴血亦虚，经脉受寒，血行不利所致的病证，常用温经散寒药（如桂枝、细辛、麻黄、生姜、干姜、附子、乌头、天雄等）与补益药（如人参、当归、芍药、白术、白蜜、甘草、大枣、茯苓、薏苡仁等）配伍治疗。仲景在《伤寒杂病论》中应用较多，如温经散寒、除湿止痛法的附子汤证；养血通脉、温经散寒法的当归四逆汤证；养血通脉、温经散寒、暖中降逆法的当归四逆加吴茱萸、生姜汤证；温阳逐阴、散寒止痛法的乌头赤石脂丸证等。

（一）温经散寒，除湿止痛

温经散寒，除湿止痛法，具有温补元阳、祛寒除湿、暖宫安胎的作用，治疗阳虚寒湿身痛之证或阳虚寒盛之妊娠腹痛证。代表方剂为附子汤。方中重用炮附子温经祛寒止痛；伍以人参温补而壮元阳；伍以白术、茯苓健脾而除寒湿；佐以芍药和营血而通血痹，又能加强温经止痛的功效。五药合用，正体现了温经散寒、除温止痛的治法。仲景用于治疗"少阴病"阳气虚弱，因里阳不足，生阳之气不举所致"脉沉者"；阳气虚衰，不能充达四肢所致"手足寒"；阳气虚衰，水寒不化，寒湿留着于经脉骨节之间所致"身体痛""骨节痛"；背为督脉循行部位，阳虚而寒湿凝滞，督脉先受影响，所致"背恶寒"；又因里无邪热，所以其人"口中和"。或"妇人怀娠六七月"因阳虚寒盛，胞宫失于温煦所致"腹痛恶寒""少腹如扇"等。

附子汤证与真武汤证同属肾阳虚兼水湿之邪为患，但附子汤证阳虚较甚，寒湿之邪凝滞于骨节之间，以身体痛、骨节痛为主；真武汤证为阳虚而水气浸渍内外，以头眩、心悸、身瞤动为主。两方的药味大部分相同，皆用附子、白术、茯苓、芍药，所不同之处，附子汤的附子、白术是真武汤的一倍，并伍人参，重在温补元阳；真武汤的附子、白术只是附子汤的一半，更佐生姜，重在温散水气。

（二）养血通脉，温经散寒

养血通脉，温经散寒法，具有温补通脉、助阳生阴的作用，以治疗血虚寒凝之手足厥寒证，代表方剂为当归四逆汤即桂枝汤去生姜，倍用大枣、加当归、细辛、通草（即现代之木通）而成。方中当归、芍药养血和营，桂枝、细辛温经散寒，甘草、大枣补益中气，通草或木通通行血脉。七药组方，具有和厥阴以散寒邪之功，调营卫以通阳气之效。仲景用于治疗因血虚感寒，寒邪凝滞，气血运行不畅，四肢失于温养所致的"手足厥寒"；因血虚寒凝、血脉不畅所致的"脉细欲绝者"。

成无己说："手足厥寒者，阳气外虚，不温四末；脉细欲绝者，阴血内弱，脉行不利。与当归四逆汤，助阳生阴也。"本方能使血补而不滞，阳动而不亢，经脉得温而寒邪自除，故具有温补通脉之功。

当归四逆汤与四逆汤、四逆散均治四肢厥逆，又都方名"四逆"。临床当作鉴别：四逆汤和当归四逆汤均治阴厥、寒厥，但四逆汤证为肾阳虚衰，阴寒内盛，肢冷严重，过肘过膝，并见全身虚寒征象，脉沉微，治用大辛大热之品以回阳救逆。当归四逆汤因肝血不足，经脉血少，寒邪内侵，客于经脉之中，其肢厥程度较四逆汤为轻，并见血虚舌淡、脉细等征象，故治以补血温经散寒。四逆散治阳厥、热厥，是由传经热邪内陷，阳气内郁不达四末而见厥冷，其冷在肢端，不过肘膝，其肢冷是假，内热阳郁是真，故尚见身热、脉弦等症，治用调畅气机偏于寒凉之品。此三方虽然均治四肢厥逆，但用药各有侧重。正如周扬俊所说："四逆汤全在回阳起见，四逆散全在和解表里起见，当归四逆汤全在养血通脉起见。"

（三）养血通脉，温阳散寒，暖中降逆

养血通脉、温阳散寒、暖中降逆法具有补营血而通经脉，温寒凝而行瘀涩的作用，以治疗血虚寒凝，兼有里寒之证。代表方剂为当归四逆加吴茱萸生姜汤。方用当归四逆汤以养血通脉，温阳散寒；加吴茱萸、生姜、清酒以暖中降逆。仲景用此法治疗因血虚寒凝、内有久寒所致的"手足厥寒，脉细欲绝""其人内有久寒者"。因患者平素胃中有寒，且厥阴肝经藏营血而应肝木，内寄相火，故虽有沉寒，亦不可施辛热之品如干姜、附子之类，以避免扰动相火，耗伤营阴。加吴茱萸、生姜以温中祛寒，用清酒和水煎药，可加强活血祛寒作用，且生姜、吴茱萸宣泄苦降。本方具有"散寒而不助火，养营血而不滞邪"的特点，实为厥阴营虚、内有久寒之良方。正如黄元御《长沙药解》所说："以肝司营血，久寒在肝，营血冷涩不行。当归四逆补营血而通经脉，吴茱萸、生姜温寒凝而行瘀涩也。"从药测证，"内有久寒"，当是头痛（以颠顶痛为主）、干呕、吐涎沫等症。

（四）散寒除湿，通阳行痹

散寒除湿，通阳行痹法，具有温经散寒、除湿止痛的作用，以治疗因寒湿壅塞、胸阳被遏所致胸痹急证。代表方剂为薏苡附子散。方中重用炮附子以温里祛寒，通阳止痛；薏苡仁以除湿宣痹，且能缓解筋脉拘挛。二药合制为散剂以应急用，能使寒湿去，阳气通，则胸痹急证可除。仲景用于治疗因寒湿壅塞上焦，胸阳被遏，不通则痛所致胸痹急证，即有喘息咳唾，胸背疼痛，或心痛彻背等，且胸痛剧烈，伴有筋脉拘挛证候。

（五）温阳逐阴，散寒止痛

温阳逐阴，散寒止痛法，具有温阳散寒、峻逐阴邪的作用，用于治疗因阴寒痼结、寒气攻冲所致的心痛重证。代表方剂为乌头赤石脂丸。方中炮乌头、炮附子、蜀椒、干姜均为大辛大热之品，协同配伍，逐寒止痛之力极强；赤石脂温涩调中，收敛阳气，以免辛热之品散而无制。五药为末蜜丸，体现了温阳逐阴、散寒止痛治法，仲景用以治疗因阴寒之邪，上逆阳位、阻碍气血运行所致的"心痛彻背，背痛彻心"之证。其特点是心背相互牵引的剧烈疼痛，伴见四肢厥冷，脉象沉紧等。

（六）温阳散寒，缓急止痛

温阳散寒，缓急止痛法，具有破积散寒止痛作用，以治疗因阴寒痼结所致的寒疝。

代表方剂为大乌头煎。方中乌头性大热，以治沉寒痼冷；用蜜煎煮，令水尽而成膏状，乌头气味尽入蜜中，变辛为甘，变急为缓，既能减轻药毒，又可延长药效，发挥其破积散寒止痛作用，体现了温阳散寒、缓急止痛的治法。仲景用于治疗因阴寒痼结所致的寒疝绕脐痛，由于剧烈疼痛而冷汗自出，四肢厥冷，脉象沉紧者。

（七）补益脾肾，摄精除痛

补益脾肾，摄精除痛法，具有温补中阳、收摄肾精的作用，以治疗因脾肾阳虚所致之男子失精证，代表方剂为天雄散。方中天雄能壮命门之阳以补先天之本，白术能健脾以培精气之源，桂枝助天雄壮阳补虚；龙骨收敛浮阳，固摄阴精。四药合用，正体现了补益脾肾、摄精除痛治法。用于治疗因脾肾阳虚所致之男子阳痿失精、腰膝冷痛等病证。

（八）祛寒止痛，调和营卫

祛寒止痛，调和营卫法，具有两解表里寒邪的作用。以治疗因内外皆寒、表里兼病的寒疝兼表证。代表方剂为乌头桂枝汤，本方由大乌头煎与桂枝汤相合而成。方中乌头用蜜煎煮以祛寒止痛，桂枝汤以调和营卫而散表寒。此乌头煎与桂枝汤合用，组成祛寒止痛、调和营卫治法，仲景用于治疗因内外皆寒表里兼病之证。如因寒气内结所致之"寒疝腹中痛"；因阴寒内盛、阳气不能达于四肢所致之手足"逆冷"；复因寒冷之极以致手足麻痹而不仁；又因寒邪痹阻肌表，营卫不和所致之身体疼痛等病证。服药后，如醉状或呕吐，是药以中病的"瞑眩"反应。

（九）温经通阳，辛散水气

温经通阳，辛散水气法，具有温阳散寒、通利气机、宣行水饮和发汗作用，以治疗阳虚阴凝之水气病中的气分病。代表方剂为桂枝去芍药加麻辛附子汤。方中以麻黄、细辛、附子助阳温经发汗，桂枝、生姜通阳化气，温散寒饮，甘草、大枣补益中气。七药合用，体现了温经通阳、辛散水气治法。仲景用于治疗水气病中的气分病因阳虚阴凝，大气不转，水饮停聚心下所致"心下坚，大如盘，边如旋杯"者。或因阳虚阴凝而兼有手足逆冷，腹满肠鸣，恶寒身冷，骨节疼痛，四肢麻木不仁，舌淡苔白，脉象沉紧等。仲景在方后指出："当汗出，如虫行皮中，即愈。"可见本方具有发汗作用，"虫行皮中"是阳气振奋，复行周身，推动阴凝之邪外达肌腠之征。

（十）温阳散寒，祛风止痛

温阳散寒，祛风止痛法，具有散风寒、止疼痛的作用，以治疗因阳虚复感风寒所致发作性头痛、眩晕。代表方剂为头风摩散。方中炮附子大辛大热，温散经络之风寒；食盐咸寒微辛，入血分去皮肤之风毒。两药合用，为散外治，涂搽头部患处，发挥其散风寒、止疼痛的功用，其效便捷。仲景用于治疗因脾肾阳虚，复感风寒所致的头痛、眩晕，或用治外感风寒突发头痛、偏头痛等病证。

（十一）散寒止痛，化饮降逆

散寒止痛，化饮降逆法，具有温经散寒、化饮止呕、镇心安神的作用，以治疗因脾肾虚寒，水饮上逆之腹痛，手足逆冷。代表方剂为赤丸。方中乌头与细辛相伍，温经散寒，通阳止痛，以治疗沉寒痼冷所致之腹痛肢冷；茯苓与半夏相伍，健脾燥湿，化饮止呕；朱砂为衣，重镇安神定悸。诸药炼蜜为丸，体现了散寒止痛、化饮降逆治法。仲景用于治疗因脾肾阳虚，水饮内盛，气夹水饮上逆所致之腹痛、呕吐、心下动悸；因阳气不足，不能外达四末所致之手足逆冷。

（十二）辛温通利

辛温通利法具有破结通利、温肝散寒的作用，以治疗因寒气凝结厥阴肝经所致之阴狐疝气。代表方剂为蜘蛛散。方中蜘蛛熬焦，以破结通利，正如《高注金匮要略》所说："蜘蛛腹大，为下入少腹之专药，且性主提携束缚，以辛温生气之桂枝为配，则温补关元、气海之阳神……得开举收煞之功用，以坚驰坠，阴狐疝宁有不愈者哉。"配桂枝之辛温芳香，二药组成辛温通利治法，相协为伍，入厥阴破郁结，能辛温通利厥阴肝经之脉，散寒化气以治狐疝。仲景用于治疗因寒气凝结厥阴、肝气失于疏泄、流注无定、聚散无常所致之阴狐疝气，即阴囊"偏有大小、时上时下"，似有物状，卧则入腹，立则入囊，重者由阴囊牵引少腹剧痛，轻者仅有重坠感者。

五、回阳救逆

回阳救逆法用于治疗阳气衰微，内外俱寒，甚至阴盛格阳或戴阳等证。常用辛温燥热的附子、干姜、葱白等与甘温补气的人参、炙甘草等药物配伍。在《伤寒杂病论》中应用较多，且记述较详。如急救回阳法的干姜附子汤证；回阳救逆法的四逆汤证；破阴回阳、通达内外法的通脉四逆汤证；破阴回阳、宣通上下法的白通汤证；回阳益阴法的茯苓四逆汤证；回阳救逆、益气生津法的四逆加人参汤证；回阳救逆、益阴和阳通脉四逆加猪胆汁汤证；破阴回阳、宣通上下、兼咸苦反佐法的白通加猪胆汁汤证等。

（一）急救回阳

急救回阳法具有退阴复阳作用，以治疗肾阳虚的烦躁证。代表方剂为干姜附子汤。方中附子、干姜大辛大热，以复先后天脾肾之阳。附子生用则破阴回阳之力更强，顿服则使药力集中，且回阳迅速。二药合用，体现了急救回阳治法。仲景用于治疗"下之后，复发汗，昼日烦躁不得眠……脉沉数，身无大热者"。汗下使阳气大伤，虚阳被盛阴所逼，欲争不能，欲罢不甘，昼日阳旺，能与阴争，故昼日烦躁不得眠；入夜则阳气衰，无力与阴争，故"夜而安静"。少阳证喜呕，阳明证多渴，今"不呕，不渴，无表证"，乃是病邪已离阳而入阴。阴邪内盛，但未达到阳气外亡之程度，故身无大热。成无己说："下之虚其里，汗之虚其表……身无大热者，表无热也。又无表证而脉沉微，知阳气大虚，阴寒气胜，与干姜附子汤退阴复阳。"

本法常用于治疗暴寒伤阳、心腹冷痛、霍乱转筋甚或卒然晕倒等。

（二）回阳救逆

回阳救逆法具有申发阳气、驱散阴寒、温经暖肌的作用，以治疗少阴病阴盛阳虚的四肢厥逆；或太阳病误汗亡阳，或太阴病脾阳虚等。代表方剂为四逆汤。方中炙甘草甘温，温养阳气；干姜、生附子辛温，助阳散寒。《医宗金鉴》有"甘草得姜附，鼓肾阳，温中寒，有水中暖土之功；干姜、附子得甘草，通关节，走四肢，有逐阴回阳之力。肾阳鼓，寒阴消，则阳气外达而脉自升，手足自温矣"的解析。成无己曰："此汤申发阳气，却散阴寒，温经暖肌，是以四逆名之。"三药合用，组成回阳救逆治法，亦是《黄帝内经》"寒淫于内，治以甘热""寒淫所胜，平以辛热""辛以润之"的具体运用。仲景用于治疗因阴盛阳虚或阳气欲脱之太阴、少阴寒化之证。如阳气衰微，阴寒内盛，阳气不能达于四肢所致四肢厥冷，手冷过肘，足冷过膝；或少阴心肾阳气虚衰，阴寒内盛，阳虚不能温养全身所致恶寒蜷卧，神疲欲寐；或肾阳虚不能温煦脾阳，脾肾阳虚，阴寒内盛所致呕吐腹痛，下利清谷；或阳气虚衰，不能鼓动阴血运行所致脉微细或脉沉微细；或因阳虚不固，阴液外泄所致大汗出，汗出过多则阳亡于外。

（三）破阴回阳，通达内外

破阴回阳，通达内外法，具有散阴通阳，使寒去阳复而脉复出的作用，以治疗因阴盛格阳的真寒假热证。代表方剂为通脉四逆汤。由于干姜、附子的用量倍于四逆汤，因而温阳祛寒的力量更强，故能大壮元阳，速破在内之阴寒而除阴阳之格拒，共招外热返之于内。炙甘草、生附子、干姜三药合用，组成破阴回阳、通达内外治法。仲景用于治疗阴盛格阳的"里寒外热"之证，或因阳气大衰，阴寒内盛所致的少阴病，下利清谷，手足厥逆，脉微欲绝；或因阴盛于内，虚阳被格于外所致身反不恶寒；或虚阳被格于上所致面色赤。具体运用时，若因脾肾阳虚，气血凝滞所致腹痛，当加芍药以活血和络；若因阴寒犯胃，胃气上逆所致干呕，当加生姜以和胃降逆；若面赤者，加葱以通格上之阳；若因虚阳上浮，郁于咽嗌所致咽痛，则加桔梗以利咽开结；若因阳气大虚，阴液内竭所致利止脉不出，则加人参以益气生津，固脱复脉。

（四）破阴回阳，宣通上下

破阴回阳、宣通上下法具有散阴通阳的作用，以治疗少阴阴盛戴阳证。代表方剂为白通汤。方中用葱白以通被格于上之阳使下交于肾，用附子启下焦之阳使上承于心，用干姜温中土之阳以通上下，用量很轻，欲其迅速发挥通阳作用。三药合用，体现了破阴回阳、宣通上下治法。仲景用于治疗因脾肾阳虚，阴寒偏盛，下焦不得温煦，水谷不别所致下利；阳气虚衰，不能鼓动阴血运行所致脉微或脉微细；少阴虚寒所致但欲寐，手足厥逆；阴盛阳虚，虚阳被格于上所致面赤的戴阳证。

（五）回阳益阴

回阳益阴法具有回阳救逆、益气生津、宁心安神的作用，以治疗因汗下后阴阳俱虚的烦躁证。代表方剂为茯苓四逆汤，即四逆汤加茯苓、人参而成。方中用干姜、生附子回阳以救逆；人参益气生津，安精神，定魂魄；且干姜、附子与人参配伍，回阳之中有益阴之效，益阴之中有助阳之功；茯苓健脾，宁心安神；炙甘草益气和中，且能调和诸药。五药合用，体现了回阳益阴治法。仲景用于治疗因太阳病，汗不得法伤阳，误下又伤阴，阴阳两伤，以致少阴内虚，阴阳俱不足，水火失济而导致的烦躁不宁之证。且兼有阳虚为主的恶寒，四肢逆冷，下利，脉微细等。

（六）回阳救逆，益气生津

回阳救逆，益气生津法，具有回阳复阴、阴阳双补的作用，用于治疗因亡阳脱液所致的霍乱吐利、利止、恶寒脉微等，代表方剂为四逆加人参汤。方中用附子、干姜、炙甘草即四逆汤以回阳救逆；加人参以益气固脱，生津滋液。四药合用，组成回阳救逆、益气生津治法。仲景用于治疗因亡阳脱液所致之"恶寒脉微而复利，利止亡血也"。由于霍乱吐利，气随津泄，导致阳虚；又因阳虚不能温化水谷，敛摄津液，而致泄利不止；继因津伤液脱，无物可下，以致利自止；"亡血"乃亡失津液之谓。因阳亡液脱，津液内竭，故症见恶寒，脉微。

（七）回阳救逆，益阴和阳

回阳救逆，益阴和阳法，具有破阴回阳、通达内外、益阴和阳的作用，以治疗因阳亡阴竭所致"吐已下断，汗出而厥，四肢拘急不解，脉微欲绝者"。代表方剂为通脉四逆加猪胆汁汤。方中以通脉四逆汤破阴回阳，通达内外而救逆；加猪胆汁以益阴和阳。猪胆汁苦寒性滑，一可借其性寒，引干姜、附子大辛大热药物入阴，以制盛阴对辛热药物之格拒不受，具有"甚者从之"之意；二则借其苦润以润燥滋液，既可补益吐下后之液竭，又可制约干姜、附子辛热伤阴劫液之弊，此所谓益阴和阳之法。四药合用，组成回阳救逆、益阴和阳治法。用于治疗因阳亡阴竭所致的"吐已下断，汗出而厥，四肢拘急不解，脉微欲绝者"。由于大吐大下使阳亡而阴竭，以致无物可吐而自已，无物可下而自断。阳亡欲脱，津液不摄，故使汗出淋漓；阳亡阴竭，四肢筋脉失于温养柔润，所致四肢拘急。

本法方证与回阳救逆、益气生津法的四逆加人参汤证，病机皆为阳亡液竭，但证候有轻重之分。四逆加人参汤证病势轻，只见恶寒、脉微、厥逆、下利止而亡血等；阴盛于内，格阳于外，出现内真寒、外假热的格阳证，宜通脉四逆加猪胆汁汤，从阴引阳，反佐以用。本方证病势重，不仅阳亡势急，阴竭亦甚，且多有格拒之势，故见前述诸症。

（八）破阴回阳，宣通上下，兼咸苦反佐

破阴回阳，宣通上下，兼咸苦反佐法，特点在于导引阳药入阴，使阴阳交通而发挥其回阳救逆作用，以治疗因少阴阴盛戴阳证服热药发生格拒所致的"利不止，厥逆无脉，干呕，烦者"。代表方剂为白通加猪胆汁汤。方中用葱白、附子、干姜即白通汤，

以破阴回阳，通达上下；加人尿、猪胆汁之咸寒苦降，导引阳药入阴，使阴阳交通，则热药不被寒邪所格拒，而发挥其回阳救逆作用。虽是五药组成方剂，但要求先将热药煎好，然后和入寒药，正合《素问·至真要大论》"热因热用""甚者从之"之义；亦体现了破阴回阳、宣通上下、兼咸苦反佐的治法特点。用于治疗少阴阴盛戴阳证服热药白通汤后发生格拒而症见下利不止，厥逆无脉，干呕而烦等。仲景强调药后观察，指出服白通加猪胆汁汤后，可能出现顺、逆的不同转归。脉暴出是阴液枯竭，孤阳无依完全发露于外，是死候；若脉微续是阴液未竭，阳气渐复之象，则预后较好。

第七节　逐水法

逐水法，是应用峻逐水饮之剂，以祛除结聚于体内之痰饮水邪的一种治法，又称为攻逐水饮法，属于八法之中"下法"的范畴。

痰饮是人体津液输布功能障碍而形成的病理产物。人体津液来源于水液，水液的排泄，与脏腑功能密切相关。其中包括脾之转输上行，肺之通调下降，肾之蒸腾开阖以及三焦气化调节等协同作用，共同形成不可分割的代谢环节，上述某个环节的功能失常，均可导致水液内停，积聚而成痰饮水邪。同时，痰饮水邪一旦形成，可随气机之升降而无处不到。每易发生上犯胸胁，下走肠音，外溢肌肤之变。饮为阴邪，多易损伤阳气，故本证以寒湿证居多。然痰饮水邪为患，病情复杂，有热与水结而停蓄某个部位者，有夹热上攻者，亦有夹湿下注者。因此，在治疗过程中，当视停蓄之部位，病邪之兼夹，病势之变化以及病情之轻重而加以变化而"随证治之"。其中须明确者，此处逐水之法，非一般水湿内停，乃水液停蓄较重而难以解除者，故单纯温化、淡渗、燥湿、利水之品难以奏效，当须峻下逐水之剂，或兼以温化、淡渗、燥湿方能收功。

仲景使用逐水法主要用于水热结聚或痰饮停蓄之证。如攻逐水饮之十枣汤；分消利水，导邪下行之己椒苈黄丸；泄热逐水破结之大陷胸汤；温寒散水、涤痰破结之三物小白散，以及泻肺逐水之葶苈大枣泻肺汤等。上述治法有寒热兼夹之不同，病变部位之区别、攻逐分消之区别，内容十分丰富。总之，在《伤寒杂病论》中，逐水之治法已经初步形成，具体包括攻逐水饮法，攻逐水饮、相反相成法，分消水饮、导邪下行法，温化蠲饮、苦寒泄热法，泄热逐水破结法，泄热逐水、峻药缓攻法，逐水清热、软坚散结法，温寒逐水、涤痰破结法以及泻肺逐水法等，下面将分述之。

尤须注意者，逐水之法多为里实证而设。若表证未解，里实不甚，则应先表后里之法治疗；若表证未除，里实已成者，宜表里同治。同时逐水法所用药物或方剂力多峻猛，易伤正气，故年老体弱、病后津伤、产后血虚以及孕妇，当禁用或慎用，同时应做到辨证准确，密切观察病情，中病即止。

一、攻逐水饮

本法适用于水饮停聚于胸胁为主要病机的病证，《伤寒论》中所述为太阳中风，引动水邪所致。主症为心下痞硬满，引胁下痛。因水气为患，上下攻窜，尚可见到下利、呕逆、絷絷汗出、发作有时、头痛、短气等症状。《金匮要略》中主治悬饮证，其病机为水饮停聚于胸胁，而无外邪。症见咳吐唾沫、胸胁引痛、脉沉而弦。又治痰饮犯肺所致咳家脉弦，以及素罹咳逆倚息、气短不得卧、其形如肿之支饮证，更见咳烦、胸中能等症。方用十枣汤，由芫花、甘遂、大戟、大枣组成。方中甘遂善行经隧之水，大戟善泄脏腑之水，芫花善消胸胁伏饮痰癖。诸药合用，有攻逐水饮、消肿除满之功效。因药力峻猛，故须"强人服一钱匕，羸人服半钱，温服之""得下快利后，糜粥自养"，是于峻下逐水之时不忘顾护胃气。复因三药皆有毒，故用大枣十枚为君，正如柯韵伯《伤寒附翼》中所言："预培脾土之虚，且制水势之横，又和诸药之毒，既不使邪气之盛而不制，又不使元气之虚而不支，此仲景立法之尽善也。"后世亦用本方治疗部分水饮所致臌胀、水肿证及某些顽痰等病证。若本证兼发热恶寒、脉浮者，为表证未解，当先行解表，而后攻里。临床常用于治疗渗出性胸膜炎、腹水、水肿等，亦有用于治疗小儿肺炎、胃酸过多，以及顽痰所致哮喘、眩晕等。

二、攻逐水饮，相反相成

本法适用于水饮停留，阳气不通之留饮证。症见心下坚满，脉沉伏，苔滑腻，未经攻下而其人欲自利，虽下利而心下续坚满等。方用甘遂半夏汤。方中甘遂攻逐水饮，半夏散结除痰，芍药、甘草、白蜜酸收甘缓以安中，既可缓和甘遂峻下之性，又有解毒之功。方中甘遂、甘草同用，适犯"十八反"之戒，然取其相反相成之功，以逐留饮之邪。

三、分消水饮，导邪下行

本法适用于水停肠间，饮邪内结，阳气被阻，水气不化，津液不能上承之痰饮证。症见腹满，口舌干燥，浮肿，小便不利，脉弦滑有力等。方用己椒苈黄丸。方中防己、椒目辛宣苦泄，导水邪从小便排出；葶苈子、大黄攻坚决壅，逐水邪从大便而去。前后分消，则脾气转输，津液自生。正如程云来所云："防己、椒目导饮于前，清者从小便而出；大黄、葶苈子推饮于后，浊者得从大便而下也。此前后分消，则腹满减而水饮行，脾气转输而津液生矣。"治证以形证俱实者为宜，性质以热结为妥，而肠道蓄饮，热证少，寒性多，故用时宜适当权衡，可适当加温热药。若兼脾虚气亏，虚实夹杂者，可配合补益药，以防峻攻伤正，饮去复聚。

四、温化癖饮，苦寒泄热

本法适用于水饮内停，胃热随经上冲于面而形成的水饮夹热证。症见面赤口干，咳嗽胸满，呕吐，或大便干结等。方用苓甘五味姜辛夏杏大黄汤。方中茯苓淡渗利水，五味子收敛肺气，干姜、细辛温化水饮，半夏降逆止呕，杏仁宣利肺气，大黄苦寒以泻胃热。

五、泄热逐水破结

本法适用于太阳表邪化热内陷，与水饮互结于胸膈形成的大结胸证。症见心下痛，按之石硬，甚则从心下至少腹硬满疼痛而不可近，日晡所小有潮热，舌燥而渴，脉沉紧等。方用大陷胸汤。本方由大黄、芒硝、甘遂组成，方中甘遂峻逐水饮，破其结滞；大黄苦寒，泄热通下；芒硝咸寒，泄热软坚破结。药虽三味，然力专效宏，为泄热逐水破结之峻剂。本方煎服法应当注意，应先煮大黄，去滓后纳芒硝，煮一二沸，最后纳甘遂末，而不去滓。因甘遂煎煮后逐水之效减弱，故连末服下，增其逐水之功。大陷胸汤与大承气汤均用芒硝、大黄，但因病因病机病位不同，故药物配伍有别，其煎法之先后方法各异。同时，大陷胸汤比大承气汤药力更为峻猛，故须仔细辨证。大承气专主肠中燥粪，而大陷胸并主心下水食；燥粪在肠，必推逐之力，因此须用枳实、厚朴；水饮在胃，必兼破之长，因而用甘遂。大承气煮枳朴而后纳黄，大陷胸汤先煮大黄后纳诸药。同时，大陷胸汤服药后，还应"得快利，止后服"，是恐过剂损伤正气，示人中病即止，由此而推，体质虚弱、老人、孕妇皆当慎用或禁用。现代临床常用本方治疗肠梗阻、急性胰腺炎、急性胃炎、胸腔积液、急性腹膜炎，以及因肝肾疾患引起的腹水等，证属水热互结者。

六、泄热逐水，峻药缓攻

本法适用于病发于阳而下之太早，邪热内陷与痰水互结于胸膈，病势偏于上的结胸证。症见胸中结痛，项强，汗出，如柔痉状，还可见呼吸急促，大便秘结，脉多弦紧，舌苔多厚腻。方用大陷胸丸。本方由大黄、葶苈子、芒硝、杏仁、甘遂、白蜜组成。方中大黄、芒硝泄热破结以荡实邪；甘遂峻逐水饮；杏仁、葶苈子泻肺利气，白蜜甘缓和中。诸药合用，共奏泄热逐水之效。本方药力虽峻，但变汤为丸，又制其小服，并用白蜜同煎，是变峻逐为缓攻，且加入泻肺利气之品，更利于结胸证而邪结部位偏上者。本方是大陷胸汤之缓剂，服后"一宿乃下"。若不下者，可继续服，直至泻下邪去才可。本方虽可"更服"，但也不可过服，以防伤正。

七、逐水清热，软坚散结

本法适用于大病瘥后，气化不行，湿热壅滞，水饮停聚于身半以下的腰以下有水气之证。症见腰以下肿满，下肢浮肿，按之凹陷，胸腹胀满，腹水不消，小便不利，脉搏沉而有力等。方用牡蛎泽泻散。方中牡蛎较坚以行水；泽泻渗湿利水；葶苈子宣肺泻水；蜀漆、商陆根逐痰水，治肿满；海藻咸能润下，使水邪从小便而去；栝楼根生津止渴，与牡蛎相配伍，有软坚散结之功。诸药合用，走而不守，因势利导，使水邪从小便而去，共奏逐水清热之功。

八、温寒逐水，涤痰破结

本法适用于寒与痰结，阻滞胸膈形成的寒实结胸证。症见胸胁心下硬满而痛，或疼痛拒按，呼吸不利，大便不通；或咳而胸满，振寒，脉数，咽干不渴，时出浊唾腥臭，久久吐脓如米粥；或痰涎盛，呆滞不语等。本证无烦渴等热象，舌苔白滑，脉沉弦或沉迟有力。方用三物白散。方中巴豆辛热峻泻，以下沉寒冷饮结聚；贝母清金化痰，开结解郁；桔梗开提肺气，排吐痰涎。三物合用，有温下寒实、涤痰破结之功，可使寒痰积冷经吐下而去。方用米汤送服，恐峻药伤正，借其以护胃气。

九、泻肺逐水

本法适用于肺痈初期，表证已解，而脓尚未成，或脓已成肺壅特甚，属于形气俱实者。症见喘咳不能平卧，鼻塞流清涕，一身面目浮肿等。本方还可用于治疗支饮不得息，症见胸闷喘咳，呼吸困难者。方用葶苈大枣泻肺汤。方中葶苈子性苦味寒，能开泄肺气，具有泻下逐痰水之功，又因其逐邪之力峻猛，防其伤及正气。因此，佐以大枣之甘温而缓和药性，使其祛邪而不伤正。

第八节 补益法

补法是通过补虚强壮，以改善机体虚弱状态，补益人体气血阴阳及脏腑虚损，解除虚证的一种治疗方法，属八法之一。

虚弱之证可因先天之不足，或后天失养形成，与五脏功能密切相关。其临床表现多为阴阳气血之不足。因此，补法又有补气、养血、益阴、温阳、气血双补以及阴阳并调等不同。《黄帝内经》《难经》中有"虚则补之""损者益之""虚则补其母""泻南方，补北方"之论述，后至唐代王冰进一步发展，指出治元阳之虚应"益火之源，以消阴翳"，而治真阴之竭又应"壮水之主，以制阳光"之治法。在《伤寒杂病论》中，补益法也常见应用。如补阳、补阴、阴阳双补、气血双补等。对于单纯血虚者，将在"理血法"一节中论述，脏腑之虚将在相关章节出现。本节重点讨论补阳、补阴及阴阳双补之治法，阴阳气血并补之炙甘草汤证将放入阴阳双补治法中论述。

补法用于治疗虚弱病证，应用之时，应先分辨气血、阴阳之虚损，以及虚证所在脏腑，然后选用相坚的方法，方能准确有效。补法为虚证而设，对于正虚而邪未尽者，则不宜过早或单独使用补法，以免"闭门留寇"，宜与祛邪药同用，以"扶正祛邪"；同时对"大实有羸状"及"至虚有盛候"之虚实真假证，又应准确辨证，方能无误。

一、补阳

补阳法是根据阳气虚衰而拟订的治法，适用于阳虚证。阳气有温煦和推动脏腑以及温养四肢百骸之功，与阴液保持对立统一的协调关系而维持人体正常的生理功能。肾主藏精，为真阴真阳之本，故阳气虚弱多以肾阳虚为主，常伴见气化不利而不能行水之主，当以温肾化气之法治疗；又如津伤肺叶失养之肺痿，其源在于脾虚不能运化，故须补脾阳以复运化之功，则津液化生之源恢复，津生肺叶润而肺痿愈。此即后世所谓"补土生金"之法。

（一）温肾化气

本法适用于肾阳不足，膀胱气化不利证。症见腰膝冷痛，酸软无力，四肢不温，少腹拘急冷痛，小便不利等。亦用于治疗"短气有微饮"，证属下焦不能化气行水，以致水泛心下者，症见畏寒足冷，小腹拘急不仁等。还可用于治疗因肾阳衰微，既不能蒸腾津液以上润，又不能化气以摄水的"消渴，小便反多，以饮一斗，小便一斗"之下消证。妇人转胞证属肾气虚弱，膀胱气化不足者，亦可用此法治疗，其主要症状为脐下急痛，小便不通，少腹满而不得溺，烦热不得卧，而反倚息等。方用肾气丸。方中重用干地黄大补肾精之不足；山药甘以补脾；山茱萸味酸而甘，不仅能补肾固精，又有收敛固涩之效，三味相合，补肾阴之不足。又肾水不足，则心火易亢，肝火易炽，故佐以牡丹皮制虚火。肾精亏损，阴损及阳，遂略佐附子以补肾阳之亏虚，方中温阳药所占较小，这种配伍，目的不在峻补肾阳，乃藉温阳以化气，以生肾气之意，少用之正是《黄帝内经》所谓"少火生气"。用茯苓、泽泻淡渗祛湿以利小便。桂枝一药而有二用，通阳以助附子之温补，利水以助茯苓、泽泻之淡渗。诸药合和，补肾阴之虚弱以生气，助肾阳之不足以利水，而起到温肾化气利水之功。本方配伍的精妙在于温补肾阳药物和滋肾填精药物的配伍，更在于此两类药物用量的轻重不同。

（二）补土生金

本法适用于肺热灼伤津液，肺叶失养所致的肺痿。症见咳唾涎沫不止，咽燥口渴等。方用生姜甘草汤。方中甘草、人参、大枣温补脾胃，以倡气血生化之源，使津液得，而肺津得复；生姜辛散，辛以宣肺行气，使肺气得畅，则上归于肺之津液可布散而濡润于肺，使用肺痿得除。正如沈明宗《金匮要略编注二十四卷》中所言："甘草、人参、大枣扶脾胃而生津液，以生姜辛润宣行滞气，俾胃中津液灌溉于肺，则泽槁咽回枯，不致肺热叶焦，为治肺痿之良法也。"观全方组成，所治病证的病位在肺，病机为津液损伤，肺叶受损，然主以治脾胃之药，实为补土生金之法，本方补脾胃既所以倡气血生化之源，倡气血生化之源既所以养阴增液，养阴增液既所以治津伤不濡之肺痿。因此，本方补土生金既所以治病以求其本也。

二、补阴

补阴法是根据阴液亏虚而拟订的治法，适用于阴虚证。阴液有濡润和滋养脏腑的作用，与阳气相互协调维持人体正常的生理功能。《伤寒杂病论》补阴法主要包括酸甘复阴法治疗阴血不足，筋脉失养之脚挛急证；滋阴润燥、和中止痛法治疗阴伤虚火上炎之咽痛证；养阴清热、安神宁心法治疗肝阴亏虚，心血不足证等。

（一）酸甘复阴

本法适用于阴血不足，筋脉失养所致的脚挛急证。症见腓肠肌痉挛，以及因阴虚失濡所致身体多个部位的拘挛急迫疼痛等症，其腹证为两则腹直肌紧张，脉象多弦脉或细脉。方用芍药甘草汤。方中芍药酸苦微寒，益阴养血，柔肝缓急止痛；炙甘草甘温，补中缓急。二药合用，共奏酸甘化阴、舒缓挛急之功，使阴液得复，筋脉得养，则挛急自缓，疼痛得止。

（二）滋阴润燥，和中止痛

本法适用于下利之后，阴液不足，虚火上火所致的咽痛证。症见下利、咽痛、胸满、心烦、口咽干燥、声音嘶哑、舌红少苔、脉细数等。方用猪肤汤。方中猪肤味甘微寒，能滋养肾水，润肺滋燥，退虚热；白蜜甘平，补中润肺，益阴生津；白米粉甘平，和中补益脾胃。三药合用，共成甘润平补之剂，具有滋阴润燥、和中而止咽痛之功。

（三）养阴清热，安神宁心

本法适用于肝阴不足，心血亏虚所致的"虚劳心烦不得眠"证。因肝阴不足则生内热，心血亏虚则心神不安，故临床可见心烦，不得眠，心悸眩晕，口干，脉弦细，舌红少苔等症。方用酸枣仁汤。方中酸枣仁酸以养肝血，安心神；川芎味辛以理血疏肝；茯苓、甘草味甘以健脾宁心安神；知母性寒以清虚火除烦热。全方共奏补血调肝、养阴清热、安神宁心之效，主治肝血不足，虚热内扰之"虚劳虚烦不得眠"。

三、阴阳双补

阴阳双补法是根据阴阳两虚而拟订的治法，适用于阴阳两虚证。《伤寒杂病论》中包括扶阳益阴法治疗汗后阴阳两虚证；通阳复脉、滋阴养血法治疗心之气血阴阳俱虚证；补虚祛风法治疗虚劳诸不足，阴阳气血均不足，兼有外感证等。

（一）扶阳益阴

本法适用于阴阳两虚证，原治虚人误汗所致发汗病不解，反恶寒等症。还可用于筋脉拘挛、腿脚疼痛、头痛面赤而背寒肢冷，或冷热无常、胃脘疼痛等。方用芍药甘草附子汤。方中附子温经扶阳，辛散温通，通行十二经，走而不守，善散经脉瘀滞；芍药益阴和营，甘草和中，共成阴阳双补之剂。

（二）通阳复脉，滋阴养血

本法适用于心之气血阴阳俱虚证。因心阴不足则心失所养，心阳不振则鼓动无力，故以脉结代、心动悸为主要临床症状。除此之外，还可见怔忡、胸闷、气短、神倦、头晕、自汗、口咽干燥、虚烦不寐、便秘、面白无华或手足冷等症。此外，肺痿症见多涎沫，心中温温液液，或虚劳不足，症见汗出而闷，脉结代等均属本证范畴。方用炙甘草汤。方以炙甘草为君，补中益气，而昌气血生化之源，《本经别录》谓其能"通血脉，利血气"；人参、大枣补脾养心，益气滋液，以助气血生化之源；生地黄、阿胶、麦冬、麻仁养心阴，滋心血，充养血脉；桂枝合甘草温补心阳，阳以助阴液之生化；更合生姜、清酒宣通血脉，流通气血。诸药合用，共奏阴阳双补、气血俱复、通阳复脉之功。

（三）补虚祛风

本法适用于虚劳诸不足，气血阴阳虚弱，兼以感受外邪之证，多种虚损之证均可用此法治疗，可见面白、神疲、体倦乏力、心悸、眩晕、恶寒发热、咳嗽、肢体酸痛等症。本证由虚而致外感，故治疗应以补虚为主，不能单纯祛风，反而损伤正气。故应以补脾胃为主，恢复气血生化之源，则气血阴阳可望恢复。方用薯蓣丸。本方为治"虚劳风气百疾"而设，有补气养血、疏风散邪等功效。方中薯蓣专理脾胃，人参、白术、茯苓、干姜、豆卷黄、大枣、甘草、曲益气调中，当归、川芎、芍药、干地黄、麦冬、阿胶养血滋阴，柴胡、桂枝、防风祛风散邪，杏仁、桔梗、白蔹理气开郁，诸药合用，补气血阴阳诸不足，共奏扶正祛邪之功。

第九节　祛痰法

祛痰法是使用祛痰药物以排除或消解痰涎而治疗各种痰病的方法。

痰在体内，随气升降，无处不到，变生诸症。如咳喘、呕吐、眩晕、胸满、心下痞满、咽中痛、咽中如有炙脔、胸中甲错、时时吐浊、但坐不得眠等。痰虽为发病之因素，却又是病理产物。因此，必须抓住痰的成因，才能从根本上进行治疗。

《金匮要略》所论痰饮即淡饮，指饮邪，但其中的确涉及今之痰（仲景谓之"浊唾"）的内容。在运用祛痰治法时，当分清其寒热虚实，辨明其标本缓急，方能有的放矢。

《素问·至真要大论》曰："寒者热之，热者寒之。""燥者润之。""坚者削之，客者除之。""结者散之。"张仲景根据《黄帝内经》理论，在《伤寒杂病论》中结合临床不同证候和痰的不同性质，又将祛痰治法分为燥湿化痰、清热化痰、温化寒痰、利窍涤痰等治法。

一、燥湿化痰

燥湿化痰法用于治疗湿痰为病。湿痰的生成，由于脾阳不振，运化失司，水湿停留，凝集为痰。若痰气交阻，则症见心下痞满，嗳气不除；或脾虚不运，则症见心胸间虚，气满不能食，或痰凝气滞，则症见咽中如有炙脔；若气血不足，湿痰夹风，则症见四肢烦重、心中恶寒不足。常用燥湿化痰药如半夏、橘皮等为主组方。仲景根据不同病机，又将燥湿化痰法分为燥湿化痰、和胃降逆法的旋复代赭汤证；健脾理气、燥湿化痰法的《外台》茯苓饮证；开结化痰、顺气降逆法的半夏厚朴汤证；养血补脾、化痰祛风法的侯氏黑散证等。

（一）燥湿化痰，和胃降逆

燥湿化痰，和胃降逆法，具有除痰下气、消痞除噫的作用，以治疗因痰气交阻所致之"心下痞硬，嗳气不除"等。代表方剂为旋覆代赭汤。方中旋覆花性味咸温，能消痰下气散结以软痞硬，能升能降而疏肝利肺；代赭石质重坠，能重镇降逆；配半夏、生姜之辛温而散，以涤痰散饮而开心下之痞结；配人参、大枣、甘草之甘温益气以补脾胃之虚。七药合用，具有除痰下气、消痞除噫作用，体现了燥湿化痰、和胃降逆的治法。

用于治疗伤寒病在表，若汗不得法，或经吐下之误，虽表邪已解，但脾胃气伤，运化腐熟功能失常则痰饮内生；胃虚气逆，升降失和，痰气交阻，导致"心下痞硬，噫气不除"等。

（二）健脾理气，燥湿化痰

健脾理气，燥湿化痰法，具有"消痰气，令能食"的作用，以治疗因脾虚不运所致之"心胸间虚，气满，不能食"等。代表方剂为《外台》茯苓散。方中人参、白术、茯苓补中健脾以助运化，使新饮不再复生；生姜、橘皮、枳实燥湿理气化痰且助人参、白术、茯苓健脾助运，改善消化，增加饮食，共奏"消痰气，令能食"的功用。六药合用，组成健脾理气、燥湿化痰治法。用于治疗饮病吐后，因脾虚不运所致的"心胸间虚，气满，不能食"等。

（三）开结化痰，顺气降逆

开结化痰，顺气降逆法，具有顺气、解郁、消痰、散结的作用，以治疗因咽中痰凝气滞所致之梅核气。代表方剂为半夏厚朴汤。方中半夏味辛、化痰散结，降逆和胃；厚朴苦温，下气除满，助半夏宣通郁气，散结降逆；生姜辛温散结，助半夏降逆和胃。此三药辛以散结，苦以降逆，温以化痰；配茯苓甘淡，利饮化痰；配紫苏叶辛温芳香，升降并行，宣气解郁。五药合用，能使气顺、痰消、结散、郁解，正合《黄帝内经》"结者散之""高者仰之"的经旨。本法治疗因七情郁结，气机不畅，气滞痰凝，上逆于咽喉之间所致的患者自觉咽中梗阻，若有异物之感，咯之不出，吞之不下，但饮食无碍的"咽中如有炙脔"的梅核气。

本法常用于治疗因痰凝气滞所致的癔症、胃肠神经官能症、食道痉挛、气管炎等病。

（四）养血补脾，化痰祛风

养血补脾，化痰祛风法，具有养血活血、补脾益气、祛风散邪、化痰降逆、清热敛阴的作用，以治疗因心脾两虚，气血不足，湿痰夹风所致之"四肢烦重，心中恶寒不足"等。代表方剂为侯氏黑散。方中用当归、川芎养血活血，白术、茯苓、人参、干姜补脾益气，防风、菊花、细辛、桂枝祛风散邪，矾石、桔梗化痰降逆，黄芩、牡蛎清热敛阴。十四味药组成养血补脾、化痰祛风治法。仲景用于治疗病因风邪直中脏腑经络，邪在心脾，脾为之困的"四肢烦重"；阳气虚、风未化热、心血不足的"心中恶寒不足"。

二、清热化痰

清热化痰法用于治疗热痰为病。热痰的生成，多因热淫于内，灼津成痰，或痰郁化火。若痰热互结于胃脘则症见"正在心下，按之则痛"；若痰火郁结则症见"咽中伤，生疮，不能语言，声不出"；若痰热瘀血蓄结肺中则症见"咳有微热，烦满，胸中甲错"。常用苦寒或甘寒清热药如黄连、苦酒、鸡子清、苇茎等与化痰药如半夏、栝楼实、薏苡仁、瓜瓣等组方治疗。如清热涤痰开结法的小陷胸汤证；涤痰消肿、敛疮止痛法的苦酒汤证；清肺化痰、活血排脓法的千金苇茎汤证等。

（一）清热涤痰开结

清热涤痰开结法具有苦降辛通、泄热和胃、开胸除痰、润肺下结的作用，以治疗因痰热互结于心下胃脘所导致的"小结胸病，正在心下，按之则痛，脉浮滑者"。代表方剂为小陷胸汤。方中用黄连之苦寒以清泄心下之热，用半夏之辛温涤痰化饮而散结，栝楼实之甘寒清热涤痰开结润下。三药相伍，能使痰与热各自分消，而结滞亦自行解除。仲景创此清热涤痰开结治法，用于治疗因表邪入里，或表证误下，邪热内陷，与痰相结于心下胃脘部所致的心下硬满，按之则痛，不按不痛；其脉浮滑，浮主有热而浅，滑主痰热之邪。即小结胸病。

（二）涤痰消肿，敛疮止痛

涤痰消肿，敛疮止痛法，具有辛开苦泄、涤痰散结、润燥利咽、敛疮消肿的作用，以治疗因痰火郁结于咽喉所致"少阴病，咽中伤，生疮，不能语言，声不出者"。代表方剂为苦酒汤。方中半夏涤痰散结，鸡子清润燥利咽；苦酒敛疮消肿，半夏配鸡子清利窍通声而无燥津涸液之虑，半夏配苦酒辛开苦泄，劫痰敛疮作用更强。三药相伍，一敛一散、一润一燥，使阴复火降，痰火郁结消散，体现了涤痰消肿、敛疮止痛治法。用于治疗因少阴水亏，不能上济君火；痰火郁结，咽喉疮伤，发生溃疡，波及会厌以致"不能语言，声不出者"。服法"少少含咽"，可使药物直接持续作用于患部而提高疗效。

（三）清肺化痰，活血排脓

清肺化痰，活血排脓法，具有清肺泄热、下气排脓、活血祛痰的作用，以治疗因痰热瘀血蓄结肺中所致的肺痈，代表方剂为《千金》苇茎汤。方中用苇茎之甘寒清肺泄热，疗风热痰嗽；薏苡仁、瓜瓣下气排脓，善消内痈；桃仁活血化瘀，润肺滑肠。四药合用，组成清肺化痰、活血排脓治法。用于治疗因痰热瘀血蓄结肺中所致的"咳有微热，烦热"，吐腥臭黄痰脓血；因气滞血凝，肌肤失养所致的"胸中甲错"，心胸部皮肤粗糙如鳞甲状的肺痈。

三、温化寒痰

温化寒痰法用于治疗寒痰为病。寒痰的生成，多由于脾胃阳虚，寒饮内停。若痰湿阻络则症见咽中痛；若阳虚支饮复发则症见咳嗽胸满；若支饮饮气上逆则症见眩晕呕吐等。常用辛热药如干姜、细辛、桂枝等与化痰药，如茯苓、半夏、杏仁等组方治疗。如涤痰开结、散寒止痛法的半夏散及汤证；温肺化饮止咳法的苓甘五味姜辛汤证；温肺化饮、利水止呕法的苓甘五味姜辛夏汤证；温肺利气、化饮消肿法的苓甘五味姜辛夏杏汤证。

（一）涤痰开结，散寒止痛

涤痰开结，散寒止痛法，具有通阳散寒、涤痰开结、补中缓急的作用，以治疗少阴客寒兼痰湿阻络的咽痛。代表方剂为半夏散及汤。本方既可为散剂，亦可作汤剂。方中以半夏之辛温涤痰开结，而除痰湿之阻滞；以桂枝之辛热通阳散寒，而解客于少阴之风寒；以甘草之甘平补中缓急，且清热解毒。三药合用，表里兼治，组成涤痰开结、散寒止痛治法。用于治疗因风寒客于少阴，兼痰湿阻络所致的"少阴病，咽中痛"，其咽虽痛必不红肿，苔白而滑润，伴有恶寒、气逆、痰涎多等。客寒夹痰咽痛，非此莫效。

（二）温肺化饮止咳

温肺化饮止咳法具有散寒蠲饮、止咳泄满的作用，以治疗因阳虚支饮患者服用桂苓五味甘草汤后出现的冲气已平，支饮复发的"更咳，胸满者"。代表方剂为苓甘五味姜辛汤。方中以干姜之辛热温肺散寒以化饮泄满，细辛之辛散温肺散寒，助干姜散其凝聚之饮而止咳，茯苓之甘淡健脾渗湿，五味子敛肺气而止咳，甘草和中而调和诸药。五药合用，组成温肺化饮止咳治法。用于治疗用桂苓五味甘草汤后，冲逆虽平，但寒饮射肺，支饮复发，以致"冲气即低，而反更咳，胸满"的体虚支饮证。

（三）温肺化痰，利水止呕

温肺化痰，利水止呕法，具有温阳散寒、祛饮降逆的作用，以治疗支饮饮气上逆所致的眩冒、呕吐证。代表方剂为苓甘五味姜辛夏汤。方中用苓甘五味姜辛汤以温肺化痰，加半夏以去胃中水饮而降逆止呕。六药合用，组成温肺化痰、利水止呕治法。用于治疗"渴反止者，为支饮也。支饮者，法当冒，冒者必呕"等。

（四）温肺利气，化饮消肿

温肺利气，化饮消肿法，具有辛开苦泄、温阳散寒、宣利肺气、利水消肿的作用，以治疗体虚支饮、水去形肿之证。代表方剂为苓甘五味姜辛夏杏汤。方中用苓甘五味姜辛半夏汤温阳散寒，加杏仁辛开苦泄，宣利肺气，利水消肿。七药合用，组成温肺利气、化饮消肿治法。用于治疗阴阳两虚支饮患者服用苓甘五味姜辛半夏汤后脾胃调和，水去呕止者。由于反复咳喘，表气未宣，肺失通调，水溢皮肤，导致身肿之证，并伴见尺脉微、手足痹等气血虚痹之证。

四、利窍涤痰

利窍涤痰法用于治疗痰浊壅肺之证。若顽痰壅肺，肺失肃降则症见咳逆上气，时时吐浊，但坐不得眠；若肺痿气寒，胸阳不布，则症见吐涎沫。常用利窍涤痰的皂荚为主组方治疗。如宣壅导滞、利窍涤痰法的皂荚丸证；调和营卫、平喘涤痰法的桂枝去芍药加皂荚汤证。

（一）宣壅导滞，利窍涤痰

宣壅导滞，利窍涤痰法，具有涤痰除垢、峻药缓攻的特点，以治疗因痰浊壅肺的咳喘之证，代表方剂为皂荚丸。方中以皂荚之辛咸，辛以散之，咸以软坚，宣壅导滞，利窍涤痰。由于药力峻猛，故用酥炙蜜丸，以润其燥烈之性；再用枣膏调服，以兼顾脾胃。皂荚丸为峻药缓攻，使痰除而正不伤。仲景创此宣壅导滞，利窍涤痰治法，用于治疗因痰浊壅肺，气道不利所致的咳嗽气喘；肺中稠痰，随上气而出所致的"时时吐浊"；由于痰浊壅盛，虽频频吐浊，而咳逆喘满不减，不能平卧，卧则气逆更甚以致"但坐不得眠"。

（二）调和营卫，平喘涤痰

调和营卫，平喘涤痰法，具有散寒温肺、除痰润燥的作用，以治疗虚寒肺痿"吐涎沫"证。代表方剂为《千金》桂枝去芍药加皂荚汤。方中用桂枝温通胸肺，宣行营卫；用甘草、生姜、大枣温补心肺阳气，生津润燥；用皂荚通窍涤痰。五药合用，组成调和营卫、平喘涤痰治法。用于治疗肺痿气寒不温，胸阳不布，致使肺中津液枯燥，因而成痿；由于气不摄津与输布，则津液凝聚为涎沫而吐出。

第十节　理血法

理血法，是消散瘀血、制止出血而使血液在血脉中正常运行的治疗方法。

血液是维持人体生命活动的重要物质。正常情况下，血行脉中，周流全身，灌溉五脏六腑，濡养四肢百骸。若某种原因致血行不畅，停留于体内，则成瘀血；或离经妄行，溢于脉外，而为出血。《素问·调经论》曰："血气不和，百病乃变化而生。"使用理血法，即是为了达到养血、活血、祛瘀、止血以及调经、理伤等目的，故理血法广泛用于各种瘀血及出血诸症。临证之时应当区分：瘀血者宜活血；出血者宜止血；血虚者宜补血、养血。

血之与气，阴阳互根。气为血之帅，血为气之母，气行则血行，气滞则血凝，故理血之法，又常与行气、益气法合用，以调畅血脉。《素问·至真要大论》所谓"疏其血气，令其条达，而致和平"是也。

理血法的使用，必须辨清血证致病的原因，区别寒热虚实及标本缓急。按其作用，理血法可分为活血祛瘀及止血两大法门。至于养血法，见于补虚法中，此不赘述。

一、活血祛瘀

凡能促进血行、消散瘀血的治法称为活血祛瘀法，简称活血法。作用较强的活血祛瘀法又称破血法。本法属于"八法"中的消法范畴。

人身气血，贵乎流通，一有怫郁，百病生焉。人之有生，赖血液供给的精微以成形，形再化为气，以进行各种功能活动。故血液流行不畅，则气化代谢障碍，形质之补充与营养受碍，形化为气受窘，则会给人体结构和功能造成损害和障碍。且由于人体在运动过程中，经常会有各种病变的作用干扰血液运行，病理过程中各种病变均可导致瘀血，故血行不畅即所谓瘀血，几乎成为所有疾病过程中普遍存在的病证。临床所见，瘀血既是某些病因所致的病理产物，又是进一步引起血瘀证的原因。瘀血证不仅见于某些疾病的某一阶段，同时还由于瘀血所形成的原因不同，停滞的部位不同，而产生各种不同的病证。如血结癥瘕的鳖甲煎丸证，干血内结的大黄䗪虫丸证，血瘀成痈的大黄牡丹汤证，脐下干血的下瘀血汤证，血瘀腹痛的红兰花酒证，癥病下血的桂枝茯苓丸证等。活血化瘀法就是为了达到行血、散瘀、通经、通络、通窍以及消肿、消癥、止痛、止血等目的。

应用活血祛瘀法，应掌握瘀血的特征：疼痛部位固定不移；出血色暗夹有血块；外伤肿块必皮色青紫。另尚有面色晦暗、舌质紫暗或有瘀斑等。

活血祛瘀法临床运用虽很普遍，但仍当坚持辨证论治的原则，分清寒热虚实、瘀滞程度及部位，有针对性地恰当选方用药，并注意同其他治法配伍运用。因活血化瘀之品多有不同程度的耗损正气、伤及阴血之弊，故纯虚无瘀者，不宜使用本法。或虽为虚中有瘀之证，亦应慎用，或不宜长期使用本法。又本法常用药物大都具有行血活血促进血流的作用，故妇人月经期、正常妊娠、产后无瘀者，皆不宜使用本法。然若因瘀致月经不调，或妊娠兼瘀，或异位妊娠，或产后恶露不畅，则又可酌情应用本法。此"有故无殒亦无殒"之谓。

（一）破血下瘀

破血下瘀法具有清热破结、荡逐瘀血的作用，主治妇人产后瘀血内结、腹部疼痛的病证。代表方剂为下瘀血汤，方出《金匮要略·妇人产后病脉证治》。方中大黄清热破结，荡下瘀血；桃仁破血除瘀，润燥解凝；䗪虫性寒，破瘀通络。用蜜为丸，一可顾护胃气、以防伤正；二可缓土鳖虫腥臊之味。酒煮顿服，以助药力。服后新血下如猪肝色状，新血即所谓瘀血，下如猪肝，即瘀血下行，药已中病。适用于妇人产后腹中有瘀血着于脐下，腹痛拒按等证候，亦可用治于经水不利者。使用本方，将药材捣成粉末则药材有效成分煎出率高；以酒煎丸，取其通经活络之功以助诸药直达病所；短时煎煮，大黄短煎则荡逐瘀血力强；土鳖虫短煎则逐瘀破结力猛。该方不像一般汤剂是煎后去渣服用，而是和丸顿服，利于药材有效成分的吸收。临床使用本方，已不局限于瘀血留着于脐下，也可用于瘀血蓄积，久病入络者。要注意辨别瘀血留着的确切凭证，不必局限于小腹有硬痛，肌肤甲错，只要舌色紫绛，或有瘀斑、瘀点，或舌下静脉怒张，或唇紫，或身面见红点、纹或目呈紫蓝色，其脉象为迟紧、沉结或涩，否则不可滥用。桃核承气汤、抵当汤、抵当丸也适用于本法。

（二）消瘀化癥

消瘀化癥法具有活血化瘀、通调血脉的作用，主治妇人妊娠而宿有癥病者。代表方剂为桂枝茯苓丸，方出《金匮要略·妇人妊娠病脉证并治》。方中桂枝温通血脉；芍药凉血活血；桃仁、丹皮活血化瘀；茯苓健脾以化湿浊，俾血利气畅而瘀消癥行。用蜜为丸，从小剂量开始服，即每日食前服一丸，是示人祛邪不可过服伤胎之意。桂枝茯苓丸具有寒温并用、通因通用的特点。临床上常以少腹有癥块，血色紫黑晦暗，腹痛拒按为辨证要点。适用于妇人经停受孕成胎，经断未到三个月，因癥病阻于血脉，血液不循常道，而出现漏下不止、胎动不安的证候。因瘀而漏下，故癥积不去，则漏下不止，只有使用本法，下其癥积，恢复血脉正常运行，方可安胎。桂枝茯苓丸主治癥胎互见之证，即宿有癥病又兼受孕，并因癥病而致孕后下血不止，其立论依据源于《素问·六元正纪大论》"有故无殒，亦无殒也"之旨。

（三）活血通瘀

活血通瘀法重在调营活血，通行血脉，祛瘀开闭，用治于瘀血留滞经水不利之证。代表方剂为土瓜根散，方出《金匮要略·妇人杂病脉证并治》。方中土瓜根即王瓜根，其性苦寒，善祛热行瘀；䗪虫祛瘀破血；芍药和营血而止痛；桂枝行经络之滞。因有瘀滞，故以土瓜根为主，合以桂枝，所谓寒因热用也。加酒送服，助行药势。适用于瘀血停滞，阻碍行经，月经似通不通，欲止不止，月经虽行而不利，少腹满痛，按之有硬块，月经不准，而一月两潮者。若外阴溃肿，或子宫脱垂，或赤白带下，或癥疝肿者，亦可用本方加减为治。所告诫者，经水不利，有血瘀与血虚之不同，因气滞血瘀者，少腹胀痛或刺痛，自当行气活血为主；因于血虚者，则腹无胀痛，然有气血不足之象，则以培补气血为主。经水不利，经一月再见，病涉瘀血，自当用土瓜根散祛瘀以调经；而临床所见经一月再见之证，还有因血热所致即出现月经先期或经期紊乱者，则不宜使用本法，应根据具体脉证而辨证论治。

（四）缓中补虚，祛瘀生新

缓中补虚，祛瘀生新法，重在补虚扶正，活血化瘀，峻药缓攻，以达到扶正而不留瘀、祛瘀而不伤正的目的。用以治疗正气虚衰，血脉凝滞，干血内积的病证。代表方剂为大黄䗪虫丸，方出《金匮要略·血痹虚劳病脉证并治》。方中君以大黄，从胃络中宣瘀润燥，佐以黄芩清肺卫，杏仁润心营，桃仁补肝虚，生地黄滋肾燥，干漆性急飞窜，破脾胃关节瘀血，虻虫性升入阳分破血，水蛭性下入阴分逐瘀，蛴螬去两胁下坚血，䗪虫破坚通络行伤，神功厥伟，故方名标而出之，芍药、甘草扶脾胃，解药毒。仲景谓此方"缓中补虚"，《绛雪园古方选注·中卷》说："缓中补虚者，缓舒也，绰也，指方中宽舒润血之品而言也。"适用于五劳七伤，瘀血内停，虚中夹实，症见羸瘦腹满，纳食减少，肌肤甲错，两目黯黑，舌有瘀斑，脉沉涩带弦者。治疗此病，仲景不用煎剂，而炼蜜为丸，乃取其干血非濡不散，癥块经闭非破不通，正虚血瘀，峻药缓攻之意也。然观本法，方中堕胎药较多，故妊娠者禁服。

（五）破瘀消痞，扶正祛疟

破瘀消痞，扶正祛疟法，重在破癥散瘕，行瘀消肿，除邪养正，用治于久疟不愈，气血亏虚，痰瘀凝聚，居于胁下，结成痞块的"疟母"病证。代表方剂为鳖甲煎丸，方出《金匮要略·疟病脉证并治》。方中鳖甲入肝，软坚消结，除邪扶正，合煅灶灰浸酒祛瘀消积而为主药；大黄、芒硝、桃仁泻血中邪热，破瘀通滞；蜣螂、䗪虫、鼠妇、蜂窝助硝黄桃仁消坚破瘀；紫葳、牡丹皮活血行血，去血中伏热；乌扇、葶苈子开脾利肺，合石韦、瞿麦以清利湿热；人参、阿胶、芍药补气养血，扶正和营；柴胡、黄芩、桂枝、干姜、半夏、厚朴疏利肝胆，调理寒热，运化痰湿。诸药合用，攻补兼施，寒热并调，消癥散瘕，祛邪之功昭然。主治慢性疟疾，胁结癥瘕，胁下有块，腹中疼痛，时有寒热，纳呆消瘦，舌暗有瘀点，脉弦小紧者。鳖甲煎丸组方严密周到，理气活血，扶正达邪，临床应用不可仅仅局限于疟母，凡因气血凝滞，腹内有肿块者，皆可加减为治。

（六）破血逐水，兼以养阴

破血逐水，兼以养阴法，重在破血散瘀，攻逐水邪，养血扶正，适用于妇人水血俱结血室的病证。代表方剂为大黄甘遂汤，方出《金匮要略·妇人杂病脉证并治》。方中大黄攻逐瘀血，甘遂去其停水，盖古人治有形之病，以急去为主，故用药不嫌其峻；又妇人水血互结于血室，有病发于"生后"（即产后）者，则加阿胶养血以补虚，且兼能祛血中伏火也。主治妇人产后，水与血结在血室，少腹胀满，其形高起如敦状，小便微难，口不渴者。凡经水不调，男女癃闭，小腹胀满，或淋毒沉滞，梅淋小腹痛不可忍，溲脓血者，亦可用本方加减为治。

（七）活血利气，清利湿热

活血利气，清利湿热法，重在养血活血，利气解郁，清热散结，通利小便。适用于妊娠血虚，下焦湿热的病证。代表方剂为当归贝母苦参丸，方出《金匮要略·妇人妊娠病脉证并治》。方用当归活血润燥为君；贝母清热散结、利气解郁为臣；佐使苦参利湿清热，尤能入阴利窍，滑石通五脏六腑之燥结，而善利小便，合奏养血润燥、清热利窍之功。主治妇人妊娠之后，血虚有热，气郁化燥，复有下焦湿热，症见小便频数，淋漓不爽，尿色黄赤，或兼大便秘结，舌红苔黄，脉滑数者。从临床上看，凡血虚有热，膀胱津伤，水气不利而小便难者，皆可用本方加减为治。因本法具有滋阴润燥、清热散结之效，故肠道燥热而见大便难者，亦可用之。

（八）清利湿热，活血行瘀

清利湿热，活血行瘀法，重在清热利湿，活血祛瘀，排脓解毒。适用于湿热毒瘀所致的狐惑病或肠风下血的病证。代表方剂为赤小豆当归散，方出《金匮要略·百合狐惑阴阳毒病证治》。方中赤小豆消热毒，散恶血，补血脉，除烦排脓，用之为君；当归补血活血，生新去陈为佐；浆水味酸，解热疗烦，入血为辅使也。治疗狐惑之病，身无热，心微烦，默默欲卧，目赤涩痛，目眦与眵发黑，或眼内酿有脓血，视物昏花，脉虚数因湿热壅遏，瘀血内积，日久成脓所致者；或痔疮出血，血色鲜红，或便脓液，大便不畅，舌苔黄腻，脉数而为湿热蕴结、灼伤阴络所致者。上述二病，一为狐惑有脓，一为脏毒有脓，病位不一，然同属湿热毒壅为患，故可同用本法为治。据临床观察，本证酿脓的部位，有在眼球前房，或喉部，或阴部，或肛部，或大肠下端者，是学者不可拘一为识。本法现代临床多用来治疗白塞综合征、痔疮出血、肛裂等，因其具有清热利水、解毒活血的功能。

（九）利气活血，燥湿除热

利气活血，燥湿除热法，重在通利气血，清热燥湿。适用于胞宫内有瘀血，郁为湿热的病证。代表方剂为矾石丸，方出《金匮要略·妇人杂病脉证并治》。方中以烧矾石为主，其气味酸寒而性燥，寒可清热，燥能胜湿，酸敛收涩止带；又以杏仁利气散血润燥为辅；矾石性燥，则又需反佐杏仁以润之。两药合用，可奏行气散血、燥湿止带之功。主治妇人因气血瘀滞、化生湿热所致的月经闭止，或经行不畅，带下量多，或带来色黄黏稠、臭秽，或外阴瘙痒等症。用此方时，当将上药研末，炼蜜和丸如枣核大，纳入阴中，以止带下瘀。然通观本方，程云来云：本方似为"专治下白物而设，未能攻坚癖，下干血也"。若瘀血不下，干血不润，则应参入活血通经之品。

（十）活血行瘀，利气止痛

活血行瘀，利气止痛法，要在通经活血，行气破滞。适用于风邪入腹，扰气乱血，腹中刺痛的病证。代表方剂为红蓝花酒，方出《金匮要略·妇人杂病脉证并治》。方中仅用红蓝红（即红花）一味，性味辛温而微苦，生血行血，祛瘀止痛，配伍酒用，助药行血，力则更大。主治妇人产后，或经前、经期，遭风寒邪毒，血气与之相搏，致腹中刺痛，拒按，兼见产后恶露不尽，或经行不畅，色暗红有块，脉涩或弦者。本法临床运用颇广，古代医家常以红蓝花酒疗妇人经水来前，每惯腹痛，或胎死腹中，胎衣不下等。

（十一）行气活血，通阳散结

行气活血，通阳散结法，具有行气散结、活血通络、宣通阳气之作用。代表方剂为旋覆花汤，在《金匮要略·五脏风寒积聚病脉证并治》与《金匮要略·妇人杂病脉证并治》中均有应用。方用旋覆花咸温，下气散结，疏肝利肺；葱白通胸中之阳气；新绛（陶弘景谓绛为茜草，新绛为新刈之茜草，唐宗海谓新绛乃茜草所染）引入血分，活血化瘀。主治肝着病，胸胁痞闷不舒，甚则胀痛，捶踏稍减，发病初期喜欲热饮者。另妇人流产后下血不止，或经来淋漓不尽，寸口脉弦而大，证属肝郁气滞，瘀血阻络者，亦可使用本方治疗。须注意者，有临床研究认为，本法所用主药旋覆花含有绿原酸物质，对人体有致敏作用，但只要适当掌握药物剂量，辨证用药，布包煎煮，一般不会出现不良反应。

（十二）破气散结，和血止痛

破气散结、和血止痛法，具有破气导滞、和血散结、缓急止痛的作用。代表方剂为枳实芍药散，方出《金匮要略·妇人产后病脉证治》。方用枳实烧黑入血，行气祛瘀，下气破结；芍药和营通脉，缓急止痛，还能防止枳实攻伐太过。二药相伍，一阴一阳，一气一血，攻不伤正，酸收而不恋邪。且用大麦粥送服，能护胃安中，调理气血。然方中枳实、芍药用量较小，破瘀力弱，故于瘀血证较轻者为宜。因本方活血行气，故尚有消散痈肿、排除脓毒之功。适用于产后腹痛，烦满不得卧，或不欲饮食，大便不畅，舌红苔少或薄黄，脉弦者。枳实芍药散即排脓散去桔梗，不用鸡子黄用大麦粥，方意相近，故亦可用治于痈脓。

（十三）化瘀利窍，泄热利水

化瘀利窍，泄热利水法，具有化瘀消肿、清热利湿、通利小便的作用。代表方剂为蒲灰散，方出《金匮要略·消渴小便不利淋病脉证并治》。方用蒲灰（即蒲黄粉，亦有用香蒲烧灰者，有用败蒲烧灰者）凉血消瘀，通利小便；滑石清热利湿，通利九窍。适用于湿热引起的小便不利，或短赤或尿血，尿道疼痛、小腹急痛，痛引脐中的病证。临床运用时多与其他药物相配伍，较少单纯使用。本法现代多用于治疗泌尿系感染、血尿等疾病。对蒲灰一药，历代注家认识不一，有谓蒲灰是菖蒲所烧之灰，有谓是蒲席所烧之灰，有谓是香蒲所烧之灰，有谓是蒲蒻所烧之灰，有谓是蒲黄。蒲黄止血多炒用，散瘀多生用，从本方配伍滑石、治疗小便不利看，当是生用之蒲黄粉。

（十四）消瘀活血，化湿退黄

消瘀活血，化湿退黄法，具有清热消瘀、化湿利水的作用。主治女劳疸兼有瘀血湿热的病证。代表方剂为硝石矾石散，方出《金匮要略·黄疸病脉证并治》。方中硝石（即火硝）性味苦寒，功能消瘀泄满，清热凉血；矾石（即皂矾）性味酸寒，功能化湿利水，清热解毒；大麦粥甘平养胃，并以缓解硝矾刺激之弊。适用于身体、手足心发热，傍晚尤甚，畏寒发冷，面额黯黑，小腹拘急，或腹部胀气，小便不利，大便色黑，时作溏泄，脉沉细涩，舌质紫斑，苔白腻等证候。因本法功在消瘀活血，清热化湿，故不仅用治于女劳疸兼有瘀血，而且可用于治疗其他类型的黄疸病证，如胆石症所致的黄疸、钩虫病所致的黄疸等。尚须说明者，女劳疸有不兼瘀血而纯属肾虚者，则非本法所宜，而当采用补肾为治。如偏于肾阴虚者，宜用六味地黄丸或左归丸化裁；偏于肾阳虚者，宜用肾气丸或右归丸化裁；若肾虚兼有瘀血者，则可采用标本同治法。

（十五）行气活血，消肿杀虫

行气活血，消肿杀虫法，具有通气行血、消积除胀、解毒杀虫的作用。主治小儿疳虫蚀齿的病证。代表方剂为小儿疳虫蚀齿方，方出《金匮要略·妇人杂病脉证并治》。方用雄黄辛温有毒，解毒杀虫；葶苈子苦寒，祛湿消肿；猪脂甘寒，滑窍行瘀；槐枝苦平，揩齿祛肿，行气止痛。具体用法：雄黄、葶苈子研末，取腊日猪油初溶，用槐枝一头包上棉花，涂上药膏，点药烤烙其患部。适用于小儿疳热生虫，牙龈糜烂，或牙齿蛀蚀的证候。

（十六）利血润燥，消瘀通便

利血润燥，消瘀通便法，具有补虚润燥、活血消瘀、通利二便的作用。主治黄疸伤阴化燥或妇人阴吹的病证。代表方剂为猪膏发煎，方出《金匮要略·黄疸病脉证并治》。方中猪膏甘凉，补虚润燥，利肠胃，通小便；乱发苦温，活血消瘀，开关格，利水道。适用于皮肤黄而晦暗，或有腹胀，大便秘结，小便不利，舌苔薄，脉细数而涩的证候。因本法重在润燥消瘀，故若妇人阴吹即由胃肠燥结，腑气不畅，浊气下泄，干及前阴并兼瘀血者，亦可使用猪膏发煎为治。关于本方的服法，有学者使用本方，乱发与猪膏煎熬很长时间，乱发仍不能消失变为膏状，患者难以服用。关于这种观点，有待在临床实践中进一步证明。须告诫者，黄疸患者一般忌食重油，故针对《金匮要略·黄疸病脉证并治》"诸黄，猪膏发煎主之"条，有学者提出质疑，谓此条"必有脱简"（《金匮要略浅述·黄疸病脉证并治》）。李克光主编《金匮要略讲义·黄疸病脉证并治》指出，猪膏发煎主治"由于燥结而兼血瘀所引起的萎黄证"，认为"本条所谓'诸黄'应该灵活看待，因为本方不能治一切黄疸，更不可用于湿热黄疸"。学者当细心审辨，灵活施用本法为是。

（十七）补血和血，散寒止痛

补血和血，散寒止痛法，具有补血和营、益气建中、祛寒止痛的作用。主治妇人产后虚寒腹痛的病证。代表方剂为《千金》内补当归建中汤，方出《备急千金要方·卷三》，此方即小建中汤加当归。方中当归、芍药补血养阴，以行营气；桂枝温中，通行血气；甘草、饴糖补中益气；生姜、大枣调和营卫。合而用之，可调阴阳，建中气，养血补虚，和营止痛。适用于妇人产后腹痛不已，或少腹拘急不舒，喜得温按，并牵引腰背作痛，兼见气短，食少神疲，或产后虚弱形瘦，面色不华，口淡便溏，唇舌色淡，舌苔薄白，脉象虚缓的证候。若产后失血过多，或崩伤内衄，阴血大亏，可于上方加生地黄、阿胶以补血敛阴。

（十八）养血散寒，补虚止痛

养血散寒，补虚止痛法，具有养血行血、益气生血、散寒止痛的作用。主治寒疝里急及产后腹痛的病证。代表方剂为当归生姜羊肉汤，方出《金匮要略·腹满寒疝宿食病脉证》。方中当归养血而行血滞；生姜散寒而行气滞；又主以羊肉味厚气温，补气而生血，俾气血得温，则血自散而痛自止矣。《素问·阴阳应象大论》谓："形不足者，温之以气；精不足者，补之以味。"本方深合其旨也。适用于腹中痛及胁痛里急，痛势较缓，以及产后腹中拘急，绵绵作痛，喜温喜按，舌淡苔白，脉虚缓或沉细的证候。

（十九）温阳行痹，益气活血

温阳行痹，益气活血法，具有温经通阳、益气补虚、通利血脉的作用。主治血痹营卫气血不足的病证。代表方剂为黄芪桂枝五物汤，方出《金匮要略·血痹虚劳病脉证并治》。方中黄芪益气固表；桂枝温经通阳，又助黄芪、芍药运行气血；芍药调血养营；重用生姜之辛通，旨在宣发其气，气行则血通痹除；大枣合生姜甘温补中，祛风散寒，调和营卫，又为温阳行痹之助。适用于血行不畅，阳气痹阻，而肌肉麻木不仁，或游走疼痛，状如风痹，脉象寸口关上微、尺中小紧等证候。本法是治疗血痹的常用方，一般适用于血痹较轻者。若血痹久病入络，痉挛麻痹较重者，则宜于本方中加党参、桃仁、红花、丹参、丝瓜络等，以活血化瘀，通行血脉；寒邪较甚者，可加川乌、草乌、附子等，以温阳散寒，通络行痹。

（二十）温经散寒，养血行瘀

温经散寒，养血行瘀法，具有温经暖宫、益气补虚、活血化瘀的作用。主治冲任虚寒兼有瘀血所致的崩漏病证。代表方剂为温经汤，方出《金匮要略·妇人杂病脉证并治》。方中吴茱萸、桂枝、生姜温经散寒，暖和胞门；当归、川芎、牡丹皮、芍药、阿胶养血益阴，和血行瘀；麦冬滋阴润燥，补养心肺；人参、甘草补益中气，以开化源；半夏降逆和胃，以止带下。总为温经养血之剂，有祛瘀生新之功。适用于崩漏不止，阴道流血，血色暗而有块，淋漓不畅，小腹里急，腹满，午后发热，手掌发热，心中烦热，唇口干燥，脉象沉涩或弦涩等证候。因本法可以暖宫温经、补血祛瘀，故亦可治疗妇人少腹寒积，久不受孕或月经不调等。

（二十一）调补冲任，固经养血

调补冲任，固经养血法，具有和血止血、养血调经、固本安胎的作用。主治妇人冲任脉虚、阴气不能内守而下血的病证。代表方剂为胶艾汤，方出《金匮要略·妇人妊娠病脉证并治》。方中干地黄、芍药、当归、川芎即后世四物汤，能养血和血、调理冲任；芍药合甘草缓急止痛；阿胶专于养血止血，艾叶温经暖胞，二者又为治崩漏、腹痛、胎漏下血的要药；甘草又可调和诸药；清酒以行药势。诸药合用，和血止血、暖宫调经之功昭然。适用于妇人经水淋漓不尽，或小产后阴道出血不止，或妊娠下血伴腹痛隐隐，喜温喜按，所下血色暗淡，可夹有少许血块，舌质淡苔白润，脉沉细或沉滑无力等证候。胶艾汤是治疗阴血亏虚、冲任损伤所致崩漏、胞阻或胎动不安的常用有效方，临床运用本方时可随证化裁。如腹不痛者，可去川芎；血多者，酌减当归用量，并加贯众炭、地榆炭；气虚或少腹作坠者，加党参、黄芪、升麻；腰酸痛者加杜仲、川续断、桑寄生；胎动不安者，加陈丝棉、苎麻根。然纵观本法，所主药物当归、川芎、艾叶，究属辛温气胜之品，唯血虚气寒者宜之；若血分有热，漏下不止，或肝火过旺，妊娠下血者，则非所宜，医者审之。

二、止血

凡能制止体内外出血的治法，统称为止血法。《伤寒论》中出血证甚多，究其原因，大致可分为三类：一是热迫，二是寒凝，三是瘀阻。临床常见的失血证候有咯血、衄血、吐血、尿血、便血、崩漏等。各种出血之证，如不及时制止，往往使血液耗损，失血过多则导致全身衰竭；若大出血不止，还将气随血脱，危及生命，故止血法在治疗中具有重要意义。

止血法的运用首先应辨清出血的部位。《张氏医通·诸血门》说："从上溢者，势必假道肺胃；从下脱者，势必由于二肠，及从膀胱下达耳。"因此，临证之时要针对不同的部位选用相应的止血法。

由于出血的原因较为复杂，是以止血法应用之时，往往还需根据不同的病因及证候配合其他的治法。如中气虚寒、血不归经而吐血者，当温中以止血，用柏叶汤；热邪炽盛，迫血妄行而吐衄者，当苦寒清泄止血，用泻心汤；瘀血兼热而尿血者，当化瘀利窍泄热等。若出血过多，气随血脱者，单用止血法恐缓不济急，则当大补元气以固脱止血。

（一）温中止血

温中止血法具有温阳守中、收敛止血的作用。主治中气虚寒、血不归经所致的吐血病证。代表方剂为柏叶汤，方出《金匮要略·惊悸吐血下血胸满瘀血病脉证治》。方中柏叶清肃而降，折其上逆之势而止血；干姜、艾叶温中，暖气以摄血；马通汁育阴止血，能引血下行，且防干姜、艾叶之燥。四药共奏温中收敛止血之功。马通汁，即马粪用水化开，以布绞汁澄清入药；如无马通，用童便代替亦可。适用于吐血日久不止，量少色淡或暗，面色苍白或萎黄，形倦神疲，舌淡苔白，脉虚缓无力的证候。须告诫者，本法只适宜于阳虚气寒不能摄血者，若阴虚火盛迫血妄行者，则非所宜。

（二）理脾摄血

理脾摄血法具有温中和胃、涩肠止血的作用。主治脾胃虚寒不能摄血所致大便下血的病证。代表方剂为黄土汤，方出《金匮要略·惊悸吐血下血胸满瘀血病脉证治》。方中灶心黄土，又名伏龙肝，能温中健脾和胃，涩肠止血；配附子、白术温阳健脾以摄血；地黄、阿胶滋阴养血以止血；黄芩苦寒作为反佐，以防温燥动血之弊；甘草和药调中。诸药合用，成"温脾止血"之剂。适用于大便下血，先便后血，血色暗淡，或解黑便，脘中疼痛，面色苍白，肢冷脉细，舌淡苔白等证候。黄土汤为治胃肠虚寒不能摄血的有效方剂，其适应范围并不限于下血，凡属脾气虚寒不能统血引起的吐血、衄血、妇女崩漏等，皆可加减使用。

（三）苦寒清泄，降火止血

苦寒清泄，降火止血法，具有清热泻火、消痞止血的作用。主治血热妄行吐血衄血及热结心下、气机壅滞致心下痞塞的病证。代表方剂为泻心汤，方出《金匮要略·惊悸吐血下血胸满瘀血病脉证治》。方中黄芩、黄连清热降火，泻心经热，心血自宁；大黄苦泻，引血下行，使火气下降，则血静而不妄行。前人所谓"泻心即泻火，泻火即止血"，即此意也。适用于心火亢盛，火犯胃络而见吐血、衄血、面赤舌红、烦渴便秘、脉数有力等证候。据有关医家考证，《伤寒论》第154条之大黄黄连泻心汤亦为本方，其专为治"热痞"而设，故本方亦可治疗心下痞满，按之柔软不痛，关脉浮数的证候。

（四）消瘀行血，止血利尿

消瘀行血，止血利尿法，具有散瘀止血、清热利湿的作用，主治湿热郁于血分的血淋病证。代表方剂为滑石白鱼散，方出《金匮要略·消渴小便不利淋病脉证并治》。方中血余炭消瘀止血，通利关窍；白鱼通利血脉，利水下气；滑石清利湿热。适用于下焦瘀血，气血不畅，湿郁化热，小腹胀痛，小便不利，小便黄赤，或有尿血的证候。

第十一节　固涩法

固涩法是通过收敛、止涩、固表，以解除气、血、精、津液耗散，滑脱不禁之证的一种治疗方法。

气、血、精、津液是维持人体正常生命活动的物质，一旦过度消耗，则会产生耗散滑脱之证，甚至产生危急重症。耗散滑脱之证，多因正气内虚，虚而不固所致，因此，固涩法收敛固涩为目的，防止病情发生危急之变。

《素问·至真要大论》中有"散者收之"之论述，后世又有"涩可固脱"之论述。因而固涩法所用药物多属收敛固涩之品。固涩法有涩肠固脱止利之法以治久痢，有温涩收敛止血之法以治出血，有敛肺法以止咳，有温阳固表法以止汗等不同。《伤寒论》中有涩肠固脱止利之赤石脂禹余粮汤证、桃花汤证及诃梨勒散证等，有温涩收敛止血之黄土汤、胶艾汤等，有温阳固表止汗之桂枝加附子汤证等。本节主要讨论涩肠固脱止利之法，至于温涩收敛止血法及温阳固表止汗法参见相关章节。

固涩法是为气、血、精、津液耗散滑脱之下而设，故因实而致者不宜使用，外邪未尽者不宜早用。同时，固涩法多为"急则治其标"而设，欲治其本，当合补虚法以标本同治，或先治标，后治本。

一、涩肠固脱止利

本法适用于下焦滑脱不禁证，原文为利在下焦，经服泻心汤、理中汤而利不止，益甚。可表现为下利日久不愈，或滑脱不禁，或兼见黏液、脓血，或肛门脱出。其腹痛喜温喜按，所下脓血色暗不鲜，无热象，脉迟弱或沉细，舌苔白。妇人还可见崩中、漏下、白带绵绵不止等症。方用赤石脂禹余粮汤，方出《伤寒论·辨太阳病脉证并治》。方中赤石脂甘酸性温，功能温涩收敛；禹余粮味甘无毒，有固涩之效。共为收涩固脱而治久利滑脱之方。

二、温中固脱止利

本法适用于脾肾虚寒，下元不固，大肠滑脱证。症见下利不止，便脓血，腹痛，小便不利。其便脓血色暗而不鲜，腹痛绵绵，喜温喜按，无明显里急后重，可伴疲乏倦怠，脱肛，脉细弱，舌淡苔白。本证与白头翁汤证均可见下利便脓血，但一属虚寒，一为湿热，病机截然不同。还可治疗某些因下元不固所致的崩中、漏下等。方用桃花汤，方出《伤寒论·辨少阴病脉证并治》。方中赤石脂甘温而涩，涩肠止利，《神农本草经》言其主"泄利，肠澼脓血，阴蚀，下血赤白"；干姜味辛，守而不走，温中散寒；粳米味甘，养胃和中。赤石脂之用法值得注意，取其一半与诸药同煎，以温里涩肠，一半筛末取方寸匙，用药汁冲服，意在令其附着肠道，以加强收敛作用而涩肠止利。全方合用共奏温中固脱利之功，用于治疗少阴病虚寒下利便脓血证。

三、敛肺涩肠，止利固脱

本法适用于中气下陷，气虚不固之虚寒性肠滑气利之证。症见下利泄泻，滑脱不禁，大便随气而出，脱肛，肛门重坠，舌淡苔白润，脉沉弱等。虚脱不禁之久咳、久泻、久痢等亦可使用。方用诃梨勒散，方出《金匮要略·呕吐哕下利病脉证治》。方中诃子性温味涩，敛肺涩肠，煨用则专以涩肠固脱止利，并用粥饮和服，取其益胃而健中之效。

第十二节　涌吐法

涌吐法是通过令患者发生呕吐，以消除停留在咽喉、胸膈、胃脘部位的痰涎、宿食、毒物的一种治疗方法。

痰涎壅塞咽喉，或停于胸膈，或滞于胃脘，或食物毒物留于胃中而不能吸收等，及时运用涌吐法，疏通病邪，清除痰涎、宿食及毒物，可解除病证。涌吐法能引邪上越，宣壅塞而导正气，即所谓"其在上者，因而越之"之意。

涌吐法有服用催吐方和探吐之不同。须注意的是，吐法属攻邪，作用多迅猛，因此必须仔细辨证，中病即止，对于年老、体弱者，孕妇、产后得均应慎用或不用。同时，吐后还应注意调理脾胃，宜食糜粥，以养胃气。

《伤寒论》中涌吐法主要用于痰涎宿食壅塞胸膈上脘，胸阳不得宣畅之下。症见病如桂枝证，头不痛，项不强，寸脉微浮或乍紧，胸中痞硬，气上冲咽喉不得息，心下满而烦，饥不能食；若胸中阳气被遏，不能布达于外，还可出现手足厥冷等症。此外，还可兼有痰塞喉中，不能言语，懊侬不安，欲吐不能等症。《金匮要略》还用于治疗宿食在上脘，见有胃中宿食不化，或痰涎壅塞引起的胸膈胀满等症。方用瓜蒂散。方中瓜蒂味极苦，性升催吐；赤小豆味酸性泄，兼能利水；二药配伍，有酸苦涌泄之功。豆豉轻宣辛散，载药上浮，助瓜蒂以催吐。赤小豆、豆豉又系谷类之品，可顾护胃气，使峻吐而不伤正。

第十三节　针灸、外治

《伤寒论》与《金匮要略》是将理法方药有机结合的中医典籍，其中治法十分丰富，包括了汗、吐、下、和、温、清、消、补八法，在辨证的基础上，立法处方进行治疗。书中不仅使用药物治疗，而且论及针灸治法以及外治法。仲景确立的治疗原则，对于病在脏腑者多用药物治疗，而病在经脉者多用针灸治疗。除内服药物及针灸治疗外，还使用了外治法，其中包括熏洗、撒扑、坐药、浸泡、外摩等。

一、针刺法

仲景用针刺一法，多用于阳证，亦有用于三阴经之实热证者，盖因刺法长于通络泻邪故也。有明言所取穴位者，如风池、风府、大椎、肺俞、肝俞、期门、关元等；有提出所取经络者，如针足阳明等；亦有仅指部位者，如刺膈肠等。因多用于治疗实邪，故手法以泻法为主。针刺之法，见于《伤寒论》的有十条，《金匮要略》六条，其中复出两条，实有十四条。根据各种针刺方法运用之目的、作用机制及所治病证，可归纳为如下几种情况。

（一）截断传经

《伤寒论》第8条云："太阳病，头痛至七日以上自愈者，以行其经尽故也。若欲作再经者，针足阳明，使经不传则愈。"本条说明针刺截断传变之治法。太阳病程已达七日，说明病有自愈之机，若头痛等症消失，则为欲愈之兆。若病无自愈之象，则提示正气不足以抗邪，外邪可能内陷生变，其传变之一则是病从热化，伤津化燥，传入阳明。因此，值此之际，及时针刺足阳明，促进气血运行通畅，增强正气之抗邪能力，可截断传经之变。至于当刺何穴，陈修园《伤寒论浅注·辨太阳病脉证》中指出："若未愈，欲作再经者，阳明受之，宜针阳明足三里穴以泄其邪，使经不传则愈。"

（二）疏通经络

《伤寒论》第24条云："太阳病，初服桂枝汤，反烦不解者，先刺风池、风府，却与桂枝汤则愈。"本条指出对于病重药轻者，当针药并施。太阳中风，主以桂枝汤，法当汗出病解。然有用之不效者，乃病重而药轻之故也。服药后正气得药力之助，正邪相争更为剧烈，因而烦闷不适。此时宜予针刺风池、风府，疏通经络，以泄停滞之邪，再与桂枝汤，针药并施，祛邪之力更强，则疾病可愈，但风池为足少阳经穴，风府乃督脉经穴，而病在太阳，为何不取太阳之穴而反取此二穴呢？盖督脉总领诸阳，太阳之脉连于风府，且两穴均布于太阳经之分野；二者均以"风"为名，说明均为祛风散邪之有效穴位。故取二穴，疏经通滞，针药并用，疾病可愈。

（三）疏泄实邪，以治纵横

《伤寒论》第108条云："伤寒腹满，谵语，寸口脉浮而紧，此肝乘脾也，名曰纵，刺期门。"属肝乘脾之证。其中谵语为肝气盛所致，腹胀满则是脾土受肝木乘克所致，如此，肝气放纵，侮其所胜，故名曰"纵"。肝气乘脾有虚实之分，其中虚证以扶脾为主，实下宜泻肝为要，本证以实证为主，故治疗宜刺肝之募穴期门，以疏泄肝经之实邪。《伤寒论》第109条云："伤寒发热，啬啬恶寒，大渴欲饮水，其腹必满，自汗出，小便利，其病欲解，此肝乘肺也，名曰横，刺期门。"属肝乘肺之证。其中发热、啬啬恶寒为肝气过盛，反侮其所不胜，形成"肝乘肺"之证。肺主皮毛，肺受肝邪所乘，毛窍开阖失司，故发热恶寒；肺主治节，通调水道，肺病则不能下输膀胱，故小便不利；木火刑金，肺金受灼，故渴欲饮水。腹满与小便不利并见，为水气停蓄不化，气机不利所致。因肝气横逆，上犯于肺侮其所不胜，其曰"横"。因此亦用泻实之法，针刺期门，则肺脏不受其侮，而诸症消失。

（四）针刺泻邪，太少双解

《伤寒论》第142条云："太阳与少阴并病，头项强痛，或眩冒，时如结胸，心下痞硬者，当刺大椎第一间、肺俞、肝俞，慎不可发汗。发汗则谵语，脉弦，五日谵语不止，当刺期门。"证属太阳少阳并病，其中头痛项强为太阳经脉受邪，头目眩晕为胆火沿少阳经脉上干空窍所致。时如结胸而实非结胸，为少阳经气不利，故心下痞塞硬满，时轻时重，重时则出现疼痛，而似结胸。本病病在经脉，故以针刺治疗，取穴大椎、肺俞、肝俞。因大椎为三阳之交会，刺之祛风，针刺肺俞可理气散邪，两者相配，以解太阳之邪；刺肝可疏泄胆火，以和解少阳之邪。如不刺而以汤剂发汗，势必导致津液更伤，而致木火炽烈。木盛侮土，故发谵语。乃当刺肝之募穴期门，以泻木火，火清则谵语自止。《伤寒论》第171条云："太阳少阳并病，心下硬，颈项强而眩者，当刺大椎、肺俞、肝俞，慎勿下之。"证属太阳少阳并病，颈项强为邪犯太阳经脉，心下硬、头目昏眩为少阳经气不利，胆气内郁所致。病在经脉，故应以刺法治疗，而不能以下法治之。取大椎、肺俞以解太阳之邪，取肝祛少阳之邪。二条均属太少并病，邪在经脉，故均应用刺法泻邪，汗下皆非所宜。

（五）刺泻实热，以治热入血室

《伤寒论》第143条云："妇人中风，发热恶寒，经水适来，得之七八日，热除而脉迟身凉，胸胁下满如结胸状，谵语者，此为热入血室也，当刺期门，随其实而泻之。"《伤寒论》第216条云："阳明病，下血谵语者，此为热入血室，但头汗出，刺期门，随其实而泻之，濈然汗出而愈。"上述二条均为针刺治疗热入血室证。《伤寒论》第143条为太阳病热入血室的证治。其中妇人中风，发热恶寒是表证。证属外感，而适逢经水来潮，血室空虚，则表邪乘机内陷，热邪深入血室，与血相搏形成本证。因表证已罢，故外热去而身凉。热与瘀血结于血室，脉道阻滞不利，故脉迟。肝之经脉循于两胁，肝为藏血之脏，今因血室瘀滞，必致肝脉受阻，气血流行不利，故胸胁下满，如结胸状。血热上扰，神明不安，故发谵语。此皆热入血室所致，故刺期门，以泄热除实，以期门为肝经之募穴故也。《伤寒论》第216条则为阳明病热入血室的证治。阳明病，谵语，经、腑二证均可出现，为热邪上扰神明所致。今因阳明热盛，侵入血室，邪热迫血妄行，故下血。邪热与血相结，熏蒸于上，故发谵语，但头汗出。此属热入血室证，因血室为经水必行之所，而肝主藏血，二者关系密切，故刺期门以泻其实，使邪热从外宣泄，濈然汗出而解。

（六）疏经泄热，宣通郁阳

《伤寒论》第231条云："阳明中风，脉弦浮大而短气，腹都满，胁下及心痛，久按之气不通，鼻干不得汗，嗜卧，一身及目悉黄，小便难，有潮热，时时哕，耳前后肿，刺之小差。"本条脉弦为少阳、浮为太阳、大为阳明，即为三阳合病之脉。短气腹满、鼻干、一身及目悉黄、潮热、嗜卧、时时哕，为阳明证候；胁下及心痛，久按之气不通，耳前后肿为少阳之征；病及阳明，法当多汗，然太阳之邪未罢，故为无汗。此三阳见证，病性复杂，太阳宜发汗，少阳宜和解，阳明以清下，但解表必碍其里，攻里复累及表，二者皆非所宜，攻以针刺，泄热邪而宣通郁阳，疏利经脉，以缓病证，然后视其病情变，相机而治。柯韵伯《伤寒来苏集》谓"刺之，是刺足阳明，随其实而泻之"，而钱天来《伤寒溯源集》谓"刺之小差者，刺少阳阳明之络，则热邪暂泄，经气稍通，故肿处小差也"。二者之治法可互参。

（七）行血散邪

《伤寒论》第308条云："少阴病，下利脓血者，可刺。"尤在泾《伤寒贯珠集》中指出："用刺法者，以邪陷血中，刺之以行血散邪耳。"本条为针刺治疗少阴下利便脓血证。少阴病，下利便脓血，除可用药物治疗外，亦可采用针刺治疗。针刺具有泄邪泄热作用，若临床上针药并用，则可收到更好的疗效。本条叙证简略，未明言所刺穴位，且对本证的寒热属性亦颇多争论，有谓属实热者，亦有谓属虚寒者。一般来说，针多泻实热，灸多补虚寒，本证云可刺，应属实热。针刺穴位，以足三里、天枢、三阴交、太冲为主，颇有效验。《医宗金鉴》则引常器之云："刺足少阴之幽门交信。"

（八）引动阳气

《金匮要略·血痹虚劳病脉证并治》云："血痹病……但以脉自微涩，在寸口，关上小紧，宜针引阳气，令脉和紧去则愈。"本条论述以针刺治疗血痹，脉微为阳微，涩为血滞，紧为外受风寒。由于受邪较浅，故紧脉仅现于寸口和关上。此处血痹是由阳气痹阻，血行不畅所致，故用外刺法以引动阳气，阳气行，则邪去病痹除。尤在泾《金匮要略心典》指出："痹之为病，血既以风入而痹于外，阳亦以血痹而止于中，故必针以引阳使出，阳出而邪去，邪去而脉紧乃和，血痹乃通。"

（九）发汗散表

《金匮要略·疟病脉证并治》云："疟脉自弦……弦紧者可发汗、针灸也。"本条论述以针刺法治疗疟病兼表者。疟脉自弦，兼紧则有表里之不同，如弦紧是病偏于表，多为兼风寒为患，故可用发汗法，或用针刺治疗，以发汗解表。

（十）舒缓经脉

《金匮要略·趺蹶手指臂肿转筋阴狐疝蛔虫病脉证治》云："病趺蹶，其人但能前，不能却，刺腨入二寸，此太阳经伤也。"蚨蹶，为太阳经脉受伤所致，而出现足背强直，后跟不能落地，但能前行，不能后退，因太阳经脉下贯腨内，出外踝之后故也。因太阳经脉受伤，故以刺腨之法治疗。此处可取腨部承山、合阳等穴位以舒缓经脉。

二、灸法

仲景用灸法，多用于阴证。盖因艾灸长于温阳补虚，回阳救急故也。仲景使用灸法，有灸穴位，如取关元；有言经络，如灸少阴、厥阴；有示部位，如灸核上、上部等不同。同时对艾炷壮数亦有说明，如灸一壮、七壮等。灸法之应用，在《伤寒论》中有七条，《金匮要略》中有两条，复出两条，实七条。据施用艾灸之目的、作用机制及其适应证，可归纳为下列几种。

（一）温阳散寒

《伤寒论》第117条云："烧针令其汗，针处被寒，核起而赤者，必发奔豚，气从少腹上冲心者，灸其核上各一壮，与桂枝加桂汤，更加桂枝二两也。"此处用烧针的方法迫令患者发汗，外邪不解，针刺的部位被风寒所袭，寒闭阳郁，卫气不行，故局部红肿如核状。同时，因烧针强使汗出，损伤心阳，阳虚阴乘，下焦之寒气乘虚上逆，故发奔豚。其治当先以艾柱灸针处之赤核各一壮，用以温阳散寒；再内服桂枝加桂汤平冲降逆，扶心阳之虚。

（二）温阳复脉

《伤寒论》第292条云："少阴病，吐利……脉不至者，灸少阴七壮。"此处用灸法治疗少阴病阳回与吐利脉不至之证。少阴脉不至，是因吐利交作，正气暴虚，气血一时不相接续所致。脉既不至，则手足必然逆冷，本属病重，然则此属吐利较甚，正气暴虚，若得恰当治疗，则正气可望恢复，较之久病垂危而脉不至者有别，故可用灸法，灸少阴经穴，以温阳复脉。具体穴位，庞安常主张灸足少阴之太溪穴（在内踝与跟腱之间的凹陷中），章虚谷主张灸太溪、涌泉（在足底中，足趾跖屈时之凹陷处），柯韵伯主张灸太溪、复溜（太溪穴上两寸），这些穴位，皆可作为参考。临床上常以关元（脐下三寸）、气海为主，亦可同时投四逆汤类方剂，以增强疗效。据承淡安云"有云灸太溪，应加灸气海为是"，可作为参考。

（三）温经散寒

《伤寒论》第304条云："少阴病，得之一二日以上，口中和，其背恶寒者，当灸之，附子汤主之。"常器之云："当灸膈俞、关元穴。"论述灸法治疗阳虚寒湿证。病得之一二日，表明病属初起。口中和，是少阴阳虚寒湿内阻的本质反映，因内无邪热，且阳虚寒湿内阻，故口中不苦不燥不渴，此为少阴阳虚寒湿证的审证要点。督脉循行于背部，统督诸阳，今少阴阳衰，寒湿不化，故恶寒以背部为甚，且必不发热，此与太阳表证恶寒不同。在治疗方面，除用附子汤温经散寒除湿外，并兼用灸法，以增强温经散寒除湿疗效。所灸穴位，一般认为可取肾俞、关元、气海等穴。

（四）温阳举陷

《伤寒论》第 325 条云："少阴病，下利，脉微涩，呕而汗出，必数更衣，反少者，当温其上，灸之。"本条论述用灸法治疗少阴下利，阳虚气陷，阴血不足证。少阴下利，脉见微涩，脉微主阳气虚，涩主阴血少，知其为阳虚阴血不足之下利。因阳虚气陷，故大便次数多；阴血虚损，故大便量反少。阳虚而阴寒气逆，胃失和降则呕。阳虚不能固表则汗出。本证阴血不足，缘于阳虚气陷，下利过多，故主用灸法，温阳举陷，俟阳回利止，则阴血可保。同时，阳气充足，始可化生阴血，故本条治法，孜孜于回阳，即是此意。至于穴位之选用，方有执认为是"顶百会穴"。具体运用时可配用关元、气海等。

（五）急温回阳

《伤寒论》第 343 条云："伤寒六七日，脉微，手足厥冷，烦躁，灸厥阴，厥不还者，死。"本条论述灸法治疗阴盛阳竭危重证。伤寒六七日，出现脉微，手足厥冷，是阳气衰微，阴寒独盛之证。更见烦躁不宁，为虚阳上扰，心神无主使然。病情虽危，然无大汗，面赤，反不寒恶等症，尚可急温，亦可艾灸，以挽垂危。若灸后阳气得以回复，手足转温者，则疾病尚有转机；否则厥冷依然，表明阳气衰竭，预后多凶，故曰"死"。至于所灸厥阴之穴位，张令韶主张灸"行间"和"章门"穴，临床灸关元、气海，亦有一定效果，若配合回阳救逆之方，可增强疗效。《伤寒论》第 362 条云："下利，手足厥冷，无脉者，灸之不温，若脉不还，反微喘者，死。"亦论述灸法治疗厥阴危证。下利、手足厥冷、无脉，乃阴寒邪盛，阳气极度衰微，病情十分危险之候，若用汤药救治，尤恐缓不济急，故用灸法急救。灸后手足能温，脉能自还，病尚可治。所灸之穴，如关元、气海、百会等，可供参考；若灸后手足依然不温，脉搏仍然不起，反而增加微喘症状，是肾气竭于下，肺气脱于上之危候。常器之说"当灸关元、气海"。本条在《金匮要略·呕吐哕下利病脉证治》中复出。

（六）温阳散寒通脉

《伤寒论》第 349 条云："伤寒脉促，手足厥逆，可灸之。"本条论述灸法治疗阳衰厥逆脉促者。伤寒病入厥阴，出现手足厥逆，脉促，当为阳衰阴盛所致。阳衰不能温暖四末，故手足厥逆。阳衰心气无力主持，气血运行反常，故脉虽数而无力，且有间歇现象，亦可谓之促，此为阳衰之脉促，可用灸法，以温阳散寒通脉。常器之认为可灸太冲穴。

三、外治法

外治法是将药物直接作用于患处，通过扑于体表，或熏洗患处，或摩于患部，或纳入阴中，或浸入泡洗等方式进行治疗的一种治法，仲景使用外治法主要包括以上方式。

其治疗目的又有温粉外扑止汗，外洗除热止渴，熏洗燥湿解毒杀虫，外摩散寒止痛，纳入阴道暖宫散寒、除湿止带，浸泡收敛除湿导邪下行等不同，故从以下几个方面分述之。

（一）温涩止汗

本法适用于发汗后汗出过多证。方用温粉外扑。本方见于《伤寒论》第38条大青龙汤证方一注。然未明言是何物。古代所说粉，即米粉，用其扑敷具有爽身止汗之效。大青龙汤为发汗峻剂，其发汗之力犹胜于麻黄汤，故告诫曰："汗出多者，温粉扑之。"然又恐米分冰敛余邪，故炒之而成"温粉"。日本山田正珍曰："温粉，熬温之米粉也，同温针，温汤之温。"可见，"温粉"乃"白粉"炒温而成。考《肘后备急方》《伤寒总病论》《类证活人书》各载"温粉方"，《肘后备急方》《类证活人书》均以川芎、白芷、藁本、牡蛎、龙骨各二两为末。唐代孙思邈《备急千金要方》记载：煅牡蛎、生黄芪各三钱，粳米粉一两，共研细末，和匀，以稀疏绢包，缓缓扑于肌肤。《孝慈备览》扑身止汗法：麸皮、糯米粉二合，牡蛎、龙骨二两，共研极细末，以疏绢包裹，周身扑之，其汗自止。温粉既为汗出太过者而和，而以川芎、白芷等辛散之品似有欠妥之嫌，故以《考慈备览》扑身止汗法为佳。

（二）除热止渴

本法适用于百合病经久变渴之证。百合病本无口渴，便经久不愈，出现口渴之变证，反映出阴虚内热之病机。因此，单用百合地黄汤则经力不够，难以收效，故须内服、外洗并用。方用百合洗方。因肺合皮毛，其气相通，所以用百合渍水外洗，具有清热养阴止渴之功。正如尤在泾《金匮要略心典》指出："病久不解而变成渴，邪热留聚在肺也。单用百合渍水外洗者，以皮毛为肺之合，其气相通故也。"又如陈修园《金匮方歌括》中所言"皮毛为肺之合，洗其外，亦所以通其内也"。煮饼功能益气养阴，增强除热止渴之功。方后明言"勿以盐豉"，是因咸味有耗津增渴，故当禁用。

（三）清热解毒，祛湿杀虫

本法适用于湿热之邪流注前阴之证。由于足厥阴肝经绕阴器，抵少腹，上通于咽喉，其热毒循经自下而上冲，则咽喉干燥，可见前阴黏膜蚀烂，或肿或痒，舌红苔黄，脉数等。方用苦参汤熏洗。苦参苦寒，有清热解毒、祛湿杀虫之功。用其煎汤熏洗前阴患处，杀虫解毒化湿以治本，则疾病痊愈。

（四）杀虫解毒燥湿

本法适用于狐惑病后阴蚀烂证。症见后阴蚀烂，痛痒不止等。方用雄黄熏方。雄黄具有较强的杀虫解毒燥湿作用，《神农本草经》谓其"味苦平寒，主寒热鼠瘘恶疮……杀百虫毒"。本病肛门蚀烂，故可以雄黄熏患处，以就近治之。

（五）散寒止痛

本法适用于头风病。本病在头部经络，症见头痛时作，遇风进而加重等。方用头风摩散外摩。方中附子味辛大热，可以散经络之风邪，盐味咸微辛，入血分去在皮肤之风毒。两药合用，共奏散风寒止疼痛之功。正如陈修园《金匮要略浅注》所云："此言偏头风之治法也。附子辛热以劫之，盐之咸寒以清之。内服恐其助火，火动而风愈乘其势矣。兹用外摩之法，法捷而无他弊。"

（六）暖宫除湿，杀虫止痒

本法适用于阴冷寒湿带下证。以冲任虚寒、湿瘀胞宫为主要病机。症见患者自觉阴中寒冷，甚至连及后阴、股腋。还可见有带下色白清稀，阴中瘙痒，或腰酸怕冷，舌淡，脉迟等症。方用蛇床子散为坐药。蛇床子具祛寒暖宫、杀虫止痒之功。尤在泾《金匮要略心典》指出："阴寒，阴中进也，寒则生湿，蛇床子温以去寒，合白粉燥以除湿也。此病在阴中而不关脏腑，故但纳药阴中自愈。"因此，用蛇床子散作为坐药，直接温其受邪之处，以暖宫除湿，杀虫止痒。

（七）清热燥湿杀虫

本法适用于下焦湿热而阴中生疮证。症见阴中蚀烂生疮，伴痒痛糜烂，带下黄稠，或赤白相杂，或小腹疼痛，舌红，苔黄腻，脉滑数等。方用狼牙汤煎水外洗。方中狼牙草味苦性寒，清热杀虫，燥湿止痒。《医宗金鉴·订正仲景全书·金匮要略注》指出："阴中，即前阴也，生疮蚀烂，乃湿热不洁而生䘌也。用狼牙汤洗之，以除湿热杀䘌也。狼牙非狼之牙，乃狼牙草也，如不得，以狼毒代之亦可。"

（八）收敛除湿，导邪下行

本法适用于脾虚伤湿、湿毒上攻之证。症见腿脚肿痛，挛急上冲，或伴寒热胸闷，泛泛欲吐、心悸、气喘、呕吐等。治以矾石汤。方用矾石煎水浸脚，功能除湿收敛，导湿下行。尤在泾《金匮要略心典》指出矾石："味酸涩性燥，能却水收湿解毒。毒解湿收，上冲自止。"

（九）清热除湿止带

本法适用于内有干血、郁为湿热而下白带之证。本病因经闭或经行不畅，干血内着，郁为湿热，久而化腐所致。因此，病因为瘀血，病机关键在湿热。症见经水不利，带下量多，黄稠臭秽，或外阴瘙痒，舌暗，苔黄，脉滑等。方用矾石丸作为坐药，纳入阴中治疗。程云来《金匮要略直解》指出："矾石酸涩，烧则质枯，枯涩之品，故《神农经》以能止白沃，小涩以固脱之意。合仁者，非以止带，以矾石质枯，佐杏仁一分以润之，使其同蜜易以为丸，滑润易以纳阴中也。此方专治下白物而设，未能攻坚癖，下干血也。"本法为白带之外治法，亦为治标之法，须合用消瘀通经之剂内服，以治其本。

第十四节 其他治法

《伤寒杂病论》中治法十分丰富，前已详述了内服、外治及针灸等各种治法。除此之外，仍有难以归纳入上述治法之中者，如寒温并用、安蛔止痛法；杀虫补虚法；发越郁阳、清上温下法；甘平和胃、安蛔止痛法；破滞除痹、排脓补虚法；解毒排脓、调和营卫法；祛痰截疟法；通阳散结、调和阴阳法；祛湿散水法。将从以下几个方面分述之。

一、寒温并用，安蛔止痛

本法适用于邪入厥阴、寒热错杂之蛔厥证。本病是由上热下寒、蛔虫内扰而成。因肠道有蛔虫，故病则常自吐蛔。又因病者上焦有热肠中虚寒，蛔虫不安其位，内扰上窜，故烦。临床还可见剧烈腹痛、呕吐、心烦躁扰等症。若蛔虫内伏不扰，则心烦、腹痛等可自行缓解，诸症自可随之减轻，故原文曰"须臾复止"。进食则蛔虫争食而窜动，则心烦、呕吐、腹痛复作，故称"又烦"。痛剧时，气机受阻，阳气不达四末，故手足厥冷。方用乌梅丸，在《金匮要略·趺蹶手指臂肿转筋阴狐疝蛔虫病脉证治》与《伤寒论·辨厥阴病脉证并治》中均有应用。方中重用乌梅酸敛，更加醋渍，使其更酸，意在安蛔止痛为主。用大辛大热之细辛、干姜、附子、蜀椒、桂枝，既能伏蛔，又可祛寒。取大苦大寒之黄连、黄柏，使蛔虫得下，上热得清。更用人参、当归益气养血，扶助正气。前人云："蛔得甘则动，得酸则静，得苦则下，得辛则伏。"本方酸辛苦甘并投，寒温互用，为清上温下、安蛔止痛之要方。本方寒温互用，具辛开苦降之意，故又治寒热错杂之久利。此外，《医宗金鉴》云："治厥阴病消渴，气上撞心，心中疼热，饥而不欲食，食则吐蛔。"临床不仅对胆道蛔虫病有显著的疗效，而且对蛔虫性肠梗阻、慢性结肠炎、非特异性结肠炎、溃疡性结肠炎，均有较好疗效。又有以本方加血余炭、白芍，或加贯众炭、仙鹤草、生地黄、阿胶，治疗寒热错杂之崩漏，取得良效者。

二、杀虫补虚

本法适用于虚劳及瘵虫病。方用獭肝散，方出《肘后备急方·卷一》。徐忠可《金匮要略论注》指出："劳无不热，而独言冷者，阴寒之气与邪为类……獭者阴兽也，其肝独应有而增减，是得太阴之正，肝与肝为类，故以此治冷劳，邪遇正而化也，獭肉皆寒，惟肝性独温，故尤宜治冷劳，又主鬼疰一门相染，总属阴耶，须以正阳化之耳。"张石顽《医通》指出："獭肝专杀瘵虫。"故可知獭肝甘温，具有杀虫而治虚劳之功。此法亦后世甘温治劳法之祖。

三、发越郁阳，清上温下

本法适用于上热下寒、正虚阳郁证。本病因伤寒多日，邪气传里，而表里同病而径用攻下所致。误治之后其病不仅不除，反致正气损伤，引邪内陷，形成正虚邪陷，阳郁不伸，上热下寒之证。因邪热内陷胸中，阳气郁而不伸，故寸脉沉而迟；郁阳不达四末，故手足厥冷；因热甚于上，灼伤津液，故咽喉不利；热伤肺络，气血腐败，故唾脓血；大下损伤脾胃，脾虚则寒甚于下，故下部脉不至，泄利不止。此属正虚邪陷，阳郁不伸，阴阳错杂，寒热混淆之证。因病情复杂，治疗颇为棘手。正如尤在泾所说"阴阳上下并受其病，虚实寒热混淆不清，欲治其阴，必伤其阳，欲补其虚，必碍其实"，故"为难治"。尽管如此，然其病机关键在于邪陷阳郁，上热下寒，故须发越郁阳，清上温下。方用麻黄升麻汤以治之，方出《伤寒论·辨厥阴病脉证并治》。本方以麻黄升麻为君，重在发越郁阳，且佐以桂枝有通阳发表之力，故方后有"汗出愈"之嘱。此外，麻黄尚能发散肺经郁火，升麻擅长解毒，用之使郁阳得伸，邪能外达，则肢厥等症自解。以当归为臣，取其温润养血以滋汗源，且配芍药敛阴和营，以防发越太过。用石膏、黄芩、知母、葳蕤、天冬等清热解毒，养阴润肺，以除上热，则喉咽不利、唾脓血诸症可除。用白术、干姜、甘草、茯苓温中健脾，以除下寒，则泄利自止。本方药味虽多，但不杂乱，且配伍严谨，重点突出。由于本条病情处方复杂，故前人多有不同看法，如尤在泾认为属误下后阳邪传阴的上逆之证；柯韵伯认为是下厥上竭的阴阳离决之候，自柯韵伯疑本方"乃后世粗工之伎，必非仲景方也"。此后注家多有附和，然考《金匮玉函经》和唐代孙思邈《千金翼方》，均载有本方，王焘《外台秘要》第一卷不仅载有本方，并引《小品方》注云"此仲景《伤寒论》方"，皆可证明此方并非后人臆造，而属仲景之旧。

四、甘平和胃，安蛔止痛

本法适用于蛔虫病的证治，以蛔虫内扰、气机逆乱为主要病机。症见脘腹疼痛，发作有时，蛔动则痛作，蛔静则痛止，伴呕吐清水痰涎，或便下蛔虫等。方用甘草粉蜜汤，方出《金匮要略·趺蹶手指臂肿转筋阴狐疝蛔虫病脉证治》。方中甘草、蜂蜜缓急止痛，米粉安蛔。全方皆为甘平和胃，安蛔止痛之品，寓"甘以缓之"之意。临床用于治疗蛔虫性腹痛或胆道蛔虫病等。

五、破滞除痹，排脓补虚

本法适用于气瘀血滞，瘀腐成脓所致的胃痈、肠痈、肺痈等证。症见胸胁闷胀，疼痛，口舌干燥，吐脓血，脉数等。方用排脓散，方出《金匮要略·疮痈肠痈浸淫病脉证并治》。方中枳实破滞气，芍药除血痹，桔梗排脓，鸡子黄补虚，全方共奏破滞除痹、排脓补虚之功，为排脓之主方。临床用于治疗内痈脓成将溃者，主要用于胃痈及肠痈等病证。

六、解毒排脓，调和营卫

本法适用于毒热内壅，气血不调，蒸腐成脓所致的肺痈、胃痈等证。症见喉痛咽肿，咳嗽胸痛，吐脓血腥臭，振寒发热，脉滑数等。方用排脓汤，方出《金匮要略·疮痈肠痈浸淫病脉证并治》。方中甘草解毒，桔梗排脓，生姜、大枣调和营卫，促使疮疡愈合。临床可用于治疗肺痈、胃痈及喉痹等病证。

七、祛痰截疟

本法适用于牝疟证的证治。本证多由素体阳虚，阳气难以外达，或素有痰饮，阳气为饮邪所阻，致使疟邪留于阴分者多，而并于阳分者少所致。临床以寒热交作，寒多热少，发作有时为特征，还可伴见胸闷，身痛少汗，舌苔白腻，脉弦滑等症。方用蜀漆散，方出《金匮要略·疟病脉证并治》。方中蜀漆（即常山苗）功能祛痰截疟，为方中主药；云母、龙骨以助阳扶正、镇逆安神为佐，全方共奏祛痰截疟之功。本方疗效与服药时间有关，云"临发时服"。临床主要用于治疗阳邪陷阴、寒多热少之疟病。

八、通阳散结，调和阴阳

本法适用于寒多热少之牝疟证，症状表现与前相似。方用牡蛎汤，方出《金匮要略·疟病脉证并治》。本方即蜀漆散去云母、龙骨，加牡蛎、甘草而成。蜀漆得云母专升阳邪陷阴，故蜀漆散中配纯阳之龙骨为佐；蜀漆配麻黄专开阴邪之固闭，故牡蛎汤中配牡蛎以通阳散结为辅；甘草甘缓调和药之药性。全方共用，通阳散结，调和阴阳，则寒邪自去，疟病自止。临床用于治疗阴寒固闭、寒多热少之疟病。

九、祛湿散水

本法适用于暑邪夹湿，阻遏阳气之太阳中暍证。症见暑病初起，发热恶寒，身痛无汗，烦闷欲吐，微微弱；或见食停胃脘，痞闷欲吐；或见湿热黄疸等。方用一物瓜蒂汤，方出《金匮要略·痉湿暍病脉证治》。瓜蒂具有祛湿散水之功。《神农本草经》谓："瓜蒂味苦寒，主大水，人身面目四肢肿，下水。"张志聪《伤寒论集注》中指出："瓜蒂蔓草，延引藤茂，其蒂最苦，其瓜极甜，乃从阴出阳，由里达表，用之主从经脉而散皮中之水，清太阳之热。散为吐剂，内有配伍，汤非吐剂，内无配伍，故加一物二字。"故知瓜蒂以散皮肤水气，水气去则暑无所依，疾病自愈。

第五章　八纲辨证

八纲，即阴、阳、表、里、寒、热、虚、实，是辨证论治的理论基础之一。它是通过四诊，掌握辨证资料之后，根据病位的深浅，病程的长短，病邪的性质及盛衰，人体正气的强弱等，加以综合分析，归纳为八类证候，称为八纲辨证。

八纲的内容，《黄帝内经》早有论及，如"阳虚生外寒""阴虚生内热""邪气盛则实，精气夺则虚"等。张仲景在《伤寒论》中具体地将八纲内容运用于伤寒与杂病的诊疗，列出证候变化有表里之分，寒热之异，虚实之别，阴阳之变。如三阳为表，三阴为里；太阳为表，阳明为里，少阳为半表半里；同为太阳表证，有表虚、表实之辨；同是阳明实证，却有经（表）证、腑（里）证之分；在厥阴证中，有热（阳）、厥（阴）胜复之测，为后世"八纲辨证"方法的形成打下了基础。

具体合称并强调"阴阳表里寒热虚实"八字，始于明代医学对《伤寒论》的研究心得。较早的是王执中《东垣先生伤寒正脉·治病八字》曰："虚实阴阳表里寒热八字不明，杀人反掌。"后来渐渐引申为治病之大法，然无辨证纲领之意，如张三锡《医学六要·序》称："锡家世业医，致志三十余年，仅得古人治病大法有八，曰阴曰阳曰表曰里曰寒曰热曰虚曰实，而气血痰火，尽该于中。"

《景岳全书·传忠录》则称阴阳为"医道之纲领"，表里寒热虚实为"六变"，总结其前人的理论，明确提出了八纲辨证，他说："夫医者一心也，病者万象也，举万病之多，则医道诚难，然而万病之病，则各得一病耳……苟吾心之理明，则阴者自阴，阳者自阳，焉能相混。阴阳自明则表与里对，虚与实对，寒与热对。明此六变，明此阴阳，则天下之病，固不能出此八者。"

继之，程钟龄《医学心语·寒热虚实表里阴阳辨》提出八字为辨证之法，曰："病有总要，寒热虚实表里阴阳八字而已。病情既不外此，则辨证之法，亦不出此。"并详加论述，至此，八纲辨证的内容在仲景的六经辨证的基础上渐臻完善而系统了。

"八纲"二字，是近人祝味菊于《伤寒质难》中首先提出的，其称张仲景《伤寒论》中涉及的阴阳寒热表里虚实辨证可作为临床辨证之纲领，并首次以八纲将《伤寒论》的相关病证进行了归类。此说得到中医学术界的赞同，作为中医基础理论及临床归类、分析疾病的重要内容被固定下来。

八纲是分析疾病共性的辨证方法，是各种辨证的总纲，在诊断疾病过程中，有执简驭繁、提纲挈领的作用，适用于临床各科的辨证。

具体地说，疾病的表现尽管非常复杂，但基本上都可用八纲加以归纳。如疾病的类别，可分阴证与阳证；病位的深浅，可分表证与里证；疾病的性质，可分寒证与热证；

邪正的盛衰，邪盛为实证，正虚为虚证。运用八纲辨证就能将错综复杂的临床表现，归纳为表里、寒热、虚实、阴阳四对纲领性证候，从而找出疾病的关键、掌握其要领，确定其类型，预决其趋势，为治疗指出方向。其中，阴阳两纲又可以概括其他六纲，即表、热、实证为阳；里、寒、虚证属阴，故阴阳又是八纲中的总纲。

八纲辨证，并不意味着把各种证候截然划分为八个部分，它们是互相联系而不可分割的。如表里与寒热虚实相联系，寒热与虚实表里相联系，虚实又与寒热表里相联系。由于疾病的变化，往往不是单纯的，而是经常会出现表里、寒热、虚实交织在一起的夹杂情况，如表里同病，虚实夹杂，寒热错杂。在一定的条件下，疾病还可出现不同程度的转化，如表邪入里，里邪出表，寒证化热，热证转寒，实证转虚，因虚致实等。在疾病发展到一定阶段，还可以出现一些与疾病性质相反的情况，如真寒假热、真热假寒、真虚假实、真实假虚等。阴证、阳证也是如此，阴中有阳，阳中有阴，疾病可以由阳入阴，由阴出阳，又可以从阴转阳，从阳转阴。因此，进行八纲辨证，不仅要熟练地掌握各类证候的特点，还要注意它们之间的相兼、转化、夹杂、真假，才能正确而全面认识疾病，诊断疾病。

第一节　表里辨证

表里是辨别疾病病位内外和病势深浅的两个纲领，它是一个相对的概念。如体表和脏腑相对而言，体表为表，脏腑为里；脏与腑相对而言，腑属表，脏属里；经络与脏腑相对而言，经络属表，脏腑属里；经络中三阳经与三阴经相对而言，三阳经属表，三阴经属里等。从病势深浅论，外感病病邪入里一层，病深一层；出表一层，病轻一层，这种相对概念的认识，对伤寒六经辨证和温病卫气营血辨证尤为重要。狭义的表里，是指身体的皮毛、肌腠、经络为外；脏腑骨髓为内。外有病属表，内有病属里。

表里辨证，适用于外感病，可察知病情的轻重深浅及病理变化的趋势，表证病浅而轻，里证病深而重，表邪入里为病进，里邪出表为病退。了解疾病的轻重进退，就能掌握疾病的演变规律，取得治疗上的主动权，是采用解表与攻里等治法的依据。

一、表证

表证，指六淫邪气经皮毛、口鼻侵入人体初期所产生的证候。《景岳全书·传忠录》说："表证者，邪气之自外而入者也，凡风、寒、暑、湿、燥、火，气有不正，皆是也。"表证多见于外感病的初期阶段，具有起病急、病程短的特点。且由于邪气的不同，又可分为表热证、表寒证等。

临床表现：发热，恶风寒，头身痛，咳嗽或喘，脉浮。

病因病机：六淫邪气客于皮毛肌表，阻遏卫气的正常宣发，郁而发热；卫气受遏，失其温分肉、肥腠理的功能，肌表不能得到正常的温煦，故出现恶风寒的症状；邪气瘀滞经络，气血流行不畅以致头身疼痛；外邪袭表，正气奋起抗邪，脉气鼓动于外，故脉浮；肺主皮毛，鼻为肺窍，邪气从皮毛、口鼻而入，内应于肺，肺失宣肃，出现鼻塞流涕，咽喉痒痛，咳嗽，甚至喘促等症状。表寒证可见舌淡苔薄白；表热证可见舌稍红苔薄黄，发热，微恶风寒。

二、里证

里证是疾病深入于里（脏腑、气血、骨髓）的一类证候，它与表证相对而言。多见于外感病的中、后期及内伤杂病。里证的成因，大致有三种情况：一是外邪不解，内传入里侵犯脏腑所致；二是外邪直中脏腑而成；三是情志内伤，饮食劳倦等因素，直接损伤脏腑，使脏腑功能失调，气血逆乱而出现的各种病证。

临床表现：里证病因复杂，病位广泛，症状繁多，与寒、热、虚、实兼见，如壮热，口渴，小便短赤，烦躁，神昏，谵语，腹痛，腹泻，呕吐，舌苔黄或白厚腻，脉沉等。具体可参见寒热虚实辨证及脏腑辨证等章节。

病因病机：若热邪内传入里；或寒邪化热入里，里热炽盛，蒸腾于外，则见壮热；热邪灼伤津液，则口渴，小便短赤；热扰心神，则烦躁，甚则神昏、谵语。若寒邪直中脏腑或寒湿之邪直犯脾脏，寒邪凝滞中焦，则腹痛；寒湿困阻脾胃，脾胃运化失司，则腹泻；胃失和降则呕吐；苔黄或白厚腻，脉沉均为疾病在内之征，但同一症状可有多种病因病机，如腹泻、肠中有热、少阳胆火下迫于肠等均可出现腹泻这一症状。总之，里证没有表证的特征性表现，而以脏腑症状为主。

三、表证和里证的鉴别要点

辨别表证和里证，主要是审察病证寒热，舌象，脉象等变化。《医学心悟·寒热虚实表里阴阳辨》说："一病之表里，全在发热与潮热，恶寒与恶热，头痛与腹痛，鼻塞与口燥，舌苔之有无，脉之浮沉以分之。假如发热恶寒，头痛鼻塞，舌上无苔（或作薄白），脉息浮，此表也，如潮热恶热，腹痛口燥，舌苔黄黑，脉息沉，此里也。"一般说来，发热恶寒同时并见的属表证；只发热不恶寒或只恶寒不发热的多属里证。表证舌苔一般少有变化，里证舌苔多有变化，脉浮主表证，脉沉主里证。

四、表证和里证的关系

人体的肌表与脏腑，是通过经络的联系、沟通而表里相通。疾病发展过程中，在一定的条件下，可出现表里证错杂和互相转化。如表里同病，表邪入里，里邪出表等。

（一）表里同病

表证和里证在同一时期出现，称表里同病。这种情况的出现，除初病既见表证又见里证外，多因表证未罢，又及于里；或本有内伤，又患外感；或先有外感，又内伤饮食之类。

表里同病的出现，往往与寒热、虚实互见，常见的有表寒里热、表热里寒、表虚里实、表实里虚等。

（二）表里出入

1. 表邪入里　凡表邪不解，内传入里称为表邪入里。多因机体抗邪能力降低，或邪气过盛，或护理不当，或误治、失治等因素所致。例如，凡病表证，本有恶寒发热，若恶寒自罢，不恶寒而反恶热，并见渴饮，舌红苔黄，尿赤等症，便是表邪入里的证候。

2. 里邪出表　某些里证，病邪从里透达于外，称为里邪出表。多因治疗护理得当，机体抗邪能力增强而成。例如，内热烦躁，咳逆胸痛，继而发热汗出，或见痧，或出疹点，是病邪由里达表的证候。

表邪入里表明病势加重，里邪出表反映邪有去路，病势减轻。掌握表里出入的变化，对于推断疾病的发展转归，具有重要意义。

第二节　寒热辨证

寒、热是辨别疾病性质的两个纲领。寒证与热证反映机体阴阳的偏盛与偏衰，阴盛或阳虚的表现为寒证；阳盛或阴虚的表现为热证。《素问·阴阳应象大论》说："阳胜则热，阴胜则寒。"《素问·调经论》说："阳虚则外寒，阴虚则内热。"张景岳认为："寒热乃阴阳之化也。"

寒热辨证，不能孤立地根据个别症状进行判断，而是对四诊所反映的各种症状、体征的概括。具体地说，热证是指一组有热象的症状和体征，寒证是指一组有寒象的症状和体征。例如，表寒证见发热，恶寒重，口淡不渴，舌苔薄白润，脉浮紧等一组寒象与体征，故应诊断为表寒证；表热证见发热重，微恶风寒，口渴，咽痛，舌边尖红赤，脉浮数等一组热象与体征，故应诊断为表热证。

寒热辨证在治疗上有重要意义，《素问·至真要大论》说："寒者热之。""热者寒之。"即寒证要用热药，热证要用寒药，两者的治法截然不同。

一、寒证

寒证，是感受寒邪，或阴盛阳虚所表现的证候。多因外感阴寒邪气，或因内伤久病，阳气耗伤，或过服生冷寒凉，阴寒内盛所致。寒证包括表寒、里寒、虚寒、实寒等。

临床表现：各类寒证症状表现不尽一致，但常见的有：恶寒喜暖，面色㿠白，肢冷蜷卧，口淡不渴，痰、涎、涕清稀，小便清长，大便稀溏，舌淡苔白而润滑，脉迟或紧等。

病因病机：阳气不足或外邪所伤，不能发挥其温煦形体的作用，故见形寒肢冷，蜷卧，面色㿠白；阴寒内盛，故口淡不渴；阳虚不能温化水液，以致痰、涎、涕、尿等分泌物、排泄物皆为澄澈清冷；寒邪伤脾，或脾阳久虚，则运化失司而见大便稀溏；阳虚不化，寒湿内生，则舌淡苔白而润滑；阳气虚弱，鼓动血脉运行之力不足，故脉迟；寒主收引，受寒则脉道收缩而拘急，故见紧脉。

二、热证

热证是感受热邪，或阴虚阳盛，人体的功能活动亢进所表现的证候。多因外感火热之邪，或寒邪化热入里；或因七情过激，郁而化热；或饮食不节，积蓄为热；或房室劳伤，劫夺阴精，阴虚阳亢所致。热证包括表热、里热、虚热、实热等。

临床表现：各类热证的症状表现不尽一致，但常见的有：恶热喜凉，口渴喜冷饮，面红目赤，烦躁不宁，痰涕黄稠，吐血衄血，小便短赤，大便干结，舌红苔黄而干燥，脉数等。

病因病机：阳热偏盛，则恶热喜凉；邪热伤阴，津液被耗，故小便短赤；津伤则须引水自救，所以口渴喜冷饮；火性上炎，则见面红目赤；热扰心神，则烦躁不宁；津液被阳热煎熬，则痰涕等分泌物黄稠；火热之邪灼伤血络，迫血妄行，则吐血衄血；肠热津亏，传导失司，则大便燥结；舌红苔黄为热之征，舌干少津为伤阴之象；阳热亢盛，鼓动血行，故见数脉。

三、寒热证的鉴别要点

辨别寒证与热证，不能孤立地根据某个症状进行判断，应对疾病的全部表现进行综合观察，尤其是寒热的喜恶，口渴与不渴，面色的赤白，四肢的温凉，二便、舌象、脉象等方面。《医学心悟·寒热虚实表里阴阳辨》说："一病之寒热，全在口渴与不渴；渴而消水与不消水；饮食喜热与喜冷；烦躁与厥逆；溺之长短赤白；便之溏结；脉之迟数以分之。假如口渴而能消水，喜冷饮食，烦躁，溺短赤，便结，脉数，此热也。假如口不渴或假渴而不能消水，喜饮热汤，手足厥冷，溺清长，便溏，脉迟，此寒也。"

四、寒证与热证的关系

寒证与热证虽有阴阳盛衰的本质区别，但又互相联系，它们既可以在患者身上同时出现，表现为寒热错杂的证候，又可以在一定条件下相互转化，出现寒证化热，热证转寒。在疾病发展过程中特别是危重阶段，还会出现真寒假热、真热假寒的假象。

（一）寒热错杂

寒热错杂有上热下寒、上寒下热、表寒里热、表热里寒之不同。

1. 上热下寒　患者在同一时间内，上部表现为热，下部表现为寒的证候。如既见胸中烦热，频欲呕吐的上热证，又见腹痛喜暖、大便稀溏的下寒证，即属此类病证。

2. 上寒下热　患者在同一时间内上部表现为寒，下部表现为热的证候。例如，胃脘冷痛，呕吐清涎，同时又兼见尿频，尿痛，小便短赤。此为寒在胃而热在膀胱的证候。《景岳全书·传忠录》说："寒在上者，为吞酸，为膈噎，为饮食不化，为嗳腐胀秽。""热在下者为腰足肿痛，为二便秘涩，或热痛遗精，或溲浑便赤。"

上热下寒、上寒下热的病理为阴阳之气不相协调，多由于阴盛于上、阳盛于下，或阳盛于上、阴盛于下所致。

3. 表寒里热　寒在表，热在里，是表里寒热错杂的一种表现。常见于本有内热，又外感风寒；或外邪传里化热而表寒未解的病证。如恶寒发热，无汗，头痛身痛，气喘，烦躁，口渴，脉浮紧，这是寒在表而热在里的证候。

4. 表热里寒　也是表里寒热错杂的一种表现。多见于素有里寒而复感风热；或表热证未解，误下以致脾胃阳气损伤的病证。如平素脾胃虚寒，又感风热，临床上既能见到发热，头痛，咳嗽，咽喉肿痛的表热证，又可见到大便溏泄，小便清白，四肢不温的里寒证。寒与热同时并见，除了要分清表里、上下、经络脏腑之外，还要分清寒热孰多孰少和标本先后主次，这些鉴别十分重要，是用药的准绳。

（二）寒热转化

1. 寒证转化为热证　病本寒证，后出现热证，热证出现后寒证消失的证候。多因治疗不当，过服温燥药物或失治，寒邪未能及时发散，而机体的阳气偏盛，寒邪从阳化热所致。如开始出现恶寒重，发热轻，苔薄白润，脉浮紧之表寒证，由于误治，失治而出现壮热，不恶寒，反恶热，心烦，口渴，舌红苔黄，脉数之里热证，即是由寒证转化为热证的证候。

2. 热证转化为寒证　病本热证，后出现寒证，寒证出现后热证消失的证候，是因失治、误治，损伤阳气或因邪气过盛，耗伤正气，正不胜邪，功能衰退或衰败所致。这种转化有突变者，如高热患者，由于大汗不止，阳从汗泄，或吐泻过度，阳随津脱，而出现体温骤降，四肢厥冷，面色苍白，脉微欲绝的虚寒证，又称亡阳证；又有病情迁延，日久不愈而渐变者，如热痢日久不愈，转化为虚寒痢，即属由热证转化为寒证的证候。寒热证的互相转化，反映邪正盛衰情况，由寒证转化为热证是人体正气尚盛，寒邪郁而化热；热证转化为寒证，多属邪盛正虚，正不胜邪。

（三）寒热真假

当疾病发展到寒极或热极的时候，有时会出现与疾病的本质相反的一些假象，如"寒极似热""热极似寒"，即所谓真寒假热、真热假寒，这些假象常见于患者生死存亡的严重关头，如不细察，往往容易误诊。

1. 真寒假热　是内有真寒而外见假热的证候。其产生病机是由于阴寒内盛、格阳于外，而见患者发热反不恶寒，又称"格阳证"；若阴寒内盛，格阳于上，出现了发热，面赤如妆的表现，又称为"戴阳证"。其临床表现是身热，面红，口渴，脉大，似属热证，但身热反欲盖衣被，口渴喜热饮，饮亦不多，脉大而无力，还可见到四肢厥冷，下利清谷，小便清长，舌淡苔白等寒象。

2. 真热假寒　是内有真热而外见假寒的证候。其产生病机，是由于阳热内盛，格阴于外，又称"格阴证"，内热愈盛则肢冷愈严重，即所谓"热深厥亦深"。临床表现为手足逆冷，脉沉，似属寒证，但肢冷而身热不恶寒，反恶热，脉沉数而有力，更见烦渴喜冷饮，咽干，口臭，谵语，小便短赤，大便燥结或热痢下重，舌质红，苔黄而干等症。此证的手足逆冷、脉沉即是假寒的现象，而内热才是其疾病的本质。

辨别寒热之真假，除必须了解疾病的全过程外，还应从以下两方面进行观察：

（1）假象的出现，多在四肢，皮肤和面色方面，而脏腑、气血、津液等方面的内在表现，则如实反映疾病的本质，故辨证时应以里证、舌象、二便等作为诊断的依据。

（2）对于寒热真假，如假热之面赤，是面色浅红娇嫩，艳若新妆，时隐时现，而真热的面红却是满面通红，缘缘正赤。假寒常表现为四肢厥冷，而胸腹部却是大热，按之灼手，或周身寒冷而反不欲近衣被，真寒是恶寒蜷卧，欲得衣被。

关于寒热真假，前人有丰富的辨别经验，如《景岳全书·传忠录》提出的试寒热法："假寒误服热药，假热误服寒药等证，但以冷水少试之。假热者必不喜水，即有喜者，或服后见呕，便当以温热药解之；假寒者必多喜水，或服后反快而无所逆者，便当以寒凉药解之。"运用此法，有助于诊断。

五、寒热与表里的关系

寒证、热证与表里互相关联，可形成多种证候，除上述表寒里热、表热里寒外，尚有表寒、表热、里寒、里热等证候。

（一）表寒证

表寒证是寒邪侵袭肌表所表现的证候。

临床表现：恶寒重，发热轻．头身疼痛，无汗，舌淡苔白润，脉浮紧。

病因病机：寒邪袭表，卫阳损伤，不能温煦肌表而恶寒；正与邪争，阳气被遏则发热；寒为阴邪，故恶寒重而发热轻；寒邪凝滞经脉，经气不利则头身疼痛；寒邪收敛，腠理闭塞故无汗，脉浮紧也是寒邪束表之象。

（二）表热证

表热证是温热病邪侵犯肌表所表现的证候。

临床表现：发热，微恶风寒，头痛，口渴，或有汗，舌红苔薄黄，脉浮数。

病因病机：风热袭表，卫气被郁，故微恶风寒；热为阳邪，故发热；热邪伤津，故有口干微渴。热性升散，腠理疏松则见汗出。热邪上扰，故头痛。舌红苔薄黄、脉浮数为温热在表之征。

（三）里寒证

里寒证是寒邪直中脏腑，或阳气虚衰所表现的证候。

临床表现：形寒肢冷，面色㿠白，口淡不渴或渴喜热饮，静而少言，小便清长，大便稀溏，舌质淡，苔白润，脉沉迟。

病因病机：寒邪直中脏腑或阳气虚衰，不能温煦形体，故形寒肢冷，面色㿠白；阴寒内盛，津液未伤，故口淡不渴，或渴喜热饮；寒属阴，阴主静，功能衰减则静而少言；溲清，便溏，苔白润，脉沉迟均为里寒之征。

（四）里热证

里热证多为外邪传里化热，内邪积蕴日久化热，或热邪直中脏腑致使里热炽盛所表现的证候。

临床表现：面红身热，口渴，喜冷饮，烦躁多言，小便黄赤，大便干结，舌质红，苔黄，脉数。

病因病机：里热炽盛，蒸腾于外，故见面红身热；热灼津伤，引水自救，故口渴喜冷饮；热属阳，阳主动，功能亢进则躁动不安而多言；热伤津液，故小便短赤，肠热液亏，传导失司则大便干结；舌红、苔黄、脉数均为里热之征。

第三节　虚实辨证

虚实，是辨别邪正盛衰的两个纲领。虚指正气不足，实指邪气盛实。《素问·通评虚实论》谓："邪气盛则实，精气夺则虚。"病证既有虚实之分，而虚实又与表里寒热相联系，故其证候的出现亦较复杂。在疾病的过程中，虚实既可互相转化，又可出现虚实错杂的证候。

通过虚实辨证，我们可以根据患者邪正盛衰为治疗提供依据，实证宜攻，虚证宜补。只有辨证准确才能攻补适宜，避免"实实虚虚"之误。

一、虚证

虚证是对人体正气虚弱而出现的各种临床表现的病理概括。虚证的形成，有先天不足和后天失调两个方面，但以后天失调为主。如饮食失调，后天之本不固；七情劳倦，内伤脏腑气血；房事过度，耗伤肾脏元真之气；或久病失治误治，损伤正气等，均可成为虚证。虚证包括阴、阳、气、血、精、津，以及脏腑各种虚损。此处介绍虚证中两大类常见的表现。

临床表现：各种虚证的表现极不一致，很难全面概括。常见的有：面色淡白或萎黄，精神萎靡，身疲乏力，心悸气短，形寒肢冷，自汗，大便滑脱，小便失禁，舌淡胖嫩，脉虚沉迟。或五心烦热，消瘦，颧红，口咽干燥，盗汗潮热，舌红少苔，脉虚细数。

病因病机：虚证的病机主要表现在伤阴及伤阳两个方面。伤阳者以阳气虚的表现为主，由于阳失温运与固摄的功能，所以见面色淡白，形寒肢冷，神疲乏力，心悸气短，大便滑脱，小便失禁等表现；伤阴者，以阴血虚的表现为主，由于阴不制阳，失去其濡养滋润的作用，故见手足心热，心烦心悸，面色萎黄或颧红潮热，盗汗等症。阳虚则阴寒盛，故舌胖嫩，脉虚沉迟；阴虚则阳偏亢，故舌红干少苔，脉细数。

二、实证

实证是对人体感受外邪或体内病理产物蓄积而产生的各种临床表现的病理概括。实证的成因有两个方面，一是外邪侵入人体，一是由于内脏功能失调，以致痰饮、水湿、瘀血等病理产物停留在体内所致。随着外邪性质的差异及病理产物的不同，而有各自不同的证候表现。

临床表现：由于致病邪气的性质及所在部位的不同，实证的表现亦有不同，常见的主要有：发热，腹胀痛拒按，胸闷烦躁，甚至神昏谵语，呼吸气粗，痰涎壅盛，大便秘结，或下利，里急后重，小便不利，或小便淋沥涩痛，舌质苍老，舌苔厚腻，脉实有力。

病因病机：邪气过盛，正气与之抗争，阳热亢盛，故发热；热邪扰心，或蒙蔽心神，故烦躁，甚至神昏谵语；邪阻于肺，则宣降失常而胸闷，喘息气粗，痰盛者见痰声辘辘；实邪积于肠胃，腑气不通，则大便秘结，腹胀满痛拒按；湿热下注，可见下利，里急后重；水湿内停，气化不行，所以小便不利；湿热下注膀胱，致小便淋沥涩痛；邪正相争，搏击于血脉，故脉实有力；湿浊蒸腾，故舌苔多见厚腻。

三、虚证与实证的鉴别要点

虚证与实证之证候表现已分别介绍如上，但从症状来看，同样的症状，可能是实证，亦可能是虚证。如腹痛，喜按者为虚，拒按者为实；又如阳虚者有畏寒，表实证亦有恶寒。

四、虚实的错杂、转化和真假

疾病是一个复杂的过程，由于体质、治疗、护理等因素的影响，使虚证与实证发生虚实错杂、虚实转化、虚实真假等证候表现，若不加以细察，容易误诊。

（一）虚实错杂

凡虚证中夹有实证，或实证中夹有虚证，以及虚实并见的，都是虚实错杂证。例如表虚里实、表实里虚、上虚下实、上实下虚等均属虚实错杂证。虚实错杂的证候，由于虚和实错杂互见，所以在治疗上便有攻补兼施法，但在攻补兼施中还要分别虚实的孰多孰少，因而用药就有轻重主次之分。俞根初《通俗伤寒论·气血虚实章》说："虚中夹实，虽通体皆现虚象，一二处独见实证，则实证反为吃紧；实中夹虚，虽通体皆现实象，一二处独见虚证，则虚证反为吃紧。景岳所谓'独处藏奸'是也。"例如，妇女干血痨证，形容憔悴，身体尪羸，肌肤甲错，五心烦热，饮食少思，一片明显虚象，但舌质紫暗，边有瘀点，月经停久不来，脉象涩而有力，此乃虚中夹实，治当祛瘀生新。又如臌胀病久，其证腹大筋露，面色苍黄或黧黑，形瘦肢肿，饮食即胀，二便不利，舌质红绛或起刺，舌苔干糙黄腻，脉象濡缓或沉细弦数，这是实中夹虚，治当攻补兼施，或少攻多补。此外，还有虚人病实（如虚人病寒、食伤），强壮人病虚（如强壮人病失血、劳倦），治疗又当不同。掌握虚实关键的功夫，需要在学习医案和临床实习中不断加以提高。

兹就实证夹虚、虚证夹实、虚实并重三种情况，分述如下：

1. 实证夹虚 此证常常发生于实证过程中正气受损的患者，亦可见于原来体虚而新感外邪的患者。它的特点是以实邪为主，正虚为次。例如，外感伤寒，经发汗，或经吐、下之后，心下痞硬，噫气不除，这是胃有痰湿、浊邪而同时胃气受损的实中夹虚之证。

2. 虚证夹实 此证往往见于实证深重，拖延日久，正气大伤，余邪未尽的患者；亦可见于素体大虚，复感邪气的患者。其特点是以正虚为主，实邪为次。例如，春温病的肾阴亏损证，出现于春温病的晚期，是邪热劫烁肝肾之阴而呈现邪少虚多的证候。症见低热不退，口干，舌质红绛，此时治法以滋阴养液、扶正为主，兼清余邪。

3. 虚实并重 此证多见于以下两种情况。一是原为严重的实证，迁延时日，正气大虚而实邪未减者；二是原来正气甚弱，又感受较重邪气的患者。其特点是正虚与邪实均十分明显，病情比较深重。例如，小儿疳积，大便泄泻，完谷不化，腹部膨大，形瘦骨立，午后烦躁，贪食不厌，苔厚浊，脉细稍弦。病起于饮食积滞损伤脾胃，虚实并见，治应消食化积与健脾同用。

（二）虚实转化

疾病的过程往往是邪正斗争的过程。邪正斗争在证候上的反映，主要表现为虚实的变化。在疾病的过程中有些本来是实证，由于病邪久留损伤正气，而转为虚证；有些由于正虚，脏腑功能失常，而致痰、食、血、水等凝结阻滞为患成为因虚致实。例如，高热、口渴、汗出、脉大之实热证，因治疗不当，日久不愈，导致津气耗损而见肌肉消瘦，面色枯白，不欲饮食，虚羸少气，舌上少苔或光净无苔，脉细无力等，证由实转虚。又如病本心脾气虚，见心悸气短，久治未愈，突然心痛不止，这是气虚血滞，心脉瘀阻所致。虚证已转变为实证，治当活血祛瘀止痛。

（三）虚实真假

虚证和实证，有真假疑似之分，辨证时，要从错杂的证候中，辨别真假，以去伪存真，才不致犯"虚虚实实"之戒。辨别虚实之真假与虚实错杂证绝不相同，应注意审察鉴别。兹举例说明如下。

1. 假实 《景岳全书·卷一·虚实》云："病起七情，或饥饱劳倦，或酒色所伤，或先天不足，及其既病，则每多身热、便秘、戴阳、胀满、虚狂、假斑等证，似为有余之病，而其因实由不足。"《顾氏医镜》云："心下痞痛，按之则止，色悴声短，脉来无力，虚也。甚则胀极而不得食，气不舒，便不利，是至虚有盛候。"

大抵虽腹满而不似实证之不减，腹虽胀急但时胀时不胀，不似实胀之常急，腹满按之不痛，或按之痛减，脉弦多与沉迟并见等，都是假实。

2. 假虚 《景岳全书·卷一·虚实》云："外感之邪未除，而留伏于经络；食饮之滞不消而积聚于脏腑；或郁结逆气有所未散；或顽痰瘀血有所留藏。病久致羸，似乎不足，不知病本未除，还当治本。"《顾氏医镜》云："聚积在中，按之则痛，色红气粗，脉来有力，实也。甚则默默不欲语，肢体不欲动，或眩晕昏花，或泄泻不实，是大实有赢状。"

大抵虽有默默不语，然语时多声高气粗；虽有泄泻，而得泻反快；虽不食，亦有思食或能食之时；虽倦怠，而稍动则觉舒适；胸腹满，按之痛剧，或痛处不移等，都是假虚。虚实真假的辨证关键，古人多以脉象为根据，如张景岳说："虚实之要，莫逃乎脉。如脉之真有力、真有神者，方是真实证；似有力，似有神者，便是假实证。"李士材主张以沉候分真假，兼察体质和证候的新久及治疗经过等。他说："凡症既难凭，当参之脉理。脉若难凭，当取之沉候。彼假症之发见，皆在表也。故浮取脉，而脉亦假焉。真症之隐伏，皆在里也。故沉候脉，而脉可辨耳。脉辨已真，犹未敢恃，更察禀之浓薄，症之新久，医之误否，夫然后济以汤丸，可以十全。"

杨乘六更提出注意舌诊以分虚实之真假。他在《古今医案按》中说："证有真假凭诸脉，脉有真假凭诸舌。果系实证，则脉必洪大躁疾，而重按有力者也。果系实火，则舌必干燥焦黄而敛束且坚卓者也。岂有重按全无脉者，而尚得谓之实证，满舌俱胖嫩者，而尚得谓之实火哉？"

辨别虚实真假，应注意以下几点：

（1）脉象的有力无力，有神无神；浮候如何，沉候如何。

（2）舌质的嫩胖与苍老。

（3）言语发声的高亮与低怯。

（4）患者体质的强弱，发病的原因，病的新久，以及治疗经过如何。

上述四点是辨别真假虚实的要点。此外，还要注意在证候群中的可疑症状与"独处藏奸"的症状，则虚实真假更无遁形了。

五、虚实与表里寒热的关系

虚实常通过表里寒热几个方面反映出来形成多种证候。临床上常见的有表虚、表实、里虚、里实、虚寒、虚热、实寒、实热等。

（一）表虚证

表虚证有两种。一是指感受风邪而致的表证，以恶风、有汗为特征，称表证表虚。二是肺脾气虚，卫气不能固密，肌表疏松，经常自汗，易被外邪侵袭的表虚者，属内伤表虚。

临床表现：外感表虚：头痛，项强，发热，汗出，恶风，脉浮缓。内伤表虚：平时常自汗出，容易感冒，兼有面色淡白，短气，动则气喘，倦怠乏力，纳少便溏，舌淡苔白，脉细弱等气虚表现。

病因病机：外感之表虚证，是感受风邪所致的一种表证。由于风邪外束于太阳经，所以头痛项强；正气卫外，阳气浮盛而发热；肌腠疏松，玄府不固，故汗出而恶风：风邪在表，故脉浮缓。

内伤之表虚证主要因肺脾气虚。肺主皮毛，脾主肌肉，其气虚则肌表疏松，卫气不固，而自汗出，卫外力差，故常易感冒。肺脾气虚，必见气虚的一般表现，如面色淡白，短气，动则气喘，倦怠乏力，纳少便溏，舌淡苔白，脉细弱等。

（二）表实证

表实证：是指外邪侵袭，阳气集于肌表，正邪斗争，腠理密闭所出现的证候。其临床表现，除有表证症状外，以无汗、头身疼痛、脉浮紧为特点。多见于外感寒邪的表寒证。

（三）里虚证

里虚证的内容较多，各脏腑经络，阴阳气血的亏损，都属里虚证的范围。里虚证若按其寒热划分，则可分为虚寒证、虚热证两类。详见于各有关章节。

（四）里实证

里实证包括的内容也较多，不但有各脏腑经络之分，而且还有各种不同邪气之别。里实证若按寒热划分，可分为实寒证、实热证两大类。许多具体证型详见于各篇辨证中。

（五）虚寒证

虚寒证是由于体内阳气虚衰所致的一种证候。

临床表现：精神不振，面色淡白，畏寒肢冷，腹痛喜按，大便溏薄，小便清长，少气乏力，舌质淡嫩，脉微或沉迟无力。

病因病机：本证的病机是阳气虚衰，阳气的推动、气化功能不足，则精神不振，面色淡白，少气乏力，舌质淡嫩，脉微或沉迟无力；阳气温煦不足，则畏寒肢冷，心腹寒痛，大便溏薄，小便清长。

（六）虚热证

虚热证是由于体内阴液亏虚所致的一种证候。

临床表现：两颧红赤，形体消瘦，潮热盗汗，五心烦热，咽干口燥，舌红少苔，脉细数。

病因病机：阴液耗损，故形体消瘦；阴虚不能制阳，虚火内扰，故心烦，手足心热，潮热盗汗；虚火上升，则见两颧红赤，咽干口燥，舌红少苔；阴血不足，故脉细，内有虚热，故脉细兼数。

（七）实寒证

实寒证是寒邪（阴邪）侵袭人体而致的一种病证。

临床表现：畏寒喜暖，面色苍白，四肢欠温，腹痛拒按，肠鸣腹泻；或痰鸣喘嗽，口淡多涎，小便清长，舌苔白润，脉迟或紧。

病因病机：寒邪客于体内，阻遏阳气，故畏寒喜暖，四肢不温；阴寒凝泣，经脉不通，不通则痛，故见腹痛拒按；阳气不能上荣于面，则面色苍白；寒邪困扰中阳，运化失职，故肠鸣腹泻。若为寒邪客肺，则痰鸣喘嗽，口淡多涎；小便清长，舌苔白润，皆为阴寒之征；脉迟或紧，是寒凝血行迟滞之象。

（八）实热证

阳热之邪侵袭人体，由表入里所致的实热证。

临床表现：壮热喜凉，口渴饮冷，面红目赤，烦躁或神昏谵语，腹胀满痛拒按，大便秘结，小便短赤，舌红苔黄而干，脉洪滑数实。

病因病机：热邪内盛，故身见壮热喜凉；火热上炎，而面红目赤；热扰心神，轻则烦躁，重则神昏谵语；热结肠胃，则腹胀满痛拒按，大便秘结；热伤阴液，则口渴饮冷，引水自救，小便短赤；舌红苔黄为热邪之征，舌干为津液受伤；热为阳邪，鼓动血脉，所以脉象洪滑数实。

第四节　阴阳辨证

阴阳是八纲辨证的总纲。在诊断上，可根据临床证候所表现的病理性质，将一切疾病分为阴阳两个主要方面。所以，《素问·阴阳应象大论》说："善诊者，察色按脉，先别阴阳。"《伤寒论》强调明辨"病发于阴发于阳"。明代张景岳亦强调："凡诊脉施治，必先审阴阳，乃为医道之纲领。"阴阳又是八纲辨证的总纲，可以统括其余六个方面，故有人称八纲为"二纲六要"。由此可见，阴阳辨证在疾病辨证中具有重要地位。

证有阴阳，其成因及其表现各有不同。《素问·阴阳应象大论》认为："阴胜则阳病，阳胜则阴病。"《素问·调经论》谓："阳虚则外寒，阴虚则内热，阳盛则外热，阴盛则内寒。"《素问·脉要精微论》谓："阳气有余，为身热无汗，阴气有余，为多汗身寒。"《伤寒论》也说："发热恶寒者，发于阳也；无热恶寒者，发于阴也。"

一、阴证

凡符合"阴"的一般属性的证候，称为阴证。如里证、寒证、虚证可概属于阴证的范围。

临床表现：不同的疾病，所表现的阴性征候不尽相同，各有侧重。一般常见为：面色暗淡，精神萎靡，身重蜷卧，形寒肢冷，倦怠无力，语声低怯，纳差，口淡不渴，大便腥臭，小便清长，舌淡胖嫩，脉沉迟或弱或细涩。

病因病机：精神萎靡、乏力、声低是虚证的表现。形寒肢冷、口淡不渴、大便腥臭、小便清长是里寒证的表现。舌淡胖嫩，脉沉迟、微弱、细涩均为虚、虚寒之舌脉。

二、阳证

凡符合"阳"的一般属性的证候，称为阳证。如表证，热证，实证，概属于阳证的范围。

临床表现：不同的疾病，所表现的阳性证候也不尽相同。一般常见的有：面色偏红，发热，肌肤灼热，神烦，躁动不安，语声粗浊或骂言无常，呼吸气粗，喘促痰鸣，口干渴饮，大便秘结，或有奇臭，小便短赤，舌质红绛，苔黄黑生芒刺，脉象浮数、洪大、滑实。

病因病机：阳证是表证、实证、热证的归纳。恶寒发热并见是表证的特征；面色偏红，神烦躁动，肌肤灼热，口干渴饮为热证的表现；语声粗浊，呼吸气粗，喘促痰鸣，大便秘结等又是实证的表现；舌质红绛，苔黄黑起刺，脉洪大数滑实均为实热之征。

三、阴证和阳证的鉴别要点

阴阳消长是相对的，阳盛则阴衰，阴盛则阳衰。治疗大法在于使阴阳得其平衡。如诊得脉象洪大，舌红苔黄，兼见口渴、壮热等症，便可知其阳盛阴衰，即当抑阳滋阴；如诊得脉象沉迟，舌白苔润，兼见腹痛、下利等症，便可知其阴盛阳衰，即当温阳抑阴，但有些病，只是阴虚而阳不盛，或只是阳盛而阴不虚，只要治其阴虚或阳盛，阴阳亦可得其平衡。以潮热为例，如诊得脉象细数无力，舌红少津无苔，兼见颧赤唇红，五心烦热，咳嗽盗汗等症，即可知阴虚潮热，治当滋阴，滋阴即以潜阳；如诊得脉象沉而有力，舌苔黄燥起刺；兼见烦躁喘满，大便秘结，谵语狂乱等，即可知阳盛潮热，治当抑阳，抑阳即以存阴。此外，阴阳错综复杂的变化，具体表现于表里、寒热、虚实等六纲中，已在前面各节中述及，不再重复。

四、真阴不足与真阳不足

真阴不足与真阳不足，就是指肾阴不足与肾阳不足。肾是先天的根本，足与不足，关系到患者体质问题。先天禀赋不足，则肾阴肾阳较弱，又由于发病条件不同，而有真阴不足或真阳不足的证候表现。

真阴不足：虚火上炎，面白颧赤，唇若涂丹，口燥，咽干心烦，头晕眼花，耳鸣，腰腿酸软无力，骨蒸盗汗，多梦，遗精，二便秘结，手足心热，舌干红无苔，脉数无力等。

真阳不足：面色㿠白，唇舌色淡，口中和，喘咳身肿，自汗，头眩，不欲食，腹大胫肿，肌冷便溏，或五更泄泻，阳痿精冷，两足痿弱，脉大无力等。

真阴不足与真阳不足两种脉症，已如上述。沈金鳌又强调了脉象，提出了治法。他说："阳虚阴虚皆属肾。阳虚者，肾中真阳虚也，真阳即真火也。审是虚火，右尺必弱，只宜大补元阳，亦不可伤阴气……阴虚者，肾中真阴虚也，真阴肾水。审是水虚，脉必细微，只宜大补真阴，亦不可伐阳气。"沈氏所述治法，是在真水真火上着眼，脱胎于王太仆。王氏曾论："寒之不寒，是无水也，壮水之主以制阳光；热之不热，是无火也，益火之源以消阴翳。"这一论断，为后世治真阴不足与真阳不足指出了明确的方向。张景岳的左归丸、右归丸二方，亦由此而来。

五、亡阴与亡阳

亡阴、亡阳是疾病的危险证候，辨证稍误，或救治稍迟，死亡立见。一般在高热大汗，或发汗太过，或吐泻过度，失血过多的情况下出现，特别是大汗容易亡阴与亡阳。程钟龄《医学心悟·论汗法》中说："寸脉弱（阳虚）者，不可发汗，汗则亡阳；尺脉弱（阴虚）者，不可发汗，汗多亡阴。"汗是阴液，血亦是阴液，大汗大出血，则阴随血汗而消亡，这是常理。由于阴阳互根，阴液消耗，阳气往往失所凭依而散越，故亡阴的阳气亦散，而亡阳的阴液亦必损，但主次不同，治法有别。

　　徐灵胎《医学源流论·亡阴亡阳论》说："经云，夺血者无汗，夺汗者无血。血属阴，是汗多乃亡阴也。故止汗之法，必用凉心敛肺之药，何也？心主血，汗为心之液，故当清心火，汗必从皮毛出，肺主皮毛，故又当敛肺气。此正治也。惟汗出太甚，则阳气上竭，而肾中龙雷之火随水而上。若以寒凉折之，其火愈炽，惟用大剂参附，佐以咸降之品，如童便、牡蛎之类，冷饮一碗，直达下焦，引其真阳下降，则龙雷之火反乎其位，而汗随止。此与亡阴之汗，真大相悬殊。故亡阴亡阳，其治法截然，而机转在顷刻。当阳气之未动也，以阴药止汗，及阳气之既动也，以阳药止汗。而龙骨、牡蛎、黄芪、五味收涩之药，则两方皆可随宜用之。医者能于亡阴、亡阳之交，分其界限，则用药无误矣。其亡阴、亡阳之辨法何如？亡阴之汗，身畏热，手足温，肌热汗亦热而味咸，口渴喜凉饮，气粗，脉沉实，此其验也；亡阳之汗，身反恶寒，手足冷，肌冷汗冷，而味淡微黏，口不渴而喜热饮，气微，脉浮数而空，此其验也。"总的来说，阴阳消长是相对的。亡阴者，因阴虚则阳亢，表现出一系列热象，但究属虚证，故脉虽似洪实而躁疾，必按之无力；亡阳者，因阳衰则寒，表现出一系列寒证，以虚阳外越，故脉见浮数而空，甚则微细欲绝。且亡阴之际，舌红而干；亡阳之顷，舌白而润。这也是诊断时应当掌握的。

六、小结

　　八纲是辨证论治的纲领。对疾病全面了解，运用四诊合参，分析疾病而掌握其要领，必须运用八纲辨证。四诊与八纲是紧密相连的。阴阳、表里、寒热、虚实八大纲领不出阴阳的范围，因此，阴阳又可作为八纲的纲领。阴阳有消长离合等关系可以用于探究疾病的属性和变化等问题。阴证与阳证，是病证综合的概括。表里、寒热、虚实，每两纲各有单纯证候出现，也有错杂证候同时并见，更有真相与假象的分别，其中错杂真假，必须细心鉴别。表里、寒热、虚实也常同时并见，如表热里虚、表寒里实等。可见八纲不能机械对待，必须灵活掌握。八纲辨证要有熟练的技巧，除了理论的钻研、医案的精读之外，更应在实践上多下功夫，才能达到更高的水平。

第六章　六经病辨治

　　六经，是指太阳、阳明、少阳、太阴、少阴、厥阴经脉而言。由于六经之每一经又分为手足二经，因而总领十二经及其所属脏腑的生理功能，是生理性概念。

　　六经病，是以中医基础理论为依据，对外邪侵袭人体所表现出来的各种症状进行分析、归纳与概括的结果。它既是外感病发展过程中的不同阶段，也可看作既互相联系又相对独立的证候，是病理性概念。

　　六经辨证是一种辨证论治的方法和体系。它以六经所连属的脏腑经络、气血津液的生理功能和病理变化为基础，结合人体正气的强弱、病因的属性、病势的缓急等因素，对外感疾病发生、发展过程中的各种症状进行分析、综合、归纳和概括，借以判断病变的部位、证候的性质与特点、邪正的消长趋势，并以此为前提决定立法处方等问题的基本法则。

第一节　辨太阳病

　　太阳病，是人体感受外邪、正邪交争于人体浅表出现的病证，为外感病的初期，主症为发热、头项强痛、恶寒、脉浮。

　　太阳为三阳，主一身之表，统摄营卫，为人体防御病邪的第一道屏障，乃六经之藩篱。外邪侵袭人体，太阳首当其冲，奋起抵抗，与邪相争时出现营卫失调的表证。若卫失固密，出现营阴外泄，表现为头痛，发热，汗出，恶风，脉象浮缓者，为太阳中风证，治以桂枝汤解肌祛风，调和营卫；若风寒外束，肺气失宣，卫闭营郁，出现头痛发热，恶寒，身痛腰痛，骨节疼痛，无汗而喘，脉浮紧时为太阳伤寒证，治以麻黄汤，发汗解表，宣肺平喘；若外感风寒日久，正虚邪微，表郁不解，称为表郁轻证，脉证特点为如疟状，发热，恶寒，一日发作二到三次，面赤等，以辛温小发其汗，方如桂枝麻黄各半汤等。至于太阳温病，仲景提出了其症状为"发热而渴，不恶寒"，未出方剂，后世多以桑菊饮、银翘散等治疗。

　　如太阳病过程中，表邪入里，膀胱气化失常，则发生以小便不利为主症的蓄水证；或外邪化热入里，与瘀血结于下焦，则形成以神志如狂或发狂，少腹急结或硬满为主症的蓄血证。蓄水证与蓄血证亦称太阳病里证，亦可视为太阳病"经传"之变。太阳蓄水证治以通阳利水，兼以解表，方用五苓散。太阳蓄血证轻证治以逐瘀泄热，方用桃核承气汤；重证治以破血逐瘀泄热，方用抵当汤或抵当丸。

　　若太阳表邪不解又兼有其他证候，称为太阳病兼证，其治疗原则是在主治方中随兼证进行加减。如太阳中风兼项背强几几证，用桂枝加葛根汤的解肌祛风兼生津舒脉法；太阳中风兼喘证，用桂枝加厚朴杏子汤的解肌祛风兼宣肺降气法；太阳中风兼营气不足身痛证，用桂枝新加汤的解肌祛风兼益气养营法；太阳中风兼胸满脉促证，用桂枝去芍药汤的解肌祛风兼宣通胸阳法，阳气偏虚者则加附子；太阳中风兼阳虚漏汗证，用桂枝加附子汤的解肌祛风兼扶阳摄阴法；太阳伤寒兼项背强几几证，用葛根汤的辛温解表兼生津舒脉法；太阳伤寒兼内热烦躁证，用大青龙汤的辛温解表兼清郁热法；太阳伤寒兼水饮咳喘证，用小青龙汤的辛温解表兼温化水饮法，太阳病服桂枝汤未解或用下法所导致的饮停脾胃证，用桂枝去桂加茯苓白术汤的健脾利水法等。

太阳病因误治而病情恶化，证候错综复杂，难以用六经证候进行归纳的，称太阳病变证，其治则应根据变化了的病情，重新辨证，然后依证定法选方，即"观其脉证，知犯何逆，随证治之"。

此外，某些病证的早期，可能出现一些类似太阳病的表现，而其实质不是太阳病。如抵当汤证、十枣汤证、瓜蒂散证等，称其为太阳类似证，应注意与太阳病相鉴别。

第二节 辨阳明病

阳明病，多由太阳病或少阳病进一步向前发展，病邪入里，侵袭阳明，使胃肠功能失常，邪从燥热之化，正邪斗争激烈的外感病热盛期。阳明包括手阳明大肠与足阳明胃。胃主受纳、腐熟水谷，以降为顺；大肠为传导之官，传送糟粕，以通为常。《素问·五脏别论》云："六腑者，传化物而不藏，故实而不能满也。所以然者，水谷入口，则胃实而肠虚；食下，则肠实而胃虚。故曰实而不能满。"阳明病为里热实证，主症为发热不恶寒，汗出热不退，甚则反恶热，脉大。治疗以清热、攻下为基本治法。

阳明病随其燥热与肠中糟粕相结与否而分为两大类型：一为燥热亢盛，肠胃无燥屎阻结，出现身大热，汗出，不恶寒，反恶热，烦渴不解，脉洪大等，称为阳明热证。二为燥热之邪与肠中糟粕相搏结而成燥屎，腑气通降失顺，出现潮热，谵语，腹满硬痛，或绕脐疼痛，大便硬结，手足濈然汗出，脉沉实或沉迟有力等，称为阳明实证。此外，邪热郁留胸膈，出现心烦懊憹不得眠和水热互结津伤，出现脉浮发热，渴欲饮水、小便不利等均已涉及阳明，故亦列入阳明热证，而因脾约或津液内竭，肠道失润所致大便硬者，则列入阳明实证。阳明病的治疗原则是清下实热，保存津液。阳明热证用清法，如白虎汤类的辛寒清热法。若邪热内扰，郁于胸膈，宜清宣郁热，如栀子豉汤类。若津伤水热互结，则宜育阴润燥，清热利水，如猪苓汤。阳明实证用下法，如三承气之类的苦寒清热法。若津伤便秘，则用麻子仁丸的润下法或蜜煎导、猪胆汁导等法。

阳明病兼变证有三：其一是湿热熏蒸发黄，出现身、目、小便俱黄，黄色鲜明，无汗（或但头汗出）、口渴、心烦、腹满或便秘，治宜清热除湿退黄，用茵陈蒿汤。其二是阳明蓄血证，乃因邪热与久瘀血结于胃肠之故，其证喜忘、大便虽硬而排出反易、色黑等，治宜破血逐瘀，用抵当汤。其三是阳明中寒证，由于胃中虚冷，浊阴上逆所致，其证食谷欲呕，但呕吐物无酸腐气，并伴见畏寒、舌淡苔白、脉缓弱等，治宜温中和胃，降逆止呕，用吴茱萸汤。

阳明虽多为实热，但在以下情况不可妄攻：在经之邪未解初传阳明者，面合赤色者，三阳合病，病位在上，呕多者，心下硬满，胃气不实，屎未成硬者，津液内竭者，胃中虚冷者等。

第三节　辨少阳病

少阳病多由太阳病传来或自发于少阳者，病邪已基本化热，正气略有不足，但仍有抗邪能力，正邪斗争互有进退，为外感病的亚热盛期。主症为往来寒热、胸胁苦满、嘿嘿不欲饮食、心烦喜呕、口苦、咽干、目眩、舌苔白、脉弦细等。其病机是邪郁少阳，枢机不运，经气不利，进而影响脾胃所致，治宜和解少阳，主方用小柴胡汤。

少阳外邻太阳，内近阳明，病邪每多传变，故少阳病常有兼夹。若少阳兼太阳表证，可见发热微恶寒，肢节烦疼，微呕，心下支结等，治宜和解少阳，兼以表散，用柴胡桂枝汤；若兼阳明里实，则见往来寒热，呕不止，心下急，郁郁微烦，或发热汗出不解，心中痞硬，呕吐而下利等，治宜和解少阳，兼以泄热去实，用大柴胡汤；若兼水饮内停，症见胸胁满微结，小便不利，渴而不呕，但头汗出，往来寒热，心烦者，治宜和解少阳与温化水饮并行，用柴胡桂枝干姜汤；若少阳病因误治，导致病邪弥漫，表里俱病，虚实互见，因而出现胸满，烦惊，小便不利，谵语，身重等，治宜和解少阳，兼通阳泄热，重镇安神之法，用柴胡加龙骨牡蛎汤。

第四节　辨太阴病

太阴病多因脾胃素虚，或感受外邪，或内伤生冷，或三阳病误治失治，皆可损伤脾阳，而致运化失职，寒湿内聚，以致中焦升降失职，出现腹满而吐，食不下，自利，时腹自痛等症，为外感病正衰期的轻证。治宜温中健脾，祛寒燥湿，可根据病情轻重，分别选用理中汤、四逆辈等方药。

太阴病兼变证有三证：其一是兼表证而病机偏于表者，可用桂枝汤解表而和里；其二是太阳病误下而致太阴脾络不和并兼表不解者，出现腹满疼痛，时轻时重，时作时止，喜温喜按，大便调，发热恶寒等，治宜和脾通络，兼以解表，用桂枝加芍药汤；其三是太阳病误下而致阳明积滞内阻并兼表不解者，出现腹满疼痛较剧、难以缓解，揉按愈甚，大便不通，恶寒发热等，治宜和胃泻实，兼以解表，用桂枝加大黄汤，但在运用时要根据胃气情况，"设当行大黄、芍药者，宜减之"。

第五节　辨少阴病

少阴病多为伤寒六经病变发展过程中的危重阶段，临床主要表现为"脉微细，但欲寐"，正气严重虚衰，抗邪无力。主要病变为心肾阳衰或阴虚。前者心肾阳虚，阴寒内盛，称为少阴寒化证。临床以脉微细、但欲寐及无热恶寒、身蜷、呕吐、下利清谷、四肢厥逆、小便清白、舌淡苔白等为主要表现，治宜回阳救逆，用四逆汤。若阴寒太盛，虚阳被格拒于外，则可出现面赤、反不恶寒等阴极似阳的真寒假热征象，则治宜通脉四逆汤通达内外阳气或白通汤宣通上下阳气。若服用温阳方药发生格拒的，则治以白通加猪胆汁汤咸苦反佐。若下利便脓血，滑脱不禁，治宜桃花汤涩肠固脱。若少阴阴盛阳衰兼水气浸渍，治宜温肾阳，利水气，选用附子汤或真武汤。后者多为肾阴虚于下，心火亢于上，称为少阴热化证。其证以心烦不得眠、舌红少苔、口燥咽痛、脉细数等为主，治宜滋阴清火，用黄连阿胶汤。若少阴阴虚有热兼水气不利者，治宜猪苓汤滋阴清热利水。

少阴兼变证有四证：其一是兼太阳表证，以恶寒、发热、头痛、脉沉为主要表现，治宜温经解表，用麻黄附子细辛汤（若正虚邪微者，用麻黄附子甘草汤）；其二是少阴热化伤阴兼阳明腑实证，即少阴三急下证（口燥咽干者，自利清水，色纯青，心下痛，口干燥者或腹胀、不大便者），均宜急下存阴，用大承气汤；其三是肝胃气滞，阳气内郁的气厥证，以四肢逆冷、胸胁胀满、腹痛为主，治宜四逆散疏肝和胃，透达郁阳；其四是少阴咽痛证，有属虚火上炎、客热上干、咽伤生疮、客寒上犯等，可分别选用猪肤汤滋阴润燥、甘草汤或桔梗汤清热利咽、苦酒汤清热涤痰消肿、半夏散及汤散寒涤痰开结。

病至少阴，心肾阳虚，病重急危，其预后不良。临床时要辨明少阴病具体证候，分清轻重，知其预后，定其治则，准确施治。

第六节　辨厥阴病

厥阴病大多由他经传变而来，为外感病的终末期，病邪为寒热夹杂或寒热转化，正气严重虚衰，无力抗邪。主症为消渴、气上撞心、心中疼热、饥而不欲食、食则呕吐、下利等。治疗大法亦因证候而异，灵活多变。若上热下寒、寒热错杂者，宜寒温并用，清上温下，乌梅丸是其代表方。寒证宜温，如肝胃寒逆者，当暖肝温胃，降逆止呕，用吴茱萸汤；血虚寒凝者，当养血通脉，温经散寒，用当归四逆汤。热证宜清，如肝热迫肠下利，则当凉肝解毒治利，用白头翁汤等。

厥逆是厥阴病的主症之一，但有些厥逆不属厥阴本病，如热盛阳郁致厥之用白虎汤；胸中痰食致厥之用瓜蒂散；胃中停水致厥之用茯苓甘草汤等。下利也是厥阴病的常见症，但有些下利也属于类证鉴别，如热结旁流之用小承气汤等。

第七节　辨合并病

两经或三经的证候同时出现者，称为合病。一经病证未罢而又出现另一经证候者，称为并病。合病与并病的区别，仅在发病时间上稍异，但在临证时，二者均出现两经或两经以上的证候，没有根本的不同，而且都是以六经本证为基础的。六经本证与合并病脉络互通，而彼此交错，揭示了外感热病实际存在的复杂面目，不可等闲视之。

合并病是六经本证交互变化的类型，脉证比较复杂。辨合并病之要在于熟练掌握六经本证的分合，欲求其合，必先求分，吕茶村在《伤寒寻源·诸家编次》中说："分得开，则一经有一经之定证，而不为旁议所挠，可以识病体之常，又要使六经辨证之法合得拢，则此经有彼经之兼证，而不为疑似所惑，可以穷病情之变。"可见，辨合并病是通过六经本证的分合辨析，在外感热病的动态变化中，把握病势的表里先后，主从缓急，给立法遣方提供依据。例如，太阳阳明合病下利，病机偏重在太阳之表，表邪内迫阳明大肠而下利者，治用葛根汤辛温发汗，升清止利，达到表解而里自和的目的；太阳少阳并病，用柴胡桂枝汤和解少阳兼以解表，达到两解表里的目的；太阳太阴合并病，病机偏重在太阴之里而下利者，用桂枝人参汤温中解表，达到里和而表自解的目的；三阳合病而病机偏重在少阳者，出现脉浮大、汗出等症，治从少阳，用小柴胡汤和解少阳，达到一举三得的目的；太阳阳明合并病而病机偏重于表者，宜先解表后攻里；太阳少阴合并病，以下利清谷为代表的里虚寒证为重为急时，则宜先用四逆汤急当救里，后用桂枝汤再议解表等。

第八节　辨直中病

直中为伤寒病初起不经过三阳经传入，直入于三阴，表现为里虚寒的病证。《伤寒论》本无"直中"的提法，但在《南阳活人书·阴证》中有关于"三阴中寒""有初得病便见少阴证者，直攻少阴，亦不必先自太阳次传而至"的记载，"直攻少阴"和"三阴中寒"，后代医家将其概括为"直中为寒"。

外邪侵犯人体，若正气强盛，正邪交争于外则表现为三阳病，若脾肾阳气不足，不能卫护于外，外邪直中于里，表现为三阴病。

《伤寒论》第7条云："病有发热恶寒者，发于阳也。无热恶寒者，发于阴也。发于阳，七日愈。发于阴，六日愈。"有学者认为"发于阳"为病在三阳，"发于阴"为病在三阴，病初起时即表现发热恶寒，头身疼痛，脉浮紧说明机体尚能拒邪于外，为太阳经气不利，卫外失职的太阳病；恶寒而不发热或感觉发热但体温并不高，乏力，蜷卧欲眠，脉微细，则为邪气直入少阴。若发热脉沉，为外邪直中心肾，兼有表证，以麻黄细辛附子汤表里双解；若病程较长则发汗不能太过，当以麻黄附子甘草汤温补肾阳，小发其汗；若脾肾阳虚而表邪轻微，下利为主者，用白通汤；若发热，心慌，头眩，腹痛，四肢沉重疼痛，四肢浮肿，脉沉者，以真武汤温补心肾，兼以利水。

仲景在《伤寒论》少阴病篇对直中论述颇多，其他篇也有一定论述，如第92条载有："病发热头痛，脉反沉，若不差，身体疼痛，当救其里，四逆汤方。"患者见到发热头痛，脉象本应偏浮，却见沉象，为心肾阳气不足，应与麻黄附子之类；若病不减轻，又出现身体疼痛，为脾肾亏虚，不宜再用汗，当急温其里，用四逆汤温补脾肾；又如霍乱，中焦挥霍缭乱，一片混乱，若其素体阳虚，则会表现上吐下泻，手足逆冷，脉微欲绝，则以四逆、通脉四逆之类，脾肾阳气来复，则诸症消失。

第九节　辨随经病

"随经"一词首见于《伤寒论》第124条"以太阳随经，瘀热在里故也"，太阳经之邪气，循太阳经入太阳腑，是从本经进入本腑，故称作随经，即外感病未解，由足太阳膀胱经与手太阳小肠经传入膀胱腑和小肠腑的病证。

随经病包括两种，一是太阳膀胱蓄水证，一为膀胱蓄血证。太阳病发汗后，出现烦躁，失眠，欲饮水时，稍微给予少许，令其胃气调和就会好了。若出现小便频数，口渴，心烦，饮不解渴，甚则水入则吐，舌苔白水滑，脉浮时，为太阳表邪未解，随经入腑，导致水蓄膀胱，气化不利，治以通阳化气利水的五苓散，以茯苓、猪苓、白术健脾祛饮，泽泻淡渗利水，桂枝通阳化气，交通内外。

若见到如狂，少腹急结，喜忘，小便自利，午后或夜间发热，舌有瘀斑，苔黄腻脉象沉涩，为太阳表邪随太阳之经入于太阳之腑，瘀热结于膀胱的蓄血轻证，宜与桃核承气汤泻下逐瘀。以桃仁活血化瘀，大黄逐瘀泄热，芒硝软坚通腑，桂枝既温通经脉，又反佐防寒凉凝血，甘草调和护胃气。若出现发狂，小腹硬满小便自利，身发黄，脉沉微，势缓者与抵当丸泄热逐瘀，峻药缓图，势重者急与抵当汤破瘀泄热。方中以水蛭、虻虫等虫类药性猛逐瘀，桃仁、大黄泻下，推陈致新。

第七章 脏腑病辨治

脏腑的功能活动并不是孤立进行的，而是相互影响、相互依存的。脏与脏、腑与腑、脏与腑之间，都有着密切的关系。《金匮要略》是以脏腑为纲，进行疾病辨证的典范。本章以肝系病辨治、心系病辨治、脾系病辨治、肺系病辨治、肾系病辨治五脏系统的分类方式，更系统地将《金匮要略》中的脏腑疾病加以归类论述。

第一节 肝系病辨治

一、肝病辨治

肝病可传脾（胃）、及心、侮肺、累肾乃至殃及三焦和膀胱等，更能伤及相表里的胆腑。肝病至少散见于《金匮要略》12 个篇章之中。

肝病，就生命物质衰少所致而言，主要有阴（血）虚、阳（气）虚及津液虚；就生理功能异常所致而言，主要有肝不主筋，不主前阴，不主疏泄，不藏血，不藏魂，以及肝风内动，肝郁化火上冲等。这其中绝大多数均系阴虚、阳虚及津液虚所致；就抗病能力下降所致而言，主要是招致寒、湿、热、风等外邪入中及内生之风邪、水饮，尤其是瘀血的干犯，从而导致了痉、转筋、狐惑、中风、虚劳、杂病腹痛、肝着、阴狐疝气、热入血室、水血互结于血室、疟母、癥、崩漏、胎漏、小产后下血、产后腹痛、月经先后不定期、闭经、虚劳干血、妊娠腹痛、胎动、肝气奔豚、悬饮及梅核气等病证。其辨治方法如下。

（一）祛风解表，滋液养筋

筋乃肝所主，风、寒等外邪入中人体可导致多种病证，其所以形成痉病，是因为有津液不足（如误下、误汗等），筋脉失养的先决条件。"太阳病，其证备，身体强，几几然，脉反沉迟，此为痉"，乃风邪外袭，筋脉失养所致。用栝楼桂枝汤祛风解表，滋液养筋。

（二）散寒解表，升液养筋

"太阳病，无汗而小便反少，气上冲胸，口噤不得语，欲作刚痉"，系寒邪束表，津不能升而成。用葛根汤散寒解表，升液养筋。

（三）下气利尿，舒缓筋脉

转筋以腓肠肌痉挛甚则入攻腹部为主症。此多系湿浊化热伤阴，筋脉失养所致。用鸡屎白散下气利尿，舒缓筋脉。

（四）清热燥湿，调畅肝脉

狐惑病以咽喉及前后二阴的腐蚀溃烂为主症。二阴为足厥阴肝经所绕循，故分别以苦参汤洗之及雄黄熏之，燥湿清热，解毒杀虫以救其肝。

（五）清热息风，重镇潜阳

中风以口眼㖞斜，半身不遂，甚则昏不识人为主症。若大人出现风痫掣引之候，小儿呈现惊癫痫、瘛疭之证，多为肝火偏旺，风邪内动所致。用风引汤清热息风，重镇潜阳；若出现四肢烦重，心中恶寒不足，头晕时，用侯氏黑散清肝祛风，化痰通络。

（六）暖肝杀虫

虚劳若系肝阳虚而见冷劳之证，或其人"沉沉默默，不的知其所苦，而无处不恶，累年积月，渐就顿滞，以至于死，死后复易旁人，乃至灭门"，即所谓"鬼疰一门相染"者，用獭肝散暖肝杀虫。

（七）活血止痛

"妇人六十二种风，及腹中血气刺痛"者，为妇人经后或产后气血亏虚，风邪等趁肺卫气虚袭入腹中，阴血运行受阻所致，以红蓝花酒活血止痛，不径治风而风自除，开"治风先治血，血行风自灭"之先河。民间用米酒或红糖煮红花治痛经，恐与此相关。

（八）温通肝络，行气活血

肝着以胸胁部的满闷疼痛为主症，即所谓"其人常欲蹈其胸上"，此乃肝受寒邪，其经脉气血郁滞，着而不行所致。用旋覆花汤散寒止痛，行气活血，温通肝络。肝寒随肝脉之支者反侮于肺，故病位言"胸上"。方中葱正可入肺以散上注之寒。本法及方对胸外伤、肋间神经痛、瘀血咳嗽均效。

（九）散寒暖肝，温通经脉

若肝寒犯胃，胃失和降，出现"干呕，吐涎沫，头痛者"，治以吴茱萸汤温胃降逆，暖肝祛寒，故凡症见颠顶疼痛、四肢厥冷、干呕、吐涎沫、舌淡苔白、脉沉弦细弱等症，如胃溃疡、慢性肝炎、幽门螺杆菌性胃炎、神经性头痛、高血压、呕吐、青光眼等，均可用之。足厥阴肝经绕前阴，以"偏有小大，时时上下"为主症的阴狐疝气，系寒凝肝经，前阴失主而成，用蜘蛛散辛温通利，散寒暖肝。方中桂枝入肺，协蜘蛛以治肝。

（十）清泄瘀热，疏通肝络

无论血室是否等于肝，但至少关乎肝。"妇人中风，发热恶寒，经水适来，得之七八日，热除脉迟，身凉和，胸胁满，如结胸状，谵语者"，为热入血室，下及于心所致。针刺肝经之募穴——期门，以清泄瘀热，疏通肝络，但"阳明病，下血谵语……但头汗出"者，则为阳明之热反侮于肝，入于血室，迫血下行，扰于心神所成。当因其反侮之势针刺期门，清透瘀热，使其全身汗出而解。

（十一）破血逐水，荡涤血室

妇人产后少腹胀满如敦状，小便微难，乃"水与血俱结在血室"所致。用大黄甘遂汤破血逐水，兼以养血，使祛邪而不伤正。凡水血互结且小便正常者也可用之。该方用治癃闭、闭经、癫狂、血臌等是受示于此法。

（十二）扶正畅肝，消癥化积

《素问·疟论》认为"疟疾皆生于风"，而风气通于肝，故疟病若失治、误治，迁延日久，疟邪则假血依痰，痞结于胁下而成疟母。以鳖甲煎丸扶正祛邪畅肝，消癥化积。

（十三）消瘀化癥

"妇人宿有癥病，经断未及三月，而得漏下不止"，好似"胎动在脐上者"，乃癥痼为害，新血不生，疏泄紊乱所致。施桂枝茯苓丸消瘀化癥。

（十四）调补冲任，固经养血

妇人月经不调的漏血，小产后的下血及胎漏，或可因冲任脉虚，阴血不能内守而成，而冲任及胞宫皆与肝关系密切。故以芎归胶艾汤调补冲任，固经养血。

（十五）破气散结，和血止痛

"产后腹痛，烦满不得卧"者，乃产后气血郁滞，并开始化热上扰而成。用枳实芍药散破气散结，和血止痛。气血郁滞所致顽固性呃逆用此亦效。

（十六）破血逐瘀

产后腹痛服枳实芍药散后不效，系瘀血留着脐下而然，病重而药轻，改用下瘀血汤破血逐瘀。此对胎盘残留甚效，对产后衄血、尿血及倒经属于瘀血者亦效。

（十七）温补冲任，养血活瘀

妇人年五十左右，前阴下血数十日不止，"暮即发热，少腹里急，腹满，手掌烦热，唇口干燥"，为曾经小产，瘀血长期停留在少腹，兼冲任虚寒所致。处温经汤温补冲任，养血活瘀，以正邪兼顾。

（十八）活血通瘀，兼以调营

"带下经水不利，少腹满痛，经一日再见者"，此即所谓月经先后不定期，为瘀血停留，疏泄紊乱而成。用土瓜根散活血通瘀，兼以调营。也可用治睾丸炎及阴囊水肿。

（十九）峻逐瘀血

"妇人经水不利下"，且兼少腹硬满结痛，大便色黑易解，小便自利，脉涩或舌暗者，为瘀血留着无疑。用抵当汤峻逐瘀血。

（二十）补虚生血，散寒止痛

产后腹中痛，喜温喜按者，为产后血虚，寒邪直中腹部或寒邪内生，腹部失于温煦濡养所致。用当归生姜羊肉汤补虚生血，散寒止痛。

（二十一）疏肝解郁

"少阴病，四逆，其人或咳，或悸，或小便不利，或腹中痛，或泄利下重者"，由于肝胃气机郁滞而出现四逆，而非阳虚阴盛的虚寒证，治以四逆散疏肝理气，透达郁阳。

（二十二）清热凉肝法

热利下重者或下利欲饮水者，用白头翁汤清热凉肝以清肝经实热，治疗腹痛、下利便脓血、里急后重、发热口渴之状。

（二十三）养血滋肝

由于血虚寒凝而出现"手足厥寒，脉细欲绝者"，用当归四逆汤养血通脉，温经散寒，寓有养血滋肝之意。

二、胆病辨治

（一）和解少阳，活血散结

"妇人中风，七八日续得寒热，发作有时，经水适断……其血必结"者，为外邪乘虚陷入血室，与血相结所致。用小柴胡汤和解少阳，可酌加桃仁、牡丹皮、赤芍之类活血散结。

（二）利胆退黄

湿热发黄者，以清热利湿为主，方用茵陈蒿汤；热重于湿者，方用栀子柏皮汤；湿重于热者，方用茵陈五苓散。瘀血发黄者，则以活血化瘀为主，方用抵当汤。

三、多脏腑联合辨治

（一）肝脾肺同治

缓祛瘀血，理气补脾：虚劳若腹部胀满，不能饮食，肌肤甲错，两目黯黑，为五脏劳损太过，治不及时，以致气不行血，干血留着，阴血不上注于目也不外荣肌肤所致。用大黄䗪虫丸缓祛瘀血，理气补脾。凡瘀血所致胸痹、肝硬化腹水、前列腺增生、痛经、子宫肌瘤、风湿性关节炎、脑梗死及高脂血症而关乎肝脾肺者，皆可用之。

（二）肝脾同治

1. 清热利湿，调和肝脾　妊娠初期尤重肝脾二脏，因肝藏血主条达，脾统血主运化。若肝血虚则易致条达受阻而气滞，脾气虚则可见运化失职而湿聚，以致肝脾不调而生疼痛。用当归芍药散养血疏肝，健脾运湿，使肝脾和调而疼痛可除。

2. 清热燥湿，补肝健脾　妊娠期间若肝血不足尚可致热邪内生，加之脾气虚弱而生的湿邪，二者相合易干扰胎气而致胎动腹痛。设当归散以清热燥湿，补肝健脾。

3. 调和肝脾法　《伤寒论》厥阴病篇中的乌梅丸治疗厥阴病上热下寒证，由于肝热犯胃，导致上热；肝木乘脾，脾失健运，形成下寒。临床广泛应用于蛔虫病、神经性头痛、慢性结肠炎、胃肠功能紊乱、神经性呕吐等。

（三）肝胆胃同治

1. 调肝降气，和胃止痛　人受惊恐，心肾先伤，继之子（心）病累母（肝），水不涵木，致肝郁化火，引动冲气上逆，胃气亦相伴而逆，肝胆的表里关系必遭破坏，故胁下腹痛，往来寒热，气上冲胸，或见呕吐等。投奔豚汤调肝降气，和胃止痛，此充分体现了《金匮要略》肝实之治。流行性腮腺炎用此，正是立足于治肝。

2. 和解少阳，和胃降逆　《伤寒论》第 97 条云："血弱气尽，腠理开，邪气因入，与正气相搏，结于胁下。正邪斗争，往来寒热，休作有时，嘿嘿不欲饮食，脏腑相连，其痛必下，邪高痛下，故使呕也。小柴胡汤主之。服柴胡汤已，渴者，属阳明，以法治之。"由于邪郁少阳，木乘脾土时，用小柴胡汤治之。

（四）治肺脾胃肠

"饮后水流在胁下，咳唾引痛"，乃停留于中焦脾胃之饮邪趁肝络之虚反侮胁下而成。投十枣汤，峻逐饮邪，和络止痛。通过泻肺攻胃，利肠补脾，即治三焦以达逐胁下之饮，不径治肝而肝络自通之目的，用于治疗悬饮内停。

（五）治肺脾

梅核气以咽中如物阻塞，吞之不进，吐之不出为主症，此乃肝气郁结，疏泄紊乱，肺脾两虚，以致痰气生于脾，贮于肺并上逆而成。以半夏厚朴汤开结化痰，降气补脾。

（六）治心脾

狐惑病若失治或误治，致"病者脉数，无热，微烦，默默但欲卧，汗出，初得之三四日，目赤如鸠眼；七八日，目四眦黑。若能食者……"为湿热陷入血分，腐败气血为痈脓。用赤小豆当归散活血祛瘀，渗湿清热，解毒排脓。

（七）治胃

1. 清泄阳明，急下存阴　外感痉病若失治或误治，致外邪完全由太阳内传阳明，症见"胸满口噤，卧不着席，脚挛急，必齘齿"者，乃热盛于阳明之经，津伤风动所致。用大承气汤清泄阳明，急下存阴，以养筋息风。

2. 清热化湿，安中解毒　足厥阴肝经绕前阴，其支脉上通于咽喉，而肝开窍于目。故狐惑病"状如伤寒，默默欲眠，目不得闭，卧起不安，蚀于喉为惑，蚀于阴为狐，不欲饮食，恶闻食臭，其面目乍赤、乍黑、乍白。蚀于上部则声喝"者，乃胃中湿热反侮于肝并循经上冲下注而然。投甘草泻心汤清热化湿，安中解毒。

此外，尚有治脾胃以治肝者，如疟病"以饮食消息止之"。胃气反侮肝木所致胁下痛虽未明言治法，但不外消积化食之类；治肾以治肝者，如虚劳失精之少腹弦急、阴头寒、目眩，用桂枝加龙牡汤调和肾之阴阳而除之。妊娠腹痛之少腹恶寒如扇用附子汤温肾以瘥之；荡热解毒，消痈排脓，逐瘀攻下而治肝者，如肠痈之少腹肿痞，按之即痛如淋，处大黄牡丹汤而散之。至于虚寒腹满之两胠疼痛，痰饮之水在肝，水气之肝水，五脏风寒之肝中风、肝中寒、肝死脏等，一般可分别用温、下、祛风、散寒及补益诸法。

显然，肝病确有"当先实脾"者，如肝脾同治中所举以及治法中凡涉及脾或胃者；也有"惟治肝"者，如专治肝中所举，这多因暂无传脾之势或适逢脾气当旺之时；更有当先实肺者。如肝脾肺同治中所举以及专治肝中所有感受外邪病证的诸治法。此系治"克我"之脏，与肝病实脾治"我克"之脏相反相成。而肺脾胃肠同治等所举则集"我克""克我"治法之大成。治表脏，如治胆中所举；治子脏，如心脾同治中所举；虽无治母脏之方，但对"尺脉浮，目睛晕黄"之治则不外滋水涵木之法。足见肝病治法不仅立足五脏，甚至涉及胆、胃、肠三腑以至三焦等。《金匮要略》在治疗学上的脏腑整体观，由此可见其一斑。

第二节　心系病辨治

心系病包括心、小肠及相关的病证，仲景在《伤寒论》和《金匮要略》中对心系疾病的辨治进行了大量论述。本节分为心病辨治和多脏腑联合辨治进行阐释。

心病辨治

心病可传肺、及脾（胃）、侮肾、累肝（胆）等，更可影响相表里的小肠，病至少散见于《金匮要略》11个篇章之中。

心病，就生命物质衰少所致而言，主要是心阳虚，其次是心阴虚、心血虚、心气虚；就生理功能异常所致而言，主要是心不主神明、不主血脉；就抗病能力下降所致而言，主要是招致水、饮、湿、热、火、疟、寒乃至风等病邪的入中或浸渍，以致阳气被郁、阴阳失调等。从而导致了牝疟、惊、浸淫疮、悸、吐血、衄血、虚劳、心痛及失眠等病证。其辨治方法如下。

（一）祛痰截疟，助阳扶正

牝疟以寒战时间长即"多寒"，壮热时间短为主症。此乃心阳不足，饮邪凌心，尚存之阳难以伸展所致。用蜀漆散祛痰截疟，助阳扶正。本方可治寒疟。

（二）逐邪通阳，镇惊安神

火劫之法若用之得当，尚可起到祛邪愈病作用。若误用之发汗，则易损伤心阳而见惊狂、卧起不安等症，且易招致痰浊遏阻尚存之心阳。用桂枝去芍药加蜀漆牡蛎龙骨救逆汤逐邪通阳，镇惊安神。

（三）清心泄热，燥湿解毒

浸淫疮是一种湿热兼毒的皮肤疾病。"诸痛痒疮，皆属于心"。故用黄连粉外敷或内服，清心泄热，燥湿解毒。

（四）温通心阳

《伤寒论》第64条云："其人叉手自冒心，心下悸，欲得按。"由于心阳亏虚，以桂枝甘草汤温通心阳；若太阳病误下，损伤心阳，出现胸闷脉促时，用桂枝去芍药汤，若见脉微恶寒者，加附子温其里。

（五）清心除烦

伤寒误吐、误下后，余热郁于胸膈，扰乱心神，出现"反复颠倒，心中懊恼"，以栀子豉汤清宣郁热。白虎汤辛寒清透，治疗热盛扰心的心烦。

此外，心中风、心中寒、心伤、心水及水在心等病证，多不外心阳虚、心血虚等。其辨治多不离温阳、补血、化水饮诸法。

第三节 脾系病辨治

脾系病包括脾、胃及相关的病证，仲景在《伤寒论》和《金匮要略》中对脾系疾病的辨治进行了大量论述。本节分为脾病辨治、胃病辨治和多脏腑联合辨治进行阐释。

一、脾病辨治

脾病则可传肾、及肺、侮肝、累心，更可影响相表里的胃。

脾病，就生命物质衰少所致而言，主要有脾阳虚、脾气虚、脾阴虚及血虚等；就生理功能异常所致而言，主要有输化异常、脾失统摄、营卫不调及气机阻滞等。这其中绝大多数都系脾阳虚所致；就抗病能力下降所致而言，主要是招致风、寒、湿、热及内生之寒、湿、饮、水、燥热的入侵，从而导致痰饮、湿痹、气利、支饮、黄汗、皮水、远血、产后腹痛、胎动、脾约、痢疾及溢饮等病证。其辨治方法如下。

1. 温阳蠲饮，健脾利水 "心下有痰饮，胸胁支满，目眩"及微饮所致短气、小便不利等，虽一重一轻，但悉因脾失输化所致。以苓桂术甘汤温阳蠲饮，健脾利水。对心肌炎、心动过缓、心房纤颤、房室传导阻滞、冠心病、风心病、胃扭转、小儿脑积水、梅尼埃病等由于痰饮者均效。治脾以愈心病，是因子能令母实。

2. 运脾发汗 "假令瘦人，脐下有悸，吐涎沫而癫眩"，乃脾失健运，饮邪不得从小便出，反逆而上行所致。故用五苓散运脾，"发汗利小便"，药后"多饮暖水"是因其上逆之势而汗之。日本医学家用该方的提取剂治愈一浮肿20年且无汗出者。有用治脾虚所致小便过多者。尚可用治自汗、濡泻、肥胖、高脂血症、水癫等，其治皆立足于运脾。

3. 健脾利水 湿病以"小便不利，大便反快"为主的湿痹及下利，以既下利又矢气为主的气利皆属脾失健运所致。后世主张用五苓散则旨在健脾利水，水利则下利自止，为"利小便即所以实大便"奠定了理论基础。

"心下有支饮，其人苦冒眩"者，除脾失健运外，与清阳不升也相关。所设泽泻汤亦属健脾利水之法，这种"利"是单向的，不如五苓散多向之"利"。痰饮所致梅尼埃病、头痛、头重、耳鸣、鼻塞等，用之甚效。

4. 调和营卫，祛散水湿 黄汗证虽与心肺有一定关系，但主要责之脾。若"身体肿，发热汗出而渴，状如风水，汗沾衣，色正黄如檗汁，脉自沉"者，乃水湿内浸，郁而化热，困阻于脾，营卫失调所致。用芪芍桂酒汤调和营卫，祛散水湿。无水肿，凡湿热所致黄汗证，用之均效。

5. 调和营卫，益气祛湿 黄汗证"若身重，汗出已辄轻者，久久必身瞤，瞤即胸中痛，又从腰以上必汗出，下无汗，腰髋弛痛，如有物在皮中状，剧者不能食，身疼重，烦躁，小便不利"者，为营卫失调，卫外不固，气不达下所致。设桂枝加黄芪汤调和营卫，益气祛湿。本法对过敏性鼻炎、腰以下麻木冷痛、心源性肝硬化、黄疸、胆石症伴感染及肝硬化等均有效，多体现了肝病实脾之旨。若湿、热、寒所致黄汗，常上述两法合用。

6. 通阳化气，表里分消 皮水证"四肢肿，水气在皮肤中，四肢聂聂动者"，乃脾阳虚弱，水溢其所主而成。用防己茯苓汤通阳化气，表里分消。用之治水饮凌心之心水、妊娠子痫、冠心病合并心衰、肾病综合征有效。

7. 温脾摄血 下血若先便后血，且伴腹痛绵绵、面色无华、神疲懒言、手足不温等症者，系脾阳虚弱、失于统摄所致。用黄土汤温脾摄血。用之治吐血、衄血、咯血、漏证、消化道出血、交媾尿血而因于脾阳虚者均效。

8. 清利湿热，化瘀消肿 皮水而见身体厥冷者，乃水湿趁脾虚而泛滥肌肤，并开始化热，阳不达于外之故。用蒲灰散清利湿热，化瘀消肿，开"通阳不在温，而在利小便"之先河。

9. 补血活血，散寒止痛　妇人产后虚羸不足，腹中刺痛不止，或少腹拘急挛痛并牵及腰背，不能食饮者，乃血虚且瘀，寒邪内生所致。以《千金》内补当归建中汤补血活血，散寒止痛。经后腹痛也可治以本法。

10. 温脾助运，消胀除满　《伤寒论》第66条"发汗后，腹胀满"，为脾虚气滞腹满之证，用厚朴生姜半夏甘草人参汤消胀除满，温脾助运。

至于脾中风、脾死脏、痰饮之水在脾及脾水之治，大抵不外扶正祛风、益气回阳、振奋脾阳及健脾利水等法。

二、胃病辨治

胃病，除直接波及与之相表里的脾及与之相连的肠道外，余与脾病所及大致相同。

就生命物质衰少所致而言，主要是胃阴虚、胃阳虚；就生理功能异常所致而言，主要是胃气上逆、胃不能纳腐、胃不与脾和及胃阳不达于外等；就抗病能力下降所致而言，主要是招致寒、热、湿、饮、水的侵袭或内生，以及宿食、酒气的停滞等。从而导致了宿食、支饮、呕吐、狭义痰饮、吐血、哕、恶阻、产后烦呕、温疟、胃反及不能食等病证。其辨治方法如下。

1. 涌吐实邪　宿食在上脘者，多有胸闷或不适，泛恶欲吐，此乃正气欲托邪外达之征。因其势用瓜蒂散涌吐实邪。本法可临时用于喘息、痰饮、乳房肿块及狂证，藉治胃以治肺、肝、心。

2. 和胃止呕，散饮降逆　"呕家本渴，渴者为欲解，今反不渴，心下有支饮故也"。正因饮停胃中，阳气不足，胃气上逆，故呕而不渴。以小半夏汤和胃止呕，散饮降逆。

若"呕吐，谷不得下者"，病情更重，由于病机相同，亦可以上方治之，故该方被誉为"呕方之祖"，可用治心腹虚冷、气郁涎多及头痛等。

3. 和胃止呕，引水下行　患痰饮而症见卒呕吐、心下痞、眩悸者，因脾失输化，饮停胃中且上冲、凌心所致。投小半夏加茯苓汤和胃止呕，引水下行。

若仅见先渴后呕者，病机与之大致相同，虽轻重有异，但仍可投该方。对饮邪所致病毒性心肌炎、心包积液、胃痛、梦游、高血压、分泌性中耳炎、妊娠恶阻及梅尼埃病均效良。

4. 温中止血　吐血日久，甚则伴少量食物残渣者，为胃阳不足，影响于脾，血失其统而成。设柏叶汤温中止血。对病机相同之鼻衄、咳血均效良。

5. 理气和胃　"干呕、哕，若手足厥者"，属寒气闭阻胃阳，阳不达于外，气上逆而成。处橘皮汤理气通阳和胃。此说明厥冷并非尽用理中或四逆之辈。

6. 补虚清热，和胃降逆　哕逆若伴虚烦不安、少气、口干、手足心热、脉虚数者，为胃有虚热，气逆上冲所致。投橘皮竹茹汤补虚清热，和胃降逆。对胃虚有热之顽固性呕吐、呃逆、妊娠恶阻、胃神经官能症及碱性反流性胃炎均效。

7. 温散寒饮，补虚降逆 "妊娠呕吐不止"且伴口干不渴或头眩心悸、脉细滑、舌淡、苔白滑者，乃胃阳虚弱，寒饮内停，胃失和降所致。以干姜人参半夏丸温散寒饮，补虚降逆。说明胎前可温，可用辛温燥烈之干姜，但必须是病情需要。

8. 安中益气，清热降逆 妇人产后多气血亏虚，易致虚热内生。若胃气随之上逆则呕吐，虚热扰心则心烦，故言"妇人乳中虚，烦乱呕逆"。设竹皮大丸安中益气，清热降逆。可用治病机相同的更年期综合征、妊娠呕吐、夏季热、癔症、失眠、不育症及阳痿等。这其中不乏治子（胃）以实母（心）之例。

9. 清热通腑 大承气汤为"峻下剂"，主治痞、满、燥、实四症俱全之阳明热结重证；小承气汤为"轻下剂"，主治痞、满、实而燥不明显之阳明热结轻证；调胃承气汤其泻下之力较前二方缓和，称为"缓下剂"，主治阳明燥热内结，有燥、实而无痞、满之证。

第四节　肺系病辨治

肺系病包括肺、大肠及相关病证，仲景在《伤寒论》和《金匮要略》中对肺系疾病的辨治进行了大量论述。本节分为肺病辨治和大肠病辨治进行阐释。

一、肺病辨治

肺病可传肝、及肾、侮心、累脾，更能波及相表里的大肠。

肺病，就生命物质衰少所致而言，主要为肺气不利甚或阻滞、上逆。上源被遏，气不摄津或不布津，与大肠的表里关系受到破坏等；就抗病能力下降所致而言，主要为招致风、寒、湿、冷水、热的侵袭及内生之虚热、实热、痰浊、饮邪、寒邪的干忤。这些原因导致了头风、中风、肺痿、肺痈、湿、暍、血痹、支饮变证、身痛、产后中风、风水、产后郁冒、妇人吐涎沫、伤胎、支饮咳嗽、虚劳、咳嗽上气、肺胀、支饮、消渴及产后感染等病证。其辨治方法如下。

（一）专治肺

1. 祛风散寒，活血止痛 头风病以发作性头眩、头痛为主症。头部阳虚，卫外不固，风寒入中其经络故耳。用头风摩散涂搽患部，以祛风散寒，活血止痛。本法可治疗头皮麻木、肢体麻木疼痛。

2. 固卫祛风，解表清热 中风"手足拘急，百节疼痛，烦热心乱，恶寒，经日不欲饮食"，系卫气不足，风邪入中，营卫不和，邪郁化热而成。设《千金》三黄汤固卫祛风，解表清热。

3. 清热下气，止咳除渴 虚热肺痿轻证多微咳、口渴，肺中有热，津液受伤而然。用《千金》甘草汤清热下气，止咳除渴。

4. 清肺化痰、活血排脓 肺痈"咳有微热，烦满，胸中甲错"，乃痰热壅肺，气血腐败而成。以《千金》苇茎汤清肺化痰，活血排脓。

5. 宣泄上焦 "湿家病身疼发热，面黄而喘，头痛鼻塞而烦，其脉大，自能饮食" 为头部阳虚，寒湿乘虚入中，尚存阳气被遏而成。后世多主张用瓜蒂散搐鼻，令出黄水以宣泄上焦寒湿。

6. 温经助阳，祛风化湿 "伤寒八九日，风湿相搏，身体疼烦，不能自转侧，不呕不渴，脉浮虚而涩者"，因肺卫阳虚，湿邪夹风侵犯人体，气血运行受阻所致。用桂枝附子汤温经助阳，祛风化湿。此法及方对急性风湿性关节炎能迅速控制症状。

8. 温经祛湿 服上方后若 "大便坚，小便自利者"，为风邪已去而湿邪尚存，虽并未入里，然已影响到脾的健运功能。改用白术附子汤温经助阳，使湿从汗泄。对单纯性脾虚湿滞之便秘有效。

9. 祛湿散水 "太阳中暍，身热疼重而脉微弱" 者，此以肺卫阳虚，"夏月伤冷水，水行皮中所致也"。投一物瓜蒂汤祛湿散水。

10. 温阳行痹 "血痹阴阳俱微，寸口关上微，尺中小紧，外证身体不仁，如风痹状" 者，营卫气血俱虚，风寒入中，局部阴血阻滞所致也。用黄芪桂枝五物汤温阳行痹。

11. 开提肺气，排脓解毒 肺痈 "咳而胸满，振寒脉数，咽干不渴，时出浊唾腥臭，久久吐脓如米粥者"，乃风热郁肺，伤及血脉，酿成痈脓而然。以桔梗汤开提肺气，排脓解毒，此法此方的使用频率很高。

12. 平冲降逆 体虚之人患支饮，误用辛温燥烈之小青龙汤，而症见 "寸脉沉，尺脉微，手足厥逆，气从小腹上冲胸咽……小便难，时复冒者"，为阳气重伤，虚阳上浮，影响冲脉，其气上冲所致，用桂苓味甘汤平冲降逆。该方用治咳嗽上气病。

13. 调和营卫，解表祛邪 虚寒下利而又身疼痛者，系风寒乘虚犯表而成。待用四逆汤温里止利后，再用桂枝汤调和营卫而除疼痛。若产后中风日久不解，"头微痛，恶寒，时时有热，心下闷，干呕，汗出，虽久，阳旦证续在耳"，当以桂枝汤（即阳旦汤）调和营卫。

14. 扶表利水 风湿及风水 "身重，汗出恶风" 及脉浮者，为肺气不足，卫表不固，风邪乘虚袭入，上源壅遏，气不行水（湿）所致。用防己黄芪汤扶表利水（湿），用治心水及不明原因的腰以下水肿亦效。

15. 扶正达邪，和利枢机 产后郁冒证以头部郁闷昏冒，但头汗出，呕不能食为主症。此乃产后血虚于下，阳气浮越于上，汗出较多，外寒乘虚而入，郁闭于内并随浮越之阳及上逆之胃气上冲而成。用小柴胡汤扶正达邪，和利枢机，使上焦通，津液下，胃气和，身濈然汗出而解。

16. 温化寒饮 "妇人吐涎沫" 者，乃寒饮盛于上焦，肺津不能正常敷布所致。施小青龙汤温化寒饮。

17. 宣肺发汗 若患者出现咳喘吐痰或咳逆倚息不得卧，痰质清稀，发热恶寒无汗，或伴有胸胁痞满、小便不利、少腹满等，以小青龙汤发汗解表，散寒化饮。

18. 降肺止咳 寒饮郁肺，痰阻喉间出现痰鸣如水鸡声，以射干麻黄汤散寒化饮，消痰开结。

（二）治心

刺泻心气："妇人伤胎，怀身腹满，不得小便，从腰以下重，如有水气状"者，乃"怀身七月，太阴当养不养，此心气实"所致也。当针刺劳宫及关元穴。劳宫为手厥阴心包经之荥穴，关元为小肠之募穴，心与小肠相表里。针刺之，以泻其心火，金不被灼则水道可通，诸症悉除。开肺病实心之法门，但用之宜慎之又慎。亦可仿此法用药物治疗。

（三）治心脾

1. 补益心脾，生津润燥　肺痿"涎唾多，心中温温液液者"，系虚热在肺，津液被灼，累及于母（脾）而成。用《外台》炙甘草汤补益心脾，生津润燥。对心之阴阳两虚所致胸痹、心动过缓均效。

2. 补脾益气，养心安神　《金匮要略》中的甘麦大枣汤适用于脏躁，以睡眠不实、精神恍惚、言行失常、哈欠频作、常悲伤欲哭不能自主、舌红苔少等为主症。邓铁涛教授常以此方加减治疗因心脾两虚引起的眩晕，以养心益脾、解郁和胃、舒缓气机为法。

（四）肺脾胃肠同治

峻逐水饮，泻肺止咳：支饮所致咳嗽，症见心烦、胸痛、脉弦者，为脾失输化，饮邪凌心迫肺，肺失肃降所致。投十枣汤峻逐水饮，泻肺止咳。对肺痈而正气较强者可以之排脓。对胸膜炎、小儿肺炎及风湿性关节炎亦效。

（五）肺脾胃同治

1. 补气养血，发汗祛风　患中风，"身体不能自收持，口不能言，冒昧不知痛处，或拘急不得转侧"者，因风邪入中，气血不足而然。设《古今录验》续命汤补气养血，发汗祛风。

2. 补气调中，养血祛风　"虚劳诸不足，风气百疾"乃肺脾胃俱虚，气血阴阳俱不足，风邪乘虚而入所成。以薯蓣丸补气调中、养血祛风，示人治虚劳尚须防外感。

3. 散饮降逆，止咳平喘　"咳而脉浮"且胸满烦躁，咽喉不利，痰声辘辘，但头汗出甚则倚息者，为饮热相合，上迫于肺所致。用厚朴麻黄汤散饮降逆，止咳平喘，兼以清热。饮热迫肺的肺心病、肺气肿亦可用此法。

4. 逐水通阳，止咳平喘　咳而"脉沉"且喘气，身微肿者，乃水阻脾胃之阳并上迫于肺所致。立泽漆汤逐水通阳，止咳平喘。肺心病、午后发热、臌胀及疟病等，用之亦效。

5. 宣肺泄热，降逆平喘　肺胀"咳而上气……其人喘，目如脱状，脉浮大者"，为外感风热，饮热互结，上迫于肺而成。处越婢加半夏汤宣肺泄热，降逆平喘。外邪诱发之肺心病且热重于饮者此法可用。

6. 发汗行水，兼清里热　"风水恶风，一身悉肿，脉浮而渴，续自汗出"，表无大热者，系风邪袭肺，上源被遏，水郁化热而成。以越婢汤发汗行水，兼清里热。

7. 化饮散结，扶正补虚　"膈间支饮，其人喘满，心下痞坚，面色黧黑，其脉沉紧"者，水停心下，气机阻滞，上迫于肺所致也。以木防己汤化饮散结，扶正补虚。心脾两虚、水饮内停的心肌炎可用。

8. 软坚散结，扶正利水　上证服上方后若心下由痞坚变成虚软，为药已中病。反之即更加痞坚，则系方中石膏辛凉太过，重伤脾胃之阳而然。用木防己汤去石膏加茯苓芒硝汤软坚散结，扶正利水。

9. 解表散寒，温化内饮　支饮"咳逆倚息不得卧"，外寒引动内饮并上迫于肺之征也。施小青龙汤解表散寒，温化内饮。若按原方分量则效更捷，但须严密观察。

10. 扶正祛邪，调和营卫　"产后中风，发热，面正赤，喘而头痛"者，系产后阳虚，风邪乘虚入中，虚阳上浮，肺失清肃所致。用竹叶汤邪正兼顾，调和营卫。

（六）肺脾同治

1. 调和营卫，通窍利涎　肺痿吐涎沫甚或喘气者，系脾气虚弱，营卫失调，痰涎壅肺所致。用《千金》桂枝去芍药加皂荚汤调和营卫，通窍利涎。

2. 发汗解表，散寒除湿　湿病"身烦疼"且发热、恶寒、无汗者，乃肺卫阳虚，寒湿犯表所致。以麻黄加术汤发汗解表，散寒除湿。

3. 助阳祛风，化湿缓急　"风湿相搏，骨节疼烦，掣痛不得屈伸，近之则痛剧，汗出短气，小便不利，恶风不欲去衣，或身微肿者"，乃肺脾阳虚，风湿俱盛，阻碍骨节气血运行，殃及脾之输化所致。设甘草附子汤助阳祛风，化湿缓急。

4. 温肺复气　肺痿"吐涎沫而不咳者，其人不渴，必遗尿，小便数……必眩，多涎唾"，是因肺阳虚，上不能约津，下不能摄水所致。以甘草干姜汤温复肺气，此亦可视为培土生金之法。

5. 散寒化饮，宣肺降逆　"咳而上气，喉中水鸡声"，缘于寒饮郁肺，饮阻其气，气触其饮。用射干麻黄汤散寒化饮，宣肺降逆，兼顾补脾。

6. 宣壅导滞，利窍涤痰　"咳逆上气，时时吐浊，但坐不得眠"，系顽痰壅肺，肺失清肃，气道不利而成。用皂荚丸宣壅导滞，利窍涤痰，枣丸为泥，兼扶脾气。

7. 开肺逐邪　"肺痈，喘不得卧"为肺痈初期，风热与痰浊壅遏于肺，气机被阻所致。以葶苈大枣泻肺汤开肺逐邪，兼顾其脾。若"肺痈胸满胀，一身面目浮肿，鼻塞清涕出，不闻香臭酸辛，咳逆上气，喘鸣迫塞者"，宜先投小青龙汤，待表解后再用前方开逐之。

"支饮不得息"者，痰浊壅肺所致也。病机与之大致相同，亦治以上方。

8. 蠲饮止咳　"冲气即低，而反更咳，胸满者"，为支饮伴冲气上逆者，服桂苓味甘汤后收到桴鼓之效，但饮邪复动，故投苓甘五味姜辛汤蠲饮止咳。

9. 宣利肺气，化饮消肿　支饮服苓甘五味姜辛夏汤后"水去呕止，其人形肿者"，表气未宣，饮邪阻肺之征也。处苓甘五味姜辛夏杏汤宣利肺气，化饮消肿。

（七）肺胃同治

1. 轻清宣化，解表祛湿　"病者一身尽疼，发热，日晡所剧者"，为汗出当风或久伤取冷，致肺卫阳虚，湿邪夹风入中，且开始化热，传入阳明胃所成。施麻杏苡甘汤轻清宣化，解表祛湿。对肺热不重之哮喘控制症状有效，对皮痹、扁平疣、过敏性紫癜、急性胃炎、急性风湿热、急性副鼻窦炎等亦效。

2. 清养肺胃，止逆下气　"火逆上气，咽喉不利"，属虚火上炎，肺胃津伤，津不上承所致。投麦门冬汤清养肺胃，止逆下气。对同病机的慢性咽炎、慢性浅表性胃炎、胃窦炎、肺痿、肺结核、咽神经官能症、倒经、反应性淋巴结增生症及支气管扩张咯血等均有效。

3. 解表化呕，清热除烦　"肺胀，咳而上气，烦躁而喘，脉浮者"，系外感风寒，停于胃脘之水饮化热并及子（肺），内外合邪所致。以小青龙加生膏汤解表化饮，清热除烦。

4. 利水止咳　支饮服苓甘五味姜辛汤后"咳满即止，而更复渴，冲气复发者，以细辛、干姜为热药也，服之当遂渴，而渴反止者，为支饮也。支饮者，法当冒，冒者必呕"，是以投苓甘五味姜辛夏汤利水止呕。

5. 温化蠲饮，苦寒泄胃　支饮"若面热如醉"，为胃热上冲所致，用苓甘五味姜辛夏杏大黄汤温化蠲饮，苦寒泄胃，说明痰饮并非尽用"温药和之"，有时亦可以苦寒泄之。可用治慢性气管炎及癫痫大发作。

6. 清热养阴，益气生津　消渴"渴欲饮水，口干舌燥者"，乃肺胃热盛，津液被灼而成。处白虎加人参汤清热养阴，益气生津。

"太阳中热者，暍是也。汗出恶寒，身热而渴"等与前证虽略异，但病机大致相同，故也以白虎加人参汤治之。对阴虚有热之脉管炎有辅助治疗作用，也用治妊娠恶阻及口舌生疮等。

（八）肺肠同治

宣泄痈脓，清热化痰：肺痈"咳而胸满，振寒脉数，咽干不渴，时出浊唾腥臭，久久吐脓如米粥者"，为痰热壅肺，气血腐败所成。用《外台》桔梗白散宣泄痈脓，清热化痰。若为肺痈重证属寒湿者，则以桔梗白散攻逐水饮，温下寒湿。

（九）治脾胃

1. 补土生金，宣行滞气　肺痿"咳唾涎沫不止，咽燥而渴"，系脾胃虚弱，不生肺金，热灼于肺，气机阻滞，无津以布而然。设《千金》生姜甘草汤补土生金，宣行滞气。

2. 益气养阴　《金匮要略·肺痿肺痈咳嗽上气病脉证并治》云："火逆上气，咽喉不利，止逆下气者。"由于肺中郁热日久，耗伤阴津，虚火上炎，出现咽干，咳嗽，喘憋等。用麦门冬汤降逆止咳，养阴清热。

（十）治脾

清热凉血，燥湿杀虫：妇人产后，"自发露得风，四肢若烦热"者，为保养不慎及产床不洁，以致风虫俱入，深入血分，郁而为热，溢于脾之所主而成。投《千金》三物黄芩汤清热凉血，燥湿杀虫。

（十一）治肾

咸凉润下，生津止渴："渴欲饮水不止者"为肺热盛，津被灼所致。取文蛤散入肾经，使子（肾）脏之气感母（肺）脏，进而金水相生，口渴自止。

（十二）治肠

"支饮胸满者"，源于饮邪迫肺，肺气不畅。久之肺与大肠的表里关系受到破坏，传导受阻，故亦可见腹满。投厚朴大黄汤疏导肠胃，荡涤实邪，不须治肺而胸满乃至腹满自除。

至于肺中风、肺中寒、痰饮之水在肺，水气之肺水之治，约略为祛风、散寒、宣肺、攻逐乃至健脾等法。

显然，肺病并无当先实肝之例，这多因暂无传肝之势或适逢肝气当旺之季；但有当先实心者，如治心、治心脾中所举；有众多的培土之治，如肺脾胃肠同治、肺脾胃同治、肺脾同治、肺胃同治及治脾胃、治脾中所举；治其子，如治肾中所举；治其表，如治肠及肺肠同治中所举。

二、大肠病辨治

大肠病则多殃及胃与肺。由于肾开窍于前后二阴，肝主疏泄，脾为中州，主输化，故大肠的传化异常尚与此三脏甚至心有关。

就生命物质衰少所致而言，主要是阳气虚弱、阴液（血）不足；就生理功能异常所致而言，主要是传化异常；就抗病能力下降所致而言，主要是招致宿食、燥屎、痈脓、瘀血、风、寒、湿、饮、热（含虚热）的停滞、内生及入中，从而导致了腹满、痢疾、产后下利、肠痈、近血、寒疝、下利变证（肺痛、心烦）、下利、气利、产后阳明胃肠结实、产后郁冒"胃实"、休息痢、蛔虫及蛔厥等病证。其中，少数病证如寒疝甚至腹满也关乎小肠。其辨治方法如下。

（一）专治肠

1. 行气导滞，通下止痛　"痛而闭"即宿食或燥屎停滞于肠，腑气不通之征。以厚朴三物汤行气导滞，通下止痛。

2. 清热燥湿，凉血止利　患痢疾，便带脓血，里急后重，肛门灼热，脉数苔黄者，湿热胶结于肠，腐灼肠道脉络，气机阻滞所成。投白头翁汤清热燥湿，凉血止利。

3. 清热止利，养血缓中　产后阴血亏虚，湿热乘虚下注或胶结于肠，血络被腐，传化异常，故下利。于上方中加甘草阿胶即成白头翁加甘草阿胶汤，以清热止利，养血缓中，说明产后至少可见偏实证。

4. 排脓消痈，振奋阳气　肠痈"其身甲错，腹皮急，按之濡，如肿状，腹无积聚，身无热，脉数"，乃阳虚兼湿，瘀滞于肠，气血腐败所致。处薏苡附子败酱散排脓消痈，振奋阳气。

5. 清热利湿，活血化瘀　大便时带有血液，先便后血，其颜色鲜红，或兼脓液，大便欠畅，脉数苔黄腻者，多系湿热蕴结大肠，迫血下行所致。用赤小豆当归散清利湿热，活血化瘀。对痔疮感染合并出血有一定疗效。

（二）治肝

1. 散寒止痛，补血调肝　寒疝以寒性腹痛为主症。病位多在肠。若肝血不足，久之肝阳亦虚，既可致寒邪内生而乘传于肠，亦可致肺寒传肝而克制于肠，故"腹中痛，及胁痛里急"。投当归生姜羊肉汤散寒止痛，补血调肝。

2. 破积散寒，助阳止痛　寒疝"腹痛，脉弦而紧，弦则卫气不行，即恶寒，紧则不欲食"者，多为风寒之邪由肺传肝再乘制于肠而然。若失治或误治致风寒完全传内，脉由弦紧变为沉紧者，乃下焦之阳亦虚，寒邪更盛，症见绕脐而痛，"白汗出，手足厥冷"等。急用大乌头煎暖肝，破积散寒，助阳止痛。

（三）肝胃肠同治

清热止利，缓急定痛：下利既能上扰于心而见心烦，也能上及于肺而见肺痛，此系表（肠）病及里（肺）或曰腑病及脏之征。况肝经有热，上冲侮肺而肺痛，横克胃肠，邪热下迫而下利。处紫参汤清热止利，缓急定痛。方中紫参尤善入肝经而清之，说明下利不仅关乎胆，亦关乎肝。

（四）肝肠同治

1. 暖肝泄肠，活络止痛　"胁下偏痛，发热，其脉紧弦"，乃肝阳虚而郁，寒邪内生，疏泄紊乱，无力促使大肠传导所致。以大黄附子汤暖肝泄肠，活络止痛，开急下存阳及温通大便之先河。

综前述可见，治肝对大便有双向调节之功。

2. 荡热解毒，消痈排脓，逐瘀攻下　"肠痈者，少腹肿痞，按之即痛如淋，小便自调，时时发热，自汗出，复恶寒。其脉迟紧"者，系热毒内聚，营血瘀结肠中，肝经经脉不利所致，故治肠为主兼治肝。施大黄牡丹汤荡热解毒，消痈排脓，逐瘀攻下，说明肠痈也关乎肝。

（五）胆胃肠同治

1. 和解少阳，疏解外邪　若感受外邪而见胃脘、两胁及脐周疼痛者，当用《外台》柴胡桂枝汤和解少阳，疏解外邪。

2. 和解少阳，通里攻下　腹满症见胁部及脘腹疼痛拒按，大便秘结或不通，郁郁微烦，往来寒热，脉弦苔黄者，为病邪郁于少阳阳明，病偏里而连及于表所成。以大柴胡汤和解少阳，通里攻下。对阻塞性黄疸、急性胰腺炎效良。

（六）治心肺

透邪泄热，解郁除烦："下利后更烦，按之心下濡者，为虚烦也"。余邪郁于胸膈，扰及心神，是以用长于清宣的栀子豉汤透邪泄热，解郁除烦，使之从口中而去。

（七）治脾肾

回阳救逆，通脉止利："下利清谷，里寒外热，汗出而厥者"，为脾气下陷，久之伤及肾阳，阴寒内盛，格阳于外而成。设通脉四逆汤回阳救逆，通脉止利。

若病情较轻，仅下利清谷，腹部胀满者，则用四逆汤温补脾肾以回阳止利。

（八）肺胃肠同治

1. 敛肺涩肠，止利固脱　气利即大便随矢气而出，或曰滑脱不禁者，乃因肺肠俱虚，无气以使然。用诃梨勒散敛肺涩肠，止利固脱，以粥饮和，以强益肠胃之功。

2. 解表祛邪，行气除满　"病腹满，发热十日，脉浮而数，饮食如故"者，外邪袭肺，肠道不通所致。立厚朴七物汤解表祛邪，行气除满。

（九）肺肠同治

1. 调和营卫，散寒止痛，活血化瘀　"寒疝腹中痛，逆冷，手足不仁，若身疼痛，灸刺诸药不能治"，系下焦阳虚，内外皆寒，血脉凝涩而成。既然灸刺诸药不能治，那么乌头桂枝汤未必能够胜任，宜加抵当汤，即抵当乌头桂枝汤调和营卫，散寒止痛，活血化瘀。

若病情更重，"腹中绞痛，贼风入攻五脏，拘急不得转侧，发作有时，使人阴缩，手足厥逆"者，则改用《外台》乌头汤（药味同乌头桂枝汤，仅药量有出入）。

2. 宣肺利肠，破积攻坚　寒疝若以脘腹胀痛、大便不通为主症，甚或脘腹刺痛，气息喘急，胀满上冲心胸；或心胸胁腹绞急切痛乃至兼见吐血、衄血、下血者，为下焦阳虚，实邪壅塞肠中而成。以《外台》走马汤宣肺利肠，破积攻坚。

（十）胃肠同治

1. 攻下里实　患宿食病，症见不欲食甚或下利，脉滑而数，或寸口浮而大，关上涩，尺中微而涩者，为宿食停聚，气机阻滞，俱可用大承气汤攻下里实。

患实热腹满而大便不通，或产后胃肠结实而症见心烦、发热且日晡加剧，烦躁亦剧，不能食，食则谵语，至夜即愈者；或郁冒虽解而胃肠结实者，病机相同，其治亦同。说明产后有时可用清（凉）法。

下利病而寸关尺三部脉皆平，或脉滑，或迟而滑，或下利已瘥，但因余邪未尽，遇适宜的内外环境而复发者，即后世所谓休息痢，为宿食或燥屎内停，传导太过所致，亦应以上法、上方治之，以通因通用。

2. 攻下积滞 下利谵语者，多系燥屎停滞于胃肠，其热经胃上通于心，热结旁流而成。处小承气汤攻下积滞。若上证兼见呃逆频作者，则为肠病及胃，用《千金翼》小承气汤治之。此等亦系通因通用之法。

3. 温中涩肠 下利便脓血，其血色紫暗，且赤白相兼，伴神疲乏力、腹痛隐隐、喜温喜按、口不作渴、舌淡苔白、脉微细而弱者，属气血虚陷，中阳大伤所成。设桃花汤温中涩肠。

（十一）治胃

1. 甘平安胃 蛔虫病发作，多在饭后。此时蛔虫由肠上窜求食，故胃痛，吐清涎。用甘草粉蜜汤甘平安胃，使之退伏肠中，再相机杀之（方中粉悉用米粉或以山药代之）。

2. 安胃杀虫 蛔厥以吐蛔、心烦、四肢厥冷及时作时止为主症。因蛔虫喜热恶寒，待人进食后，蛔闻食臭，上行胃中求食。设乌梅丸安胃杀虫。如同半夏泻心汤一样，此亦可用治各科疾病如肺心病、痛经、结肠炎、寒湿痹积及中耳炎等。

由上所见，肠病犹如肺病，确有当先实肝者，如治肝以治肠中所举。肝胃肠同治中亦然；"肺病"培土，如胆胃肠同治中的治胃；治"克我"之脏（心），如治心肺以治肠中所举；"肺病"实子（肾），如治脾肾以治肠中所举；表里同治，如肺肠同治中所举。

第五节　肾系病辨治

肾系病包括肾、膀胱及相关病证，仲景在《伤寒论》和《金匮要略》中，对肾系疾病的辨治进行了大量论述。本节分为肾病辨治和膀胱病辨治进行阐释。

一、肾病辨治

肾病则可传心、及肝（胆）、侮脾（胃）、累肺等，更影响相表里的膀胱。

就生命物质衰少所致而言，主要有肾阴虚、肾阳虚、肾气虚；就生理功能异常所致而言，主要有气不行水、气不摄水、气不涩精、肾虚侮脾、阳虚失煦等；就抗病能力下降所致而言，主要是招致湿、热、寒、饮、水、虫的侵袭等。从而导致了虚劳、下消、脚气冲心、失精、肾气奔豚、阴痒、白带、女劳疸变证、阴疮、正水、肾着、气分、妊娠腹痛及阴吹等病证。其辨治方法如下。

（一）专治肾

1. 益肾行水 "虚劳腰痛，少腹拘急，小便不利"，是肾气不足，不能行水，腰腹失于濡养温煦所致。以肾气丸益肾行水，诸症随之而除。

2. 益肾摄水 "男子消渴，小便反多，以饮一斗小便一斗"者，亦乃肾气不足所致，只是此为不能摄水而成，亦用肾气丸益肾气而摄水。本方用治复发性口腔炎、齿衄、高血压、更年期综合征、精子缺乏症、胃癌、慢性前列腺炎及慢性肾炎等。用治全身瘙痒症、硬皮病，说明皮肤病关乎肾。

3. 益肾降逆 脚气多因外感湿邪风毒，或饮食厚味所伤，积湿生热，流注于脚而成。若"脚气上入，少腹不仁"者，多为湿毒上攻，损伤阳气而然。投崔氏八味丸（即肾气丸）益肾降逆。

4. 调和阴阳，潜镇摄钠 失精家"少腹弦急，阴头寒，目眩，发落，脉极虚芤迟，为清谷亡血……女子梦交"者，为阴虚及阳，精关不固，心肾不交所致。用桂枝汤调和阴阳，加龙牡引药入肾，且潜镇摄纳。若百合病兼肾之阴阳两虚者，以百合地黄汤与此合用，效佳。本方用治发热、癔症、神经衰弱、寒厥、胃痛、不孕症、习惯性流产、带下、脏躁及更年期综合征亦效。

5. 调和阴阳，平冲降逆 "发汗后，烧针令其汗，针处被寒，核起而赤者，必发奔豚，气从少腹上至心"者，系一汗再汗，阴损及阳，心不制肾而成。先灸其核上各一壮，再用桂枝汤调和阴阳，加重桂枝，平冲降逆，强心阳以制肾。兼脾虚者可与苓桂草枣汤合法。

6. 暖宫除湿，杀虫止痒 若阴冷，阴痒，带下，腰部酸重者，乃肾阳亏虚，阴寒湿浊之邪凝着下焦而成。用蛇床子散纳阴中，以暖宫除湿，杀虫止痒。

7. 补阳摄阴 若出现肾阳虚衰，畏寒腰冷，阳痿遗精，小便频数或不利或虚劳的男子失精，老人腰冷，小便频数，或遗溺，小腹有动者，脐下有动而恶寒，或冲逆，或小便不利者，阳虚亡血，失精，则采用补阳摄阴的天雄散。

（二）治心脾

导湿下行，收敛心气：脚气冲心而见心悸、气喘、呕吐者，是湿邪太盛，不得下行，故逆而上冲所致。以矾石汤（浸脚）导湿下行，收敛心气。

（三）治肺脾

1. 活血化湿，理气散热 "妇人经水不利，脏坚癖不止，中有干血，下白物"者，是因肾气不足，干血留着，郁为湿热而成。以矾石丸内阴中，立足脾肺，活血化湿，理气散热。

2. 发汗祛风，清热除湿 若"肉极，热则身体津脱，腠理开，汗大泄，厉风气，下焦脚弱"，为感受湿邪厉风，郁而化热，伤津脱肉，下注于脚而成。用《千金》越婢加术汤（同《金匮要略》越婢加术汤）发汗祛风，清热除湿。

（四）治脾胃

消瘀退黄，化湿益胃：女劳疸日晡恶寒，"膀胱急，少腹满，身尽黄，额上黑，足下热，因作黑疸，其腹胀如水状，大便必黑，时溏"者，属房劳伤肾，阴虚及阳，反侮于脾，阴血失统，湿邪内生而成。故因其反侮之势，治从脾。以硝石矾石散入脾而消瘀化湿退黄，大麦粥汁益胃，共奏前后分消之功。宗本法及方加青黛治囊虫病及缺铁性贫血有一定疗效。

（五）治肺肝脾

清热燥湿，杀虫止痒："少阴脉滑而数者，阴中即生疮，阴中蚀疮烂者"，肾气不足，湿热注于肾之所主（前阴），日久阴中痒痛糜烂而然也。用狼牙汤洗涤，以清热燥湿，杀虫止痒，该药入肺肝脾经。

（六）肺脾肾同治

宣肺补脾，兼顾肾阳：正水以腹满、喘气、小便不利、全身浮肿、脉沉迟或沉小为主要脉证。肾阳不足，水气上泛，肺失清肃使然也，故因其势用麻黄附子汤宣肺补脾，兼顾肾阳，使水从汗解。

（七）治脾

1. 温中散寒，健脾除湿　肾着以腰部的冷、重、痛为主症。此为"身劳汗出，衣里冷湿，久久得之"，即寒湿着腰，阳气不行而成。用甘姜苓术汤温中散寒，健脾除湿。

2. 行气散结，健脾利水　水气病虽与五脏及三焦、膀胱皆有关，但主要责之肾。而"心下坚，大如盘，边如旋盘"者，乃脾虚气滞，水停于胃而成，其发展趋势必成水气病。故投枳术汤行气散结，健脾利水，以防水气病之成。

3. 温阳散寒，通利气机　气分证"心下坚，大如盘，边如旋杯"，且身冷或恶寒，骨痛或痹不仁者，系胃阳虚，寒邪内生，脾失输化，水饮内停，不生肺金所致。用桂枝去芍药加麻辛附子汤温阳散寒，通利气机，犹如痰饮水逆用五苓散一样，使水饮从汗而解，以杜绝水气病之成。此说明即使病邪不在皮，有时亦可汗而发之。

（八）脾肾同治

1. 温补中阳，收敛涩精　若失精，腰膝冷痛甚至五劳七伤者，多因肾阳虚弱，反侮于脾，精关不固所致。设天雄散以温补中阳，收敛涩精。对脾肾阳虚所致精子数量不足，存活率低疗效较好；对阳痿、早泄及滑精的疗效也可。

2. 温中散寒，暖宫安胎　"妇人怀娠六七月，脉弦发热，其胎愈胀，腹痛恶寒者，少腹如扇"，系胃肺俱虚，不能制肾生肾，以致肾阳虚而寒，失于温煦而然。投《伤寒论》附子汤温中散寒，暖宫安胎。

（九）治胃肠

活血化浊，润肠通便　前阴出声不断如后阴矢气状，为胃中谷气得不到脾之输化，反下泄于肠，致大便不通以至压迫前阴而成。投猪膏发煎活血理气，润肠通便。

至于痰饮之水在肾、水气病之肾水、石水之治，大抵不外温利、温运、温下等法。

　　显然，肾病虽有当先实心者，但为数不多，如治心肺中所举；但大量的是当先实脾即治"克我"之脏，如治脾胃、治脾及脾肾同治中所举，与肾病当先实心相反相成；治其母，如治肺脾及治肺脾肾中所举；治其子，如治肺肝脾中所举。

　　同时，上述不少肾病都说明，肾有实证，故治有泻法。

二、膀胱病辨治

　　膀胱居小腹中央，主贮尿、排尿，与肾相表里且直通于肾，其经脉络肾。一旦膀胱有病，除表现为排尿异常外，尚可波及于肾乃至其他四脏。因《金匮要略·痰饮咳嗽病脉证并治》及《金匮要略·水气病脉证并治》中分别有水（饮）在五脏及五脏水之立。膀胱病除主要体现在《金匮要略·消渴小便不利淋病脉证并治》之外，还散见于其他约5个篇章之中。

　　除津液不足是膀胱生命物质衰少的表现形式外，膀胱的其他生命物质、生理功能及抗病能力的多少、盛衰、强弱，不仅取决于肾，也取决于其他四脏乃至三焦、胆等。如心阳虚不下制肾水则脐下悸，小便不利；肺阳虚不制下则"遗尿，小便数"；水气侮肝则"小便续（断断续续）通"；水气困脾则"小便难"等。外邪入中或内生之邪也可影响膀胱的贮尿、排尿功能。如外湿病之"小便不利"，谷疸之"谷气不消，胃中苦浊，浊气下流，小便不通……热流膀胱"及女劳疸的"膀胱急，小便自利"等。故不能排尿，或不能贮尿，是膀胱病的主要表现形式，是以妊娠小便难、欲作奔豚及痰饮脐下悸、妊娠有水气、妇人转胞等病证，皆列入膀胱病范畴。其辨治方法如下。

（一）专治膀胱

　　1. 活血化瘀，清热利湿　小便不利兼见尿道及小腹疼痛者，为湿热下注，瘀血停滞，膀胱气化受阻之征。用蒲灰散活血化瘀，清热利湿。

　　2. 活血止血，清热通淋　小便不利兼少腹胀满者，系湿热下注，气滞血瘀而成。设滑石白鱼散活血止血，清热通淋。

（二）肺与膀胱同治

　　活血润燥，利气解郁，清热利湿：妊娠小便难，多因血虚生热，气郁化燥，膀胱津液不足所致。用当归贝母苦参丸活血润燥，利气解郁，清热利湿。

（三）治肺脾

　　利尿发汗："脉浮，小便不利，微热清渴者"系外邪束表，上源被遏，津液不布而成。以五苓散健脾利尿，解表发汗。

（四）治肺脾肾

　　温阳化气，润燥利水：小便不利兼腹中冷者，乃肾阳不足，肺脾津亏，膀胱气化不行所致。以栝楼瞿麦丸温阳化气，润燥利水。

（五）治心脾

通阳降逆，补土行水：不当汗而发汗或当汗而汗之太过，均易致心阴受伤，继之损及心阳，水无火制，不得从小便出，故"脐下悸"，甚则"欲作奔豚"。以苓桂草枣汤通阳降逆，补土行水。

（六）治脾

运脾发汗：痰饮患者"脐下有悸，吐涎沫而癫眩"及小便不利的"渴欲饮水，水入则吐"，俱因脾失输化，加之膀胱不能化气行水，故均逆而上行。因其上逆之势而用五苓散，并多饮暖水以运脾发汗。

（七）治脾肾

健脾利湿，益肾利尿：小便不利若兼大便溏或不爽、四肢困倦、脉缓或濡、苔白者，为脾肾两虚、下焦湿甚所致。用茯苓戎盐汤健脾利湿，益肾利尿。

（八）治脾肠

滑利窍道，健脾利水："妊娠有水气，身重，小便不利，洒淅恶寒，起即头眩"者，属脾虚失运，阳气被阻，气化不行而成。施葵子茯苓散滑利窍道（方中冬葵子通过润肠以促使前阴通利），健脾利水。

（九）治肾

益气行水：转胞以不得小便、脐下急痛及心烦、发热、不能平卧为主症。肾气不足，膀胱不足以行水而然，以肾气丸益气行水。

由上可见，膀胱病确有当先实小肠（心）者，如治心脾以治膀胱中所举；尚有先实其脾者，如治脾以治膀胱、治脾肾以治膀胱、治脾肠以治膀胱中所举。此系治"克我"之脏，与膀胱病实小肠（心）的"我克"之治相反相成。治水之上源，如治肺脾以治膀胱、治肺脾肾以治膀胱、肺与膀胱同治中所举；治其里脏，如治肾以治膀胱中所举。

此外，湿病（尤其是外湿传内）、虚劳、虚寒肺痿、痰饮、消渴、水气及黄疸等病证的小便不利，随着原发病的痊愈而自然消失。

主要参考书目

［1］李培生．伤寒论讲义．上海：上海科学技术出版社，1985．

［2］李克光．金匮要略讲义．上海：上海科学技术出版社，1985．

［3］梁华龙．中医辨证学．北京：人民军医出版社，2009．

［4］王振亮．中医临床思维能力实训．北京：人民卫生出版社，2016．

［5］李灿东．中医诊断学．北京：中国中医药出版社，2016．

［6］王键．中医基础理论．2版．北京：中国中医药出版社，2016．

［7］王振亮．伤寒论讲义．郑州：河南科学技术出版社，2017．